Dr. Áine Tubridy

SCHNELLE HILFE BEI PANIKATTACKEN

DR. MED. ÁINE TUBRIDY

SCHNELLE HILFE
BEI PANIKATTACKEN

Aus dem Englischen von Claudia Callies

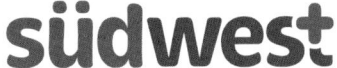

1. Auflage
© der deutschsprachigen Ausgabe 2019 by Südwest Verlag, einem Unternehmen der Verlagsgruppe Random House GmbH, Neumarkter Straße 28, 81673 München.

WHEN PANIC ATTACKS Copyright © by Dr Áine Tubridy
Published by arrangement with Gill Books, Dublin, Ireland

Hinweis: Das vorliegende Buch ist sorgfältig erarbeitet worden. Dennoch erfolgen alle Angaben ohne Gewähr. Weder Autorin noch Verlag können für eventuelle Nachteile oder Schäden, die aus den im Buch gegebenen Hinweisen resultieren, eine Haftung übernehmen.

Sollte diese Publikation Links auf Webseiten Dritter enthalten, so übernehmen wir für deren Inhalte keine Haftung, da wir uns diese nicht zu eigen machen, sondern lediglich auf deren Stand zum Zeitpunkt der Erstveröffentlichung verweisen.

Projektleitung: Jascha Brunnhuber
Übersetzung: Claudia Callies
Korrektorat: Claudia Fritzsche, München
Umschlaggestaltung für die deutschsprachige Ausgabe: * zeichenpool, München

Satz: KompetenzCenter, Mönchengladbach
Druck und Bindung: CPI books GmbH, Leck
Printed in Germany

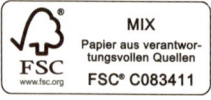

MIX
Papier aus verantwortungsvollen Quellen
FSC® C083411

Verlagsgruppe Random House FSC® N001967

ISBN 978-3-517-09859-3
www.suedwest-verlag.de

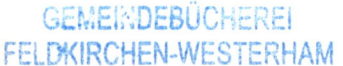

INHALT

VORWORT ZUR
DRITTEN AUFLAGE

Áine war Heilerin und eine wahre Visionärin auf dem Kreuzzug für psychische Gesundheit, die leider viel zu früh von dieser Welt genommen wurde. Empathie, Freundlichkeit, Weisheit und Weitsicht waren natürliche, für sie selbst ganz selbstverständliche Eigenschaften unserer Mutter.

Auf einer kleinen Tafel in der Küche ihres Landhauses im ländlichen Wicklow stand der Satz »Glück ist eine innere Einstellung«. Das war für Mama nicht nur ein belangloser Spruch, sondern ein grundlegendes Lebensmantra und gleichzeitig eine kraftvolle Kampfreaktion, die Menschen, die unter einer emotionalen Belastung leiden, verinnerlichen sollten. Unserer Mutter war es wichtig, ihnen die Möglichkeit einer solchen Reaktion aufzuzeigen, insbesondere angesichts der allgegenwärtigen pharmazeutischen Behandlungsmöglichkeiten.

In den Jahren seit Mamas vorzeitigem Hinscheiden durfte sich unsere Familie über unzählige freundliche Worte und über Hoffnung spendende Geschichten freuen, die aus den Erkenntnissen resultierten, die in ihren Büchern zu finden sind. Das gemeinsame Thema der wunderbaren Würdigungen, die wir erhalten haben, ob persönlich, durch zu Herzen gehende Anekdoten oder indirekt über Online-Rezensionen ihrer Bücher, war ein Dankeschön für den Unterschied, den unsere Mutter im Leben der Menschen gemacht hat, und für das Glück, auf ihre Lehren gestoßen zu sein.

Von Kollegen von ihr haben wir oft gehört, dass trotz des Buchtitels das medizinische Vermächtnis von Áine nicht nur bei Panikattacken hilfreich ist. Ihre engste Kollegin und Freundin während mehr als 25 Jahren sagte uns kürzlich, dass sie »das Buch nicht nur denen« empfehle, »die ausgewachsene Panikattacken erleben, sondern generell allen, die die Ursache für ihre Schwierigkeiten bei der Bewältigung ihres Lebens verstehen müssen«. Es ist sicherlich eine wahre Behauptung, dass dies ein Buch über Angst ist, nicht nur über Panik.

Spezifisch für das Thema Panikattacken ist jedoch die überwältigende Botschaft, die von denen, die dieses wunderbare Buch gelesen haben, laut und deutlich zu vernehmen ist: dass seine Worte den Lesern das Gefühl geben, persönlich ernst genommen anstatt mit akademischem Fachjargon bombardiert zu werden. In zwei der freundlichen Rezensionen bei Amazon ist zum Beispiel zu lesen: »Ich leide seit über 40 Jahren an Panikstörung, und dies ist das erste Buch, das mir das Gefühl gab, dass mir jemand zugehört und meine Emotionen nachempfunden hat« und »Zum ersten Mal hat jemand für mich das formuliert, was ich nicht konnte«.

Als Kinder von Áine fühlen wir uns wahrhaft gesegnet, dass sie in unserem Leben war. Unsere Hoffnung für diese dritte Ausgabe ihres Buches ist, dass ihr heilendes Licht weiter durch ihre Worte und die hier erzählten Geschichten leuchten kann und auch weiterhin diejenigen berühren wird, die Hilfe brauchen, damit sie den Reichtum ihrer Gegenwart spüren können, so wie wir es tun.

Derry, Aidan und Paula

VORWORT ZUR
ZWEITEN AUFLAGE

Es ist einige Zeit vergangen, seit ich die erste Ausgabe dieses Buches geschrieben habe. In dieser Zeit konnte ich weitere Erfahrungen sammeln, bei der Arbeit mit den vielen Panikpatienten in meiner Praxis und bei der Durchführung von Seminaren. Mein Bewusstsein für einige der Dynamiken, die Panikattacken zugrunde liegen, hat sich noch etwas verändert. Die vielfältigen Geschichten, die ich fast täglich höre, machen mir auf beeindruckende Weise klar, wie Panik die Menschen einschüchtert, wie verbreitet sie ist und trotzdem verschwiegen wird, wie unzulänglich sie vielfach behandelt wird und in welche Gefühle von Niederlage und Verzweiflung sie die Betroffenen stürzt.

Mir wird auch immer mehr bewusst, dass viele Betroffene, nachdem sie ein paar Therapien ausprobiert und vielleicht auch erfolglos verschiedene Medikamente eingenommen haben, einen Punkt erreichen, an dem die phobische Vermeidung zu ihrer einzig möglichen Taktik zur Kontrolle ihrer Panikempfindungen geworden ist. Dies ist ein beunruhigender Zustand, in dem Sicherheit überhaupt nicht garantiert ist und der einen hohen Preis hat, aber er ist aus Sicht der Betroffenen die einzige ihnen noch verbleibende Option. Ich bekomme oft Anrufe von Patienten, die das Haus nicht mehr verlassen und der Meinung sind, dass ihre Panikattacken und die Lösung dafür irgendwie in eine ganz eigene Kategorie fallen. Das stimmt nicht: Der Weg zurück ist im Prinzip der gleiche, egal, ob jemand Angst vor Hunden oder vor geschlossenen Räumen hat, und ich hoffe, dass die Kapitel über Phobien alternative Optionen aufzeigen können.

Aufgrund meiner Zweitausbildung in Psychotherapie (das Wort leitet sich vom Altgriechischischen *psyche* für »Seele« und *therapeia* für »Behandlung« ab) kann ich Panikattacken inzwischen schon lange nicht mehr bequem allopathisch behandeln, wie es die meisten Ärzte tun, also die Symptome einfach getrennt vom Rest der Person behandeln. Ich sehe jetzt tiefer in die Menschen hinein und lasse mich dabei von Carl Gustav Jungs Worten inspirieren:

»Man sollte nicht suchen, wie man die Neurose erledigen kann, sondern man soll in Erfahrung bringen, was sie meint, was sie lehrt und was ihr Sinn und Zweck ist … Ja, man sollte lernen, ihr dankbar zu werden, sonst hat man sie verpasst und damit die Möglichkeit verloren, mit dem, was man wirklich ist, bekannt zu werden. Nicht sie wird geheilt, sondern sie heilt uns.«

Wovon also könnte die Panik versuchen, uns zu heilen? Dies wird natürlich bei jedem Menschen anders sein. Man kann durch Panikerfahrungen lernen, nicht immer alles unter Kontrolle haben zu wollen, sich weniger um die Meinungen anderer zu kümmern, sich mit dem eigenen Körper zu verbinden und mehr Vertrauen in ihn zu entwickeln, eigene Rechte häufiger geltend zu machen, es sich zu erlauben, verletzlich und manchmal abhängig zu sein, oder aufzuhören, seine gesamte Identität in die Rätselfabrik namens Verstand zu legen.

Zweifellos spiegeln einige der Thematiken, bei denen Panik gedeiht, die gesellschaftlichen Werte wider, die wir als Kind osmotisch aufgesogen haben. Unsere kollektive Verdrängung der Themen Sterben und Tod; tiefgreifende Veränderungen, die Grundnahrung der Panik; und die Zurückhaltung, einen Rahmen wie in den östlichen Kulturen zu schaffen, der uns helfen könnte, beides weniger zu fürchten. Unsere Besessenheit von Glück und Erfolg, aufgrund derer wir uns gegen jede Erfahrung wehren, die unter das kulturell akzeptierte Niveau fällt und uns in die gesellschaftlich unerwünschten Zustände von Angst und Depressionen bringt. Geringes Selbstvertrauen und, Gott bewahre, das Leben nicht gut zu bewältigen, sind unakzeptabel. Das gesellschaftliche Klima der Geheimhaltung und Scham bei jeder Schwierigkeit, die eine psychische

Komponente hat, ist ein Zustand, der meiner Meinung nach durch das irreführende Verständnis und die falsche Behandlung psychiatrischer Störungen geschaffen und angeheizt wurde. In dieser Hinsicht gibt es noch einiges zu tun, wenn wir eine weniger angstgetriebene Gesellschaft schaffen wollen, in der wir leben können.

EINFÜHRUNG

In meinen Jahren als Ärztin, zuerst in der Allgemeinmedizin und dann als Psychotherapeutin, habe ich erkannt, dass sich Panik grundlegend von anderen Störungen unterscheidet. Es handelt sich weder um eine rein physische Störung, die sie zum Gebiet von Haus- und Fachärzten macht, noch um eine rein psychologische, die in den Aufgabenbereich von Psychologen und Psychiatern fällt.

Auch wenn bisher keine organische Ursache gefunden wurde, kann man nicht sagen, dass sich »alles im Kopf« abspielt, denn die Erfahrung ist höchst gewaltsam und zwangsläufig auch sehr körperlich. Sie ist in der Tat das ultimative Beispiel für eine Geist-Körper-Störung, bei der die schwammige, unkörperliche, unsichtbare Welt des Geistes überwechselt und sich – innerhalb von Sekunden – als chemische Stoffe im Blutkreislauf manifestiert, die die Symptome verursachen. Der Geist wird zur Materie.

Dies stellt eine Herausforderung für die Mediziner dar, die sich nicht auf das neue Paradigma – das der ganzheitlichen Heilkunde, der psychosomatischen Medizin – zubewegt haben. Ohne die Wahrnehmung des Denkens als Motor der Panik werden sie nur sporadisch therapeutisch erfolgreich sein. Medikamente können die Reaktion dämpfen, aber nicht ausreichend zuverlässig und konsistent. Währenddessen wird die Grundursache nicht angegangen. Psychologen und Therapeuten, die den Geist als ihren Kompetenzbereich ansehen, können eingreifen, indem sie die Veränderung von Denkmustern und Verhaltensweisen anstoßen, aber wenn die Bedeutung des Überlebenstriebs nicht voll anerkannt wird, wird er diese Bemühungen vereiteln.

Panik widerlegt viele unserer Erwartungen, wie sich eine Krankheit verhalten sollte. Sie ist glatt wie ein Aal und schwierig festzuhalten. Einfache Zustände wie Schmerzen, Schwellungen, Ausschläge oder Funktionsstörungen körperlicher Natur sind alles Erfahrungen, denen Sie in irgendeiner Form schon begegnet sind. Wenn sie dem Arzt gezeigt werden, werden sie untersucht, diagnostiziert und behandelt. Die Diagnose entspricht in der Regel ungefähr Ihrem Verdacht und überrascht Sie nicht: Wie Sie befürchtet haben, ist der geschwollene, schmerzende Knöchel entweder verstaucht oder gebrochen; oder der juckende rote Ausschlag ist die allergische Reaktion, die Sie vermutet haben. Außerdem ist das Symptom einigermaßen konstant. Der Schmerz und die Schwellung im gebrochenen Knöchel sind nicht nur an Wochentagen vorhanden, und der ansteckende Ausschlag ist nicht nur da, wenn man sich in der Öffentlichkeit bewegt, und verschwindet, sobald man nach Hause kommt.

Emotionale und mentale Probleme sind zwar in der Regel nicht so eindeutig, können aber oft zu einer offensichtlichen Quelle zurückverfolgt und dann angegangen werden. Ihr Gefühl der Empörung, wenn Ihr Kind in der Schule schikaniert wird; Ihre Angst um Ihre Sicherheit, wenn ein Feuer ausbricht; Ihre Unfähigkeit, Tränen zurückzuhalten, wenn kürzlich jemand verstorben ist: *Alles ist logisch mit einem Ereignis oder Gedanken verbunden, und es gibt eine passende emotionale Übereinstimmung.* Panik kann jedoch in einem Moment auftreten, in dem Sie ganz entspannt sind, oder im Urlaub, wenn Sie sich keine Sorgen über irgendetwas machen, oder unter der Dusche oder sogar im Bett! Das verwirrt die Betroffenen, die verzweifelt nach einer Erklärung suchen, und es verblüfft den Arzt, der ihnen keine geben kann.

Für körperliche und emotionale Probleme gibt es bestimmte Abhilfemaßnahmen, wie zum Beispiel Hinlegen bei Kopfschmerzen, das Absagen eines Meetings bei Überlastung oder das Bitten um Hilfe bei Schmerzen. All dies sind *logische Verhaltensreaktionen,* und keiner wird deshalb misstrauisch. Aber wie sollen andere es verstehen, wenn man plötzlich aus einer Bank oder einem Geschäft hinausstürmt oder in letzter Minute eine Verabredung absagt?

Im Idealfall beruhigt Ihr Arzt Sie frühzeitig, indem er Panikattacken eindeutig diagnostiziert. Häufig jedoch, wenn Monate ohne Besserung vergehen, beginnt das Vertrauen zu schwinden und viele Betroffene drängen auf die Überweisung an einen Spezialisten. Die Tatsache, dass sämtliche Untersuchungsergebnisse (EKGs, Gehirnscans, Röntgenaufnahmen) ohne Befund bleiben, erleichtert sie dann einerseits und beunruhigt sie andererseits. Wenn die Symptome anhalten, machen sie sich naturgemäß Sorgen, dass etwas Ernstes übersehen wurde.

Falls die Erkrankung als Panik diagnostiziert wird, hat sie damit zwar einen Namen, aber eine richtig zufriedenstellende Erklärung für die verstörenden Symptome hat der Patient dann immer noch nicht. Wie kann man Herzrasen ohne Herzkrankheit haben? Oder so atemlos sein, wenn die Lunge angeblich ganz gesund ist? Was verursacht den Schwindel und die Unsicherheit, wenn es sich nicht um eine Hirnanomalie handelt? Paranoia deutet doch auf ein psychiatrisches Problem hin?

Wenn Ihnen Ihr Arzt angstlösende Medikamente verschreibt, kann dies ebenso viel Besorgnis hervorrufen wie Erleichterung. In unserer Kultur sind Psychopharmaka mit einem Stigma versehen, das für Medikamente gegen Bluthochdruck oder Asthma zum Beispiel nicht gilt. Die meisten Menschen sträuben sich gegen die Einnahme von Arzneimitteln mit Auswirkungen auf die Psyche. Die Implikationen für die Zukunft sind in ihrer Vorstellung groß, da sie sich zum ersten Mal als »jemand, der an einem psychischen Problem leidet« wahrnehmen.

Den richtigen Experten finden

Es gibt viele Gründe, warum Panik nicht so schnell behandelt wird, wie es möglich wäre, oder nicht vom richtigen Facharzt:

- Viele Betroffene berichten nur von ein oder zwei Symptomen, in der Regel von denen, die sie alarmierend finden. Ein Hausarzt, dem Atembeschwerden geschildert werden, wird erst einmal an Herzinsuffizienz denken, nicht an Panikattacken. Sind die Atembeschwerden besonders stark, ist Asthma eine wahrscheinliche Diagnose, und der Arzt verschreibt vielleicht einen Inhalator, um die Atemwege zu erweitern. Die Schilderung von Schwindel, Unsicherheit oder geistiger Verwirrung kann neurologische Untersuchungen zur Folge haben. Übelkeit oder Darmstörungen können eine Darmspiegelung nach sich ziehen. Ein unvollständiges Verständnis des gesamten Spektrums der Paniksymptome und Ärzte, die zu wenig Zeit für ihre Patienten haben – beides führt dazu, dass die relevanten Fragen oft nicht gestellt werden. Wie Wittgenstein sagte: »Wenn alles, was du hast, ein Hammer ist, ist alles ein Nagel.«

- Selbst wenn ein zugrunde liegendes psychologisches Problem identifiziert wird, ignoriert das Vertrauen in Medikamente als erste Behandlungslinie die Erfahrung vieler, dass dies entweder gar nicht oder nur partiell funktioniert. Die Grundursache bleibt, und Leben wird weiterhin auf dem Altar der Panik geopfert (manchmal wortwörtlich). Ich habe die Erfahrung gemacht, dass diejenigen, die sich in dieser verzweifelten Situation befinden, in der wenig Hoffnung auf Veränderung besteht, zwangsläufig depressiv werden und dass sämtliche Symptome dann vom Arzt gerne auf die Depression geschoben werden.

- Beratung und/oder Therapie kann einigen Menschen helfen, Einblicke in ihre Angst zu gewinnen, ihr Selbstwertgefühl zu erhöhen, zu lernen, Grenzen zu setzen und ihre eigenen Bedürfnisse zu priorisieren etc. Es gibt dann jedoch vielfach trotzdem noch die störenden Symptome, die zu ertragen sind. Psychologen und Therapeuten, die keine Ausbildung in Entspannungslehren oder Bauchatmung haben oder die wenig tun können, um die Ängste vor den körperlichen Symptomen als solchen zu zerstreuen, fragen sich vielleicht, warum bei den Patienten so wenig in Bewegung kommt.

Hat jemand Symptome, bei denen es ums bloße Überleben geht, wird es ihm schwerfallen, sich auf weniger dringende Probleme zu konzentrieren. Seine Angst vor dem Sterben oder davor, von körperlichen Empfindungen überwältigt zu werden, ist dringlicher als oberflächlichere

Persönlichkeitsthemen. Zuerst will er einfach mal weiterleben. Untersuchungen haben gezeigt, dass Informationen und Ratschläge zur Bewältigung von Paniksymptomen verängstigte Patienten nicht überzeugen, wenn sie von Personen kommen, die von der Physiologie des Prozesses wenig Ahnung haben. Das Wissen darüber, was tatsächlich im Körper passiert – und was nicht – ist entscheidend. Es scheint, dass entweder Psychologen mehr über die medizinischen Aspekte erfahren oder Ärzte hinsichtlich der psychologischen Aspekte besser geschult werden müssen, um Panik-Betroffene angemessen behandeln zu können.

• Manchmal konsultieren die Betroffenen keinen Arzt, weil sie fürchten, dass eine psychische Erkrankung diagnostiziert wird. Stattdessen nehmen sie ihre »komischen Anfälle« jahrelang hin und lernen, sie mithilfe einer Vielzahl von Vermeidungsstrategien zu managen und zu verstecken, sogar vor engen Familienmitgliedern. Andere, die der »Reiß dich zusammen«-Fraktion angehören, schelten sich selbst wegen ihrer Schwäche und machen einfach immer weiter, nach dem Motto »Augen zu und durch«, anstatt Hilfe zu suchen.

Auf zu neuen Ufern

Das Verständnis von Energie als Motor unseres Bewusstseins hatte einen unermesslichen Einfluss auf meine Behandlung von Panik. Worte können nicht beschreiben, wie begeistert ich war, als ich vor ein paar Jahren mit neuen Erkenntnissen in Berührung kam, die letztendlich einen so prägenden Einfluss auf meine berufliche Praxis und auch auf mein Privatleben hatten. Als Ärztin, die versucht zu verstehen, was Krankheiten verursacht, und wirksame Wege für ihre Heilung zu finden, ebenso wie als Individuum, das begierig darauf war, (schnelle und einfache) Wege zur Zufriedenheit zu finden, war ich sehr erleichtert, als ich Heilmethoden kennenlernte, bei denen das Thema Energie im Zentrum stand. Solche Methoden sind nicht neu. Sie stammen aus alter Zeit, spielen aber auch heutzutage immer noch eine sehr wichtige Rolle in vielen aktuellen Forschungsgebieten, wie zum Beispiel der Zellbiologie und der Erforschung der Beschaffenheit der Psyche und des Bewusstseins.

Diese schwingungsmedizinischen Heilungsmethoden erweitern das Paradigma der Geist-Körper-Medizin um einen weiteren Aspekt und öffnen die Tür zur Geist-Körper-Seele-Medizin. So aufregend das auch ist, manche Menschen können es nicht mit ihren Überzeugungen in Übereinstimmung bringen. Aus diesem Grund habe ich den größten Teil dieses Buches aus einer Perspektive geschrieben, die es nicht erfordert, dass Sie sich die in Kapitel 8, »Das Chakra-System«, dargelegten Konzepte zu eigen machen. Ich ermutige jedoch jede Leserin, jeden Leser nachdrücklich, die unbestreitbaren Auswirkungen der Energieübungen auf die Beendigung des lähmenden Zustandes von Panikattacken zu bedenken. Diese Übungen können durchgeführt werden, ohne dass ihr theoretischer Hintergrund vollständig erfasst werden muss; die Ergebnisse sprechen für sich.

Es ist meine Hoffnung, dass dieses Buch all die vielen Fragen beantwortet, die Panik-Betroffene haben, und einige Fragen anregt, die zu neuen Forschungsfeldern führen könnten. Wenn es dem Buch nur gelingt, eine interessante Lektüre zu sein, wird mich das eher enttäuschen. Nur wenn es Sie ermutigt, greifbare und grundlegende Veränderungen auf jeder Ebene Ihres Lebens vorzunehmen – körperlich, emotional, mental und spirituell –, wird es das erreicht haben, was ich mir erhofft hatte. Je tiefer Sie mit Ihrer Frage nach der Bedeutung von Panikattacken in Ihre Psyche eintreten, desto umfangreicher und dauerhafter wird Ihre Heilung sein.

TEIL EINS

WIE PANIK FUNKTIONIERT

1

WAS IST EINE PANIKATTACKE?

Leitgedanke: Warnsignale

Ist Ihnen so etwas schon einmal passiert?
Sie machen Ihren wöchentlichen Einkauf, und plötzlich ändert sich alles. Ihnen wird heiß, Sie fangen an zu schwitzen, und ein flaues Gefühl breitet sich in Ihrem Magen aus. »*Oh Gott, ich glaube, ich werde ohnmächtig!*« In Ihrem Kopf dreht sich alles, und Sie sehen Ihre Umgebung nur noch verschwommen. »*Was ist denn nur los? Warum ist es hier plötzlich so warm?*«, fragen Sie sich und ziehen die Jacke aus.

»Ist alles in Ordnung mit Ihnen?«, fragt der Verkäufer hinter der Käsetheke und verstärkt damit Ihren Verdacht, dass etwas eben nicht in Ordnung ist. Ihr Herz schlägt immer heftiger. »*Warum kann ich kaum atmen? Was ist los mit mir? Ich muss hier raus!*« Sie halten sich am Einkaufswagen fest und überlegen, ob Sie es wohl noch bis zum Ausgang schaffen. Und wieder hören Sie die Stimme des Verkäufers: »Kann ich etwas für Sie tun? Vielleicht sollten Sie sich besser hinsetzen?« Sie bemerken mit Sorge, wie eng und unangenehm sich Ihre Brust anfühlt und wie schwer es Ihnen fällt, genügend Luft zu bekommen. »*Etwas Schreckliches wird passieren*«, denken Sie plötzlich und flüchten sich auf die Toilette.

Die Person, die Sie aus dem Spiegel anstarrt, ist blass, verschwitzt und verängstigt. Sie spritzen sich Wasser ins Gesicht und denken: »*Ich muss zu einem Arzt, bevor es zu spät ist!*« Nach ein paar Versuchen schaffen Sie es, mit zitternden Händen die Telefonnummer auf dem Smartphone einzugeben. »Schatz! Gott sei Dank! Etwas stimmt nicht, ich fühle mich richtig mies, kannst du mich jetzt gleich abholen? Bitte beeil dich, es geht mir

wirklich nicht gut!« Sie sind verwirrt, und während Sie sich bewegungsunfähig an die Wand lehnen, stürmen die Gedanken nur so auf Sie ein. In
einem Schleier der Angst nehmen Sie wahr, wie die Minuten vergehen,
und merken aber allmählich, dass die Atmung etwas leichter wird und
Ihr Herz nicht mehr ganz so schnell rast. Das »was auch immer es war«
scheint vorüber zu sein und lässt Sie völlig ausgelaugt zurück, als ob
Nebel Sie begraben hätte.

Das Wort »Panik« ist vom Gott Pan abgeleitet. Laut der griechischen
Mythologie war Pan, der Gott des Waldes und der Natur, ein hässliches
kurz gewachsenes Mischwesen mit Bocksbeinen. Er lebte auf einem
Berg und soll der Sage nach Wanderer erschreckt haben, indem er einen
markerschütternden Schrei ausstieß. Dieser war jeweils so grauenvoll,
dass alle, die ihn vernahmen, um ihr Leben rannten oder sogar vor Angst
auf der Stelle starben. Sie erlitten im wortwörtlichen Sinne einen »panischen« Schrecken. In der heutigen Zeit werden zahlreiche Menschen fast
täglich von solchen Panikattacken heimgesucht, meist in Verbindung
mit dem Gefühl drohender Gefahr. Die konkreten Erfahrungen können
dabei ganz unterschiedlich sein:

Tony – »Es passierte an einem Tag, an dem ich bei der Arbeit ein Referat halten sollte, was ich noch nicht oft gemacht hatte. Als ich aufstand,
um zu beginnen, war ich plötzlich wie erstarrt. Meine Haut fühlte sich
kalt und feucht an und kribbelte, zuerst an den Händen, was es schwierig
für mich machte, das Vortragsmanuskript festzuhalten. Die Zeit schien
stillzustehen, als ich versuchte zu sprechen, und ich fühlte einen Druck
um den Hals herum, als ob meine Stimme gefangen wäre und nicht
herauskommen könnte. Ich hatte das Gefühl, nicht mehr auf dem Boden
zu stehen, und im Magen wurde es mir flau. Während ich auf die ver-
schwommenen Gesichter vor mir blickte, wurde mir klar, dass sie alle auf
den Start meiner Präsentation warteten, aber inzwischen wusste ich,
dass ich nicht weitermachen konnte. Ich bezweifelte sogar, dass ich es
noch bis zur Tür schaffen würde, ohne ohnmächtig zu werden. Es war
sicherlich das Seltsamste und Schrecklichste, was ich je erlebt hatte, ganz
zu schweigen von der Demütigung.«

Marie – »Es geschah zum ersten Mal bei der Hochzeit meiner Tochter, während des Gottesdienstes. So ein glücklicher Anlass, sie sah so schön aus, und ich wollte, dass es ein perfekter Tag für sie sein würde. Plötzlich spürte ich, wie sich mein Herz ›überschlug‹, was ich zunächst auf meine Nervosität schob. Aber es hämmerte immer weiter, und dann kam noch ein lautes Klingeln in den Ohren hinzu. Ich fühlte mich schwindelig, lehnte mich zurück, schloss die Augen und redete mir zu, dass ich meinem Drang, aus der Kirche zu laufen, auf keinen Fall nachgeben dürfte. Der Rest des Gottesdienstes, der sich ewig hinzuziehen schien, verging, als wäre er ein unwirklicher Traum.«

Len – »Ich wachte schweißgebadet auf und rang nach Luft. Mein Herz schlug heftig, ich spürte eine beklemmende Enge in der Brust und bekam Angst. Ich weckte meine Frau und sagte ihr, sie solle schnell den Arzt holen, weil ich einen Herzinfarkt hätte. Ich öffnete ein Fenster, lehnte mich hinaus und rang nach Luft. Während ich dann im Zimmer auf und ab ging, fragte ich mich, warum zum Teufel der Arzt so lange brauchte. Ich spritzte mir Wasser ins Gesicht, und als ich mich im Badezimmerspiegel sah, dachte ich, dass es das jetzt wohl war und ich sterben würde. Der Arzt fand ein heulendes Wrack vor, und alles wurde nur noch schlimmer, als er mir ein Beruhigungsmittel anstelle eines Herzmedikaments verabreichte. Hatte er denn nicht verstanden, was los war? Wer war dieser Dummkopf? Allmählich aber stellte sich eine wohltuende Benommenheit bei mir ein. Ich war total erschöpft und wollte nur noch schlafen.«

Wie wird Panik diagnostiziert?

Sollten Sie etwas in dieser Art erlebt haben, ohne eine Erklärung dafür zu haben, wäre es hilfreich, wenn Sie die folgenden Fragen beantworten. Das bringt Ihnen Klarheit darüber, ob Sie unter Panikattacken leiden. Die Fragen basieren auf dem sogenannten DSM-IV, einem medizinischen Klassifikationssystem zur Diagnose von Panikstörungen. Sollten Sie mindestens vier der Fragen mit Ja beantworten, deutet dies darauf hin, dass sie von diesem Problem betroffen sind.

Haben Sie manchmal das Gefühl, nicht genug Luft zu bekommen (Atemnot), sodass Sie entweder kurze keuchende Atemzüge machen oder große tiefe Seufzer oder das dringende Bedürfnis haben, das Fenster zu öffnen?

Ja ❏   Nein ❏

Haben Sie manchmal starkes Herzklopfen oder Herzrasen, sodass Sie sich des in Ihrer Brust schlagenden Herzens unbehaglich bewusst sind und vielleicht sogar befürchten, dass Sie eine Herzerkrankung haben oder einen Arzt rufen müssen?

Ja ❏   Nein ❏

Kommt es vor, dass Sie ein Engegefühl oder Schmerzen in der Brust haben?

Ja ❏   Nein ❏

Haben Sie gelegentlich Erstickungsgefühle, bei denen jeder Atemzug sich so anfühlt, als könnte es Ihr letzter sein, und es Ihnen überlebenswichtig erscheint, zum Atmen hinaus an die frische Luft zu gehen?

Ja ❏   Nein ❏

Haben Sie sich schon einmal benommen oder schwindelig, einer Ohnmacht nahe, gefühlt oder einen Druck im Kopf gespürt und sich gefragt, ob Sie es mit Ihren wackeligen Beinen wohl noch bis zum nächsten Ausgang schaffen werden?

Ja ❏   Nein ❏

Hatten Sie schon Kribbel- oder Taubheitsgefühle in den Armen oder Beinen? Oder litten an verschwommenem und doppeltem Sehen, das es schwer machte, sich normal zu konzentrieren?

Ja ❏   Nein ❏

Verspüren Sie manchmal ein Engegefühl im Bauchbereich, einen »Knoten« im Magen und einen Brechreiz oder den plötzlichen Drang, Ihren Darm zu entleeren?

Ja ❏   Nein ❏

Kommt es vor, dass Sie so zittern oder beben, dass Sie kaum ein Formular ausfüllen oder eine Tasse ruhig halten können?

Ja ❏   Nein ❏

Haben Sie manchmal Hitzewallungen oder Kälteschauer? Oder schwitzen so stark, dass Sie sich am liebsten die Kleider vom Leib reißen würden? Möchten Sie wegen des Hitzegefühls manchmal die Hände in den Gefrierschank halten oder sich mindestens Wasser ins Gesicht spritzen? Sind Sie nachts schon schweißgebadet aufgewacht?

Ja ❏   Nein ❏

Kommt es vor, dass Sie die Dinge um sich herum als unwirklich empfinden? Dass Sie das Gefühl haben, nicht mehr im Kontakt mit Ihrem Körper zu sein?

Ja ❏   Nein ❏

Ging eines dieser Symptome damit einher, dass Sie Angst hatten, sterben zu müssen, zum Beispiel durch einen Herzinfarkt, Atemstillstand oder einen anderen medizinischen Notfall?

Ja ❏   Nein ❏

Hatten Sie zu irgendeinem Zeitpunkt die Befürchtung, die Kontrolle zu verlieren oder verrückt zu werden?

Ja ❏   Nein ❏

Was genau ist Panik?

Allgemein formuliert ist eine *Panikattacke eine extreme Angstreaktion, die auftritt, wenn eine Person überzeugt ist, dass sie in extremer Gefahr ist, obwohl keine wirkliche Gefahr besteht.*

Physiologisch gesehen ist *Panik eine schlagartige Freisetzung von Adrenalin in die Blutbahn.* Ein solcher Adrenalinstoß, bekannt als »Kampf-oder-Flucht-Reaktion«, ist nur relativ kurze Zeit wirksam, danach lösen sich die Adrenalinmoleküle wieder auf. Dieser primitive Überlebensreflex ist in Gefahrensituationen lebenswichtig. Er versetzt uns in die Lage, wie ein Gladiator zu kämpfen oder wie ein Olympiasprinter zu laufen. Eine verstärkte Atmung, ein schnell schlagendes Herz, angespannte Muskeln und aufgerichtete Körperhaare warnen uns, dass unser Leben auf dem Spiel steht. Diese Notfallreaktionen sind unerlässlich für das Leben im Dschungel, um einen Angreifer abzuwehren oder reflexartig auf Bedrohungen wie Unfälle, Brände und andere mögliche Katastrophen zu reagieren. Ob wir leben oder sterben, hängt von unserer Fähigkeit ab wegzurennen, um Hilfe zu schreien, uns zu verstecken, zur Seite zu springen, auf die Bremse zu treten, zum nächsten Ausgang zu flüchten oder uns dem Kampf zu stellen.

Aus psychologischer Sicht ist Panik eine Wahrnehmungsstörung. *Innerliche Empfindungen der Kampf-oder-Flucht-Reaktion werden als lebensbedrohlich und gefährlich missverstanden.* Eine solche Fehlinterpretation löst in vermeintlich sicheren Umgebungen wie Supermarkt, Kino, Zuhause oder Bett Panik aus. Da aber keine offensichtliche äußere Bedrohung vorhanden ist, werden alle Impulse zum Laufen, Schreien oder Angreifen eingeschränkt oder unterdrückt, worauf sich Verwirrung einstellt. Die einzige Aufgabe besteht nun darin, die Empfindungen selbst zu überleben. Das Vordringen in die inneren Bereiche des Supermarktes fühlt sich plötzlich so an wie Tauchen in haifischverseuchtem Wasser, wobei die Entfernung zum Ausgang ebenso wichtig ist wie die Entfernung zum Ufer. Der Umfang der Frühwarnung und die Verfügbarkeit eines Fluchtweges definieren die Gefahrenstufe.

Wie verläuft eine Panikattacke?

Die Symptome einer ausgewachsenen Panikattacke sind bei allen Betroffenen ähnlich, variieren aber in ihrer Kombination und Intensität. Es ist selten, dass jemand alle oben aufgeführten Symptome verspürt. Einige bekommen nur zwei oder drei von ihnen, andere mehr. Die häufigsten sind:

- starke Angst oder Furcht
- Herzrasen
- Zittern
- Atembeschwerden/-not
- Schwindelgefühl
- Schwitzen

Nach einiger Zeit kann ein Hauptsymptom zu überwiegen beginnen, und die anderen scheinen weniger im Vordergrund zu stehen. Oder die Panikattacken können aufhören, solange die Person bestimmte Umgebungen wie Aufzüge oder kleine Läden meidet. Alles, was übrig zu bleiben scheint, ist die Angst, sich bestimmten Situationen auszusetzen.

Die Situationen, in denen ein Mensch zum ersten Mal eine Panikattacke erlebt, sind unendlich vielfältig. Es kann sein, dass es passiert, während man etwas ganz Gewöhnliches tut, wie zum Beispiel ein Fußballspiel im Fernsehen anzuschauen, ein Essen in einem Restaurant zu genießen oder nach der Arbeit in den Bus nach Hause zu steigen. Vielleicht schlägt die Panikattacke aber auch in einer Phase großen Stresses zu, wie etwa bei der Vorbereitung auf eine Prüfung, oder während einer Zeit der finanziellen oder persönlichen Unsicherheit, wenn eine Beziehung zerbricht oder eine Firma abgewickelt werden muss. Manche erleben Panikattacken nur nachts, wachen plötzlich auf und schnappen nach Luft. Die meisten Menschen werden ohne Vorwarnung von einer Panikattacke heimgesucht, die sie ungläubig, schockiert, erschüttert und zutiefst verwirrt (engl. »utterly«) über das, was gerade passiert ist, zurücklässt. Die Betroffenen sind dann hinterher völlig ausgelaugt und erschöpft.

Die Häufigkeit der Attacken ist unterschiedlich. Es gibt viele Menschen, die ein- oder zweimal im Leben eine solche Attacke durchmachen und dann nie mehr. Andere haben sie mehrmals am Tag, jede zweite Woche oder alle drei Monate. Das geht manchmal mehrere Jahre lang, und dann können sie auch wieder verschwinden, ohne jegliche Behandlung, genauso mysteriös, wie sie gekommen sind. In den meisten Fällen aber wird man sie nur mit therapeutischer Hilfe wieder los.

Im Durchschnitt dauern Panikattacken fünf bis zwanzig Minuten. Nach einer Attacke (und vor der nächsten) sind Sie vielleicht noch tagelang in einem Zustand *ängstlicher Erwartung*, der im nächsten Kapitel näher behandelt wird.

Panikattacken sind ein verbreitetes Phänomen. Sie treten bei beiden Geschlechtern gleichermaßen auf, und es sind auch nicht nur Menschen mit bestimmten Persönlichkeitsstrukturen dafür anfällig. Menschen jeder Alters-, Berufs- und sozioökonomischen Gruppe ebenso wie jeder Kultur werden davon geplagt.

2

WARTEN AUF DIE NÄCHSTE ATTACKE

Leitgedanke: Immer angespannt

Tony – »Ich weiß heute noch nicht, wie ich es geschafft habe, meinen Job NICHT zu verlieren, denn mindestens siebzig Prozent meiner Gedanken während der Arbeitszeit galten der Vermeidung des ersten ›Klopfens‹ in meiner Brust, das unweigerlich von Herzrasen und dem neuerlichen Beginn des ganzen Albtraums begleitet werden würde. Es schien mir sicherer, die Panik zu überlisten und am Leben zu bleiben, als einen möglichen Herzinfarkt zu riskieren. Wenn es ihn gäbe, hätte ich den Nobelpreis für Einfallsreichtum und Engagement für eine Sache verdient, denn die Strategien, alles unter Kontrolle zu haben, vereinnahmten mein Denken total. Jeden Morgen ging ich innerlich die möglichen ›Gefahrenquellen‹ in meinem Tagesplan durch – Situationen, von denen ich aus Erfahrung wusste, dass sie eine Panik hervorrufen könnten. Dazu gehörten auch diejenigen, die ich nicht ohne Weiteres schnell wieder verlassen konnte, also Sitzungen, Aufzüge, Mittagessen oder Telefonkonferenzen. Ich hatte alle möglichen Pläne und Ausreden für solche Fälle in petto, die mein Chef zum Glück meistens akzeptierte. Am Abend verspürte ich dann jeweils einen großen Druck in meinem Kopf, weil ich den ganzen Tag damit beschäftigt gewesen war, den Panikattacken immer einen Schritt voraus zu sein. Eigentlich saß ich permanent auf glühenden Kohlen.

Ich bin sicher, dass all dies der Grund war, warum ich im Beruf stagnierte. Ich ging auch nie mit den Kollegen auf einen Drink nach der Arbeit und nahm niemals an Schulungen teil, weil ich mich davor fürchtete, stundenlang in einem Raum ausharren zu müssen. Natürlich wusste ich, dass ich den Ruf hatte, ungesellig beziehungsweise schrecklich schüchtern zu sein, aber das war mir egal; es war das kleinere von zwei Übeln. Hauptsache, es würde mir nie passieren, in Anwesenheit anderer Menschen in Panik zu geraten!«

Marie – »Der richtige Ärger ging los, als die Panikattacken unser soziales Leben zu beeinflussen begannen. Am Anfang konnte ich meinen Mann mit Ausreden von Müdigkeit, Erkältung oder Ähnlichem abspeisen. Aber dann wurde ihm irgendwann klar, dass ich schlichtweg Angst hatte! ›Angst wovor?‹, fauchte er mich an. Sein Job brachte es mit sich, dass er bestimmte gesellschaftliche Anlässe besuchen musste, und es schien ihm wenig überzeugend, wenn ich sagte: ›Ich weiß, es wäre wichtig für dich, aber ich kann da einfach nicht hin‹. Im Laufe der Jahre stritten wir deshalb sehr viel. Er pflegte zu sagen, dass die Person, die er geheiratet hatte, eine andere Frau gewesen war, extrovertiert und unternehmungslustig, und dass ihm diese Frau verloren gegangen sei. Ich glaube, als sich meine Ängste allmählich auf die alltäglichen Orte wie die Schule der Kinder, Supermärkte oder Restaurants ausdehnten, begann er, sich richtig über mich zu ärgern, weil er meinte, ich würde den Ängsten ›nachgeben‹. Es war nicht so, dass ich meine Familie nicht genug liebte, um mich zusammenzureißen – ich konnte es einfach nicht.

Wie sollte man auch irgendjemandem die Angst erklären können, die in einem aufsteigt, sobald es sich abzeichnet, dass man unter Leute gehen muss. Sogar das Klingeln des Telefons machte mich nervös, weil ich fürchtete, dass sich aus dem Gespräch eine Pflicht zum Verlassen des Hauses ergeben würde. Zu Hause fühlte ich mich sicher, zumindest hatte ich dort mehr Kontrolle und konnte Panikattacken vielfach abwehren. Aber außerhalb meiner vertrauten Umgebung dachte ich nur: ›Die Ausgänge, wo und wie weit weg sind die Ausgänge!‹ Warteschlangen oder Räume mit geschlossenen Türen waren der reinste Horror für mich, weil sie es mir erschwerten, sofort zu gehen, wenn es sein musste. An Orten wie Zügen oder Kinos hatte ich immer das Gefühl, nicht genug Luft zu bekommen. Wenn ich wieder hinauskonnte, ging es mir gleich besser, aber davor verspürte ich jeweils Höllenqualen! Die Dinge zu genießen, wäre ein Luxus gewesen; es ging vielfach nur um Aushalten und Überstehen. Jede Familienfeier, jede Hochzeit oder Taufe wurde in meinem Erleben dadurch getrübt, dass ich vor allem nach den Ausgängen Ausschau hielt! Und immer tickte in meinem Inneren eine Uhr: ›*Wie lange dauert es noch, bis es vorbei ist und ich nach Hause gehen und mich wieder menschlich fühlen kann?*‹ Es ging darum, ›das Gefühl zu unterdrücken‹, was auch immer dazu nötig war. Hätte jemand meine Gedanken lesen können, wäre ich mit Sicherheit in der Psychiatrie gelandet.«

Ständig auf der Hut

Die erste Panikattacke ist ein schreckliches Ereignis, eine Erfahrung von Leben und Tod, und als solche hinterlässt sie einen tiefen Eindruck. Wie ein Erdbeben ist sie nicht leicht zu vergessen. Es ist danach schwierig, einfach weiterzumachen, als wäre nichts passiert. Nach den ersten paar Attacken ergreift einen das Gefühl, als hätte sich ein wildes Tier in einem niedergelassen, das immer das Potenzial hat, aufzustehen und Amok zu laufen. Jede weitere Attacke ist wie ein Aufwecken der Bestie. Ist sie einmal wach, fegt sie durch Sie hindurch, unaufhaltsam und außerhalb Ihrer Kontrolle. Wenn alles vorbei ist, fühlen Sie sich schockiert, erschöpft, desillusioniert und wie ein geprügelter Hund. Zwischen den Attacken schläft die Bestie, und Sie schleichen auf Zehenspitzen um sie herum. Ihre einzige Hoffnung, Attacken zu vermeiden, besteht darin, alles zu tun, damit das Untier nicht aufwacht. Da es den Anschein hat, dass Prävention Ihre beste Strategie ist, sind Sie die ganze Zeit auf der Hut und wenden nie wirklich den Blick von dem wilden Tier in Ihnen ab.

Wie jeder effiziente Leibwächter wird Ihr Radarsystem schnell zu einem Experten für die subtilen Nuancen des Verhaltens der Bestie, die frühen Hinweise, dass sie sich zu bewegen beginnt. Auch wenn Sie sich dessen gar nicht bewusst sind, wird Ihr Nervensystem immer vertrauter mit den Aktivitäten und Situationen, die sie wecken könnten. Sie sind vorsichtig bei allen normalen gesunden Aktivitäten, die einen Anstieg der Herzfrequenz verursachen, Sie zum Schwitzen bringen oder etwas schneller atmen lassen, und nehmen sich unbewusst in Acht vor hitzigen Diskussionen, Sex, Krimis oder aufregenden Sportübertragungen im Fernsehen, Treppensteigen und warmen, stickigen Umgebungen. Dadurch fangen Sie an, diese Auslöser zu vermeiden, ohne zu wissen, warum, und begründen es jeweils mit faulen Ausreden sich selbst und anderen gegenüber. Diese mentale Strategie, ständig auf der Hut zu sein, zahlt sich aus, denn wenn Ihr Scanner eine geringfügige Veränderung in Ihrer Innenwelt wahrnimmt, kann Ihnen dies wichtige Minuten Vorsprung geben, in denen Sie entkommen und eine Attacke abwehren können.

Stellen Sie sich vor, in Ihrem Zuhause wird eingebrochen, nicht einmal, nicht zweimal, sondern drei- oder viermal in derselben Woche. Nach solchen mehrfachen Sicherheitsverletzungen würden Sie wohl kaum noch an etwas anderes denken. Sie würden Ihre normalen Tagesabläufe aussetzen, alles verriegeln und Ihr Haus in einen Bunker verwandeln. Und genauso verbunkern Sie Ihr Leben, wenn Sie immer wachsam auf die Anzeichen einer nächsten Attacke achten. Die Tatsache, dass der potenzielle Angreifer von innen kommt, macht es umso schlimmer. Es gibt keinen Platz mehr, um sich zu verstecken, und Angst verdüstert das normale Leben.

Alle Ihre Gedanken, Gefühle und Verhaltensweisen sind nun darauf ausgerichtet, eine weitere Attacke zu verhindern. Während die einen vor allem Angst vor der eigentlichen Erfahrung der Panik haben – dieser Welle von Übelkeit oder Schwindel, schrecklichem rasendem Herzschlag oder wackeligen Knien – fürchten sich die anderen eher vor dem Gefühl, weder Körper noch Geist unter Kontrolle zu haben. Eine schlimme Furcht kann auch die Sorge sein, was die Leute denken werden, wenn sie bemerken, dass Sie schwitzen oder nervös sind, ob sie Sie verspotten oder meiden werden. Neben der ständigen inneren Anspannung in der Gegenwart ist Ihr Geist auf einer anderen Ebene um Ihre langfristige Zukunft besorgt, wenn die Attacken andauern – wie sie sich auf Ihren Verstand, Ihren Job und Ihre Perspektiven auswirken werden.

Der eigene Leibwächter

Sie sind ausgelaugt, kommen schnell an Ihre Grenzen und sind ungeduldig mit Ihren Mitmenschen. Einfache Aufgaben überfordern Sie, und gesellschaftliche Ereignisse werden zu einer Tortur. Ihre Konzentrations- und Entscheidungsfähigkeit leiden und selbst die Entscheidung, was Sie anziehen oder zum Abendessen kochen sollen, wird zur Nervenprobe. Dieser Zustand des »nervenaufreibenden Lebens« kann zum Beispiel auch bedeuten, dass Ihr Schlaf gestört ist, Ihr Essverhalten sich ändert und Sie in zunehmendem Maße Alkohol, Zigaretten oder andere Substanzen als Beruhigungs- oder Betäubungsmittel nutzen.

Körperlich ist dieser Zustand ständiger Wachsamkeit erschöpfend. Der eigene Leibwächter zu sein bedeutet, nie außer Dienst zu sein. Viele verlieren die Motivation, Sport zu treiben, Sex zu haben oder kreativ zu sein. Andere nehmen sich selbst so wahr, dass sie das Leben eigentlich nur noch »durch eine Glasscheibe« betrachten, wie ein Zuschauer, ohne noch selbst daran teilzunehmen. Es entsteht ein Gefühl der Abkoppelung von Projekten, Menschen und Plänen.

Vielen ist nicht klar, dass sich ihr Zustand etwas von dem unterscheidet, was sie in der Vergangenheit als Stress bezeichnet haben. Also machen sie weiter und versuchen, es alleine zu schaffen, in der Hoffnung, dass nach der stressigen Zeit alles wieder normal sein wird. Andere, die verzweifelt nach Linderung suchen und dringend eine »Starthilfe« benötigen, um ihre nachlassende Energie wieder zu steigern, beschreiben ihren Zustand einem Arzt, der sie dann als klinisch depressiv diagnostiziert und mit Antidepressiva behandelt. Leider macht dies die Sache oft noch schlimmer, denn im Prinzip handelt es sich dabei um Aufputschmittel – Substanzen, deren Zweck es ist, dem System, das in diesem Fall bereits überreizt ist, einen Anstoß zu geben. Medikamente, die zur Verringerung von Angst verschrieben werden, dämpfen möglicherweise auch die Wachsamkeit, was dann aber als beunruhigend empfunden wird – das Sicherheitssystem funktioniert nicht mehr zuverlässig, die Verteidigungslinie ist löchrig. Solche Patienten haben das Gefühl, anfälliger denn je für eine weitere Attacke zu sein.

Das Verständnis dieses Zustandes der ständigen Wachsamkeit und Bereitschaft ist für das Behandlungsprogramm im zweiten Teil dieses Buches von zentraler Bedeutung, denn es erklärt viele der scheinbar »aus heiterem Himmel« erfolgenden Panikattacken, die irritierenderweise in genau den Zeiten auftreten, in denen Sie sich gar nicht besonders nervös fühlen. Aber auch wenn Sie selbst nicht auf eine Attacke vorbereitet waren, Ihr Leibwächter war es sehr wohl!

Vermeidungsstrategien

Da die erste Panikattacke so verstörend sein kann, werden die meisten Menschen große Anstrengungen unternehmen, um eine weitere zu vermeiden. Wenn Sie zum ersten Mal an einem öffentlichen Ort von einer solchen Attacke heimgesucht wurden und nun vielleicht vorhaben, zum Supermarkt, ins Stadtzentrum, zum Kino oder zur Bank zu fahren, wird Ihr interner Radar abchecken, wie Sie sich fühlen. Ihr Verstand sagt: »Reiß dich zusammen. Der Einkauf muss einfach erledigt werden, da geht kein Weg dran vorbei.« Aber aus der Tiefe unserer existenziellen Schutzmechanismen meldet sich eine weitere Stimme zu Wort: »Bist du verrückt? Geh da auf keinen Fall hin!« Dieser instinktive Teil von Ihnen hält Sie zurück und lässt Sie Wege, Ausreden und Strategien finden, die Ihnen aus der Klemme helfen und dafür sorgen, dass Sie in Sicherheit bleiben.

Der psychiatrische Fachbegriff für diejenigen, die die Intensität der panischen Gefühle in der Öffentlichkeit als unhaltbar empfinden und deshalb eine Phobie gegen das Verlassen ihres Zuhauses entwickelt haben, lautet Agoraphobiker. Agoraphobie (von griechisch *phóbos* »Furcht« und *agorá* »Marktplatz«) ist ein Etikett, das nicht nur wenig hilfreich, sondern auch stigmatisierend ist und nicht die Essenz des Verhaltens erfasst. Ein hoher Prozentsatz der Agoraphobiker erfährt Panikattacken, sodass es sich streng genommen nicht um eine eigenständige Krankheit handelt. Bekäme ein Mensch jedes Mal, wenn er einen bestimmten Lichtschalter berührt, einen elektrischen Schlag, würde es als normale Reaktion gelten, dass er den Schalter nicht mehr anfasst. Menschen jedoch, die auf ihren »Leibwächter« hören und versuchen, sich nicht wieder einer schrecklichen Panikattacke auszusetzen, werden zu Unrecht stigmatisiert.

Viele können ein normales soziales Leben nur fortsetzen, indem sie sich auf verschiedene Sicherheitsmaßnahmen verlassen, bevor sie das Haus verlassen – adaptive Strategien, wie ein Drink zum Auflockern vor der Zusammenkunft mit anderen Menschen, Sitzen in der Nähe des Ausgangs oder Ändern der Arbeitszeiten, um starken Verkehr zu vermeiden. Das Mitnehmen von jemandem, auch wenn es sich um ein Kind handelt, kann als Ablenkung dienen und irgendwie die Illusion von Sicherheit schaffen, da die Begleitung im Notfall Hilfe herbeiholen könnte. Beliebt ist auch das Einstecken von Talismanen oder anderen Gegenständen, wie zum Beispiel ein Zettel mit der Telefonnummer eines Therapeuten, eine (manchmal leere) Pillendose, eine Flasche Wasser oder Magensäureblocker. Solche kleinen Hilfen, zu denen natürlich auch das unabdingbare Smartphone gehört, können nützlich sein, aber es besteht die Gefahr, dass, wenn sie nicht verfügbar sind, die Hölle losbricht und man sich unsicherer denn je fühlt.

Situationen, aus denen die Flucht nicht einfach ist, werden zum Problem. Der Drang zum Weglaufen ist so stark, dass es zur Qual wird, an einer Besprechung teilnehmen zu müssen, in die Kirche oder ins Kino zu gehen, am Esstisch sitzen zu bleiben, in einer Warteschlange zu stehen, ein konzentriertes Gespräch zu führen, auf einem Friseur- oder Zahnarztstuhl zu sitzen oder eine Taxifahrt zu unternehmen. Für eingefleischte Reisende wird das Fliegen oder Zugfahren plötzlich zu einem Albtraum.

Viele beschließen, dem Drang, Dinge zu vermeiden, nicht nachzugeben und zwingen sich, ihr früheres Leben wie gewohnt fortzusetzen und weiterhin an normalen gesellschaftlichen Aktivitäten teilzunehmen. Das setzt sie dann aber unter dauerhaften Stress. Andere, die diesen Stress nicht ertragen können, entscheiden sich für ein »kleineres Leben«, das weniger interaktiv ist und weniger Potenzial für Attacken birgt. Beide Haltungen sind verständlich und haben eine gewisse Logik, aber in beiden Fällen wird ein hoher Preis bezahlt. *Das Leben wird ertragen, nicht voll ausgekostet.*

Paralleluniversen – innen und außen

Wenn Sie innerlich permanent im Notfallmodus sind, ist es schwierig, im Augenblick präsent zu sein und an vielen der alltäglichen Details des Lebens um Sie herum beteiligt zu sein. Sie befinden sich in zwei parallelen Universen – Ihrem äußeren Leben und einem geheimen inneren Panikuniversum, eines im Wettbewerb mit dem anderen. Da Ihre Aufmerksamkeit nicht immer an zwei Orten gleichzeitig sein kann, obsiegt in der Regel die Panikwelt. Sie werden vielleicht feststellen, dass Ihr Verstand bei einem Meeting weniger mit den Inhalten der Besprechung, sondern vor allem damit beschäftigt ist, ob Sie einen Platz in der Nähe der Türe ergattern oder welche Ausrede Sie vorbringen könnten, um wieder gehen zu können. Die Schulabschlussfeier Ihres Sohnes bekommen sie gar nicht richtig mit, weil Sie hauptsächlich von Ihrem aufgewühlten Magen absorbiert werden. Solche Konzentrationsschwächen schaffen zusätzliche Sorgen. Sie fragen sich, ob andere sie mitbekommen, und Sie müssen immer wieder überprüfen, ob Ihre Arbeitsleistungen darunter leiden. Die Balance zwischen den beiden Welten verbraucht enorme Mengen an Energie, sodass Sie chronisch gereizt, frustriert und ausgelaugt sind.

Der Gedanke, vor anderen Menschen eine Panikattacke zu erleiden, kommt Ihnen unsagbar schrecklich vor. Sie fürchten sich vor dem schlechten Eindruck, den Sie hinterlassen könnten. *»Die anderen würden wahrscheinlich denken, dass ich betrunken bin, unter Drogen stehe oder ganz einfach verrückt bin! Ich würde vor Scham sterben!«* Ihre Gedanken wüten. *»Was, wenn ich mich in einem Restaurant übergeben muss, in der Kirche laut schimpfe oder im Flugzeug verlange, dass sie sofort die Fluchttür öffnen?«*

Zu der Angst, sich in der Öffentlichkeit zum absoluten Narren zu machen, kommt die Angst hinzu, als »Panikpatient« entlarvt zu werden. Die meisten würden es vorziehen, dies um jeden Preis geheim zu halten, und viele vertrauen sich nicht einmal ihren engsten Verwandten und Freunden an. Die Beschäftigung mit dem Urteil und der Kritik der anderen, dem öffentlichen Blick, wird durch das Stigma intensiviert, das alle psychischen Probleme tragen. Diese Paranoia führt zu Einsamkeit und

Entfremdung und schwächt im Laufe der Zeit das Selbstwertgefühl. Freunde und Verwandte sind frustriert und wütend über Ihre »Sturheit«, und Sie fühlen sich unverstanden und isoliert. Selbsthass und Scham sind daher unvermeidlicherweise Begleiter der Panik. *»Ich finde es so dumm, so zu reagieren, ich bin schwach und nutzlos, es wäre besser, ich wäre tot.«* Dies sind deprimierende Gedanken, und bei vielen wird dann auch eine klinische Depression diagnostiziert, ohne dass das Panikelement jemals entdeckt wird. Andere beginnen, sich auf Alkohol zu verlassen, damit sie sich gegebenenfalls, wenn eine Attacke auftritt, entspannen können. Sie tragen aus diesem Grund dann vielfach insgeheim einen Flachmann mit sich herum.

So ist das Leben für viele, die von Panikattacken geplagt werden. Dies ist jedoch nur eine Oberflächenbeschreibung des Phänomens. Der Schlüssel zur Beseitigung liegt in einem gründlichen Verständnis der Funktionsweise auf den tieferen Ebenen. Indem Sie diese Schichten freilegen, erkennen Sie, warum und wie Ihr Geist diesen Zustand der Angst erzeugt, welche Hormone er dabei in den Blutkreislauf ausschüttet und welche Gedanken die Oberhand gewinnen. Nur dann können Sie die Angststörungen loswerden. Genauso wie Menschen mit Diabetes die zentrale Rolle von Glukose bei ihrer Erkrankung verstehen und wissen müssen, wie sie selbst den Blutzuckerspiegel beeinflussen können, müssen Sie die zugrunde liegenden Ursachen von Panikattacken verstehen. Auf diese Weise übernehmen Sie Eigenverantwortung für Ihre Heilung und spielen eine aktive Rolle dabei. Je eher Sie selbst die Kontrolle übernehmen, desto eher endet das Klima der Entmachtung und Verletzlichkeit, in dem Sie vielleicht bisher gelebt haben.

3

WARUM DAS, WARUM ICH, WARUM JETZT?

Leitgedanke: Bedrohte Identität

Warum das? Warum ich? Warum jetzt? Das sind Fragen, die die Menschen beschäftigen, wenn sie versuchen, den Sinn ihrer Panikattacken zu finden. Es ist wichtig für sie, genaue Antworten zu erhalten, sonst besteht die Möglichkeit, dass sie fälschlicherweise annehmen, die Attacken seien Anzeichen für eine schwere psychiatrische Krankheit. Dies kann dann zu eskalierenden Zukunftsängsten, einem beschädigten Selbstwertgefühl und oft zu Depressionen führen.

Mark – »Ich wusste immer, dass es im Rahmen meiner polizeilichen Tätigkeit vorkommen könnte, mit lebensbedrohlichen Vorfällen konfrontiert zu werden. Im Laufe der Jahre gab es unzählige ernsthafte Zusammenstöße mit Verbrechern und Waffen aller Art. Dabei musste ich auch die eine oder andere Verletzung einstecken, aber das hielt mich nie davon ab, mich beim nächsten Mal wieder voll ins Zeug zu legen. Ich hatte in unserer Abteilung den positiv verstandenen Ruf, ein besonders harter Kerl zu sein, und war ganz bestimmt jemand, auf den man sich in einer bedrohlichen Situation verlassen konnte.

Die Auswirkungen des letzten Vorfalls auf mich hätte ich niemals vorhergesehen. Meine Kollegin wurde schwer ins Genick gestochen, als sie sich nach unten beugte, um einen Kerl auf dem Boden mit Handschellen zu fesseln. Ich dachte, ich hätte alles im Griff, aber der Angreifer schien aus dem Nichts zu kommen. Als der Typ sich mir zuwandte, sahen wir uns an, und ich dachte zum ersten Mal in all den Jahren im Dienst: ›Das war es jetzt.‹ Er setzte zu einem Messerstich auf mich an, aber wie durch ein Wunder entkam ich der Klinge um ein Haar. Was mir blieb, war sein hasserfüllter Blick. Er wollte mich töten, nicht nur verletzen, und ich sah in jenem Moment sozusagen wortwörtlich dem Tod ins Auge. Diese Ungeheuerlichkeit traf mich voll.

In den folgenden Wochen erkannte ich mich selbst kaum wieder. Zwar ging ich wieder normal auf Streife, aber nachts wachte ich schweißgebadet auf und schnappte nach Luft. Manchmal wurde mir beim Anziehen der Uniform schwindlig. Und auf der Polizeiwache musste ich zu Ausreden greifen, um meine Atembeschwerden und das Schwitzen zu erklären.

Während dieser ganzen Zeit fragte ich mich immer wieder: Warum jetzt? Warum habe ich nach all den Jahren des Umgangs mit Gewalt gerade jetzt diese Reaktion bekommen? Und warum ich? Die Kollegin, die den Messerstich erlitten hatte, kam mit der Sache besser zurecht als ich! Und was bedeutete das? Konnte man sich nicht mehr auf mich verlassen? Kam ich nur noch für den Innendienst infrage? Ich glaubte, nun zu verstehen, was damit gemeint ist, wenn von jemandem gesagt wird, dass er ›durchdreht‹. Ich fühlte mich wie ein Schatten meines früheren Selbst und schämte mich dafür.«

Paulines Geschichte zeigt ebenfalls, wie verwirrend die Erfahrung von Panik sein kann und wie zentral die Notwendigkeit ist, sie zu verstehen.

Pauline – »Meine Hysterektomie war Monate im Voraus geplant, und ich freute mich darauf, nach Jahren der Probleme mit Myomen endlich etwas Linderung in diesem Bereich zu erfahren. Bei der Arbeit gab ich ein paar Wochen Urlaub ein, denn ich dachte, dass in relativ kurzer Zeit bei mir alles wieder normal sein würde. Doch dann musste ich noch drei Monate nach der Operation jeden Nachmittag ein Schläfchen halten, weil sich mein Energieniveau nicht wirklich wieder normalisiert hatte.

Ich war mein ganzes Leben lang immer fit und vital gewesen und immer stolz darauf, alles bewältigen zu können und mich nie unterkriegen zu lassen. Und so brachte mich diese Krise ordentlich aus der Fassung. Ich war auf seltsame Weise verärgert, als meine Schwester meine Rolle als Köchin des Weihnachtsessens übernahm. Und als mir meine bejahrte Mutter erzählte, dass sie ihren Nachbarn gebeten hatte, sie zur Anpassung ihres Hörgeräts zu begleiten, weil sie mich nicht belasten wollte, fühlte ich mich wie ein altes Auto, das auf den Schrottplatz gekarrt wurde.

Am schlimmsten war, dass die Firma, für die ich Büroarbeit leistete, in dieser Zeit beschloss, mich nicht mehr zu brauchen, und so war ich plötzlich auch noch arbeitslos. Ich erinnere mich, dass ich eines Tages, als ich mich besonders ausgelaugt fühlte, im Bett lag und dachte: ›So ist es, wenn man alt wird.‹ Von da an verkrampfte ich mich jedes Mal mit solchen Gedanken, wenn ich müde wurde, und musste mich selbst wieder aufmuntern. Die Qualität meines Schlafes verschlechterte sich, und ich fühlte mich morgens unausgeschlafen und übellaunig. Dann kam die erste Panikattacke. Ich wollte unbedingt wieder Golf spielen, auch wenn ich wusste, dass es ein wenig schnell nach der Operation war, aber ich dachte, das würde mir guttun. Als ich mich in der Garderobe umzog, spürte ich, wie ich förmlich von Panik verschlungen wurde – mein Herz schlug heftig und ich spürte Krämpfe in der Brust, bis ich kaum noch atmen konnte. Der Raum begann sich zu drehen, und ich musste mich setzen. Es gab keine Alternative, als mich von den anderen mit einer gemurmelten Entschuldigung zu verabschieden und mich wieder nach Hause zu begeben.

Ab diesem Zeitpunkt ging es bergab mit mir – je mehr ich mich anstrengte, desto schlimmer wurde es. Ich dachte zunächst, dies alles sei auf ›Hormone‹ zurückzuführen, aber da meine Eierstöcke ja nicht herausgenommen worden waren, verneinte der Arzt dies. Stattdessen kam er mit der grandiosen Erklärung an (was Männer sich eben so vorstellen), dass ich mich möglicherweise noch nicht mit dem Ende meiner Gebärfähigkeit abgefunden hatte. Ich wollte unbedingt verstehen, was mit mir los war. Eigentlich war ich immer die Art von Person, die alles gut handhaben konnte, wenn sie wusste, worauf sie sich einzustellen hatte. Dieses Mal aber war ich ratlos. Was hatte ich falsch gemacht? Es war sicherlich besser zu versuchen, wieder zur Normalität zurückzukehren, als sich zu Hause einzuschließen und die Rolle der Kranken zu spielen, oder etwa nicht? Und warum war das alles nicht schon vor fünf Jahren passiert, als wir wegen Problemen mit dem Geschäft meines Mannes unter viel größerem Stress standen?«

Warum Identität wichtig ist

Die Geschichten von Mark und Pauline haben einen der wesentlichen Bestandteile von Panik gemeinsam: die Bedrohung der Identität. Tatsache ist, dass der Mensch Beständigkeit braucht, um funktionieren zu können. Menschen sind auf Kontinuität und Stetigkeit angewiesen, um jeder Herausforderung gewachsen zu sein. Der General einer Armee muss wissen, dass er sich auf Anzahl, Leistungsfähigkeit, Engagement usw. seiner Soldaten verlassen kann, wenn er in den Kampf zieht. Eine Sprinterin muss wissen, dass sie auf ihre körperliche Fitness zählen kann, und ihr Lauftempo bestätigt ihr diese Fitness. Wir sehnen uns alle nach »Gleichförmigkeit« im Leben, um die Herausforderungen, vor die es uns stellt, bewältigen zu können.

Um sich sicher zu fühlen, ist es wichtig, sich darauf verlassen zu können, dass man morgen noch dieselbe Persönlichkeit und denselben Körper hat wie heute. Ohne nachzudenken, gehen Sie davon aus, dass Sie morgen zwei Arme und Beine haben werden, Ihre Augen und Ihr Gehirn ohne Einschränkungen nutzen können, Ihre Kinder wiedererkennen, sich an den Geburtstag Ihrer Mutter erinnern und den Weg ins Büro finden. Ihre Persönlichkeitsmerkmale, ebenso wie Ihre Größe, Ihr Körperbau oder Ihre Haarfarbe, definieren Sie. Sie wissen, dass Sie die Art von Person sind, die ehrlich, kompetent, pünktlich, zuverlässig, sachkundig, stark, zu allem fähig, finanziell sicher, von anderen respektiert, gesund, geliebt, attraktiv, erfolgreich … ist. Die Liste ließe sich endlos fortsetzen. Allerdings gibt es dabei auch ein Dilemma: Sie brauchen die Konsistenz, um sich sicherer zu fühlen. Wenn Sie jedoch zu viel in den Fortbestand des Status quo investieren, sind Sie möglicherweise nicht flexibel genug, um mit einer unvorhergesehenen Veränderung Ihrer Verfassung umzugehen. Während Sie darum kämpfen, die Auswirkungen einer solchen Veränderung auf Ihre Identität einzuordnen, kann der Nachhall als Panikattacke empfunden werden.

Grippe kann Sie für einige Zeit körperlich »schwächen«, oder ein Streit kann vorübergehend dazu führen, dass Ihr Partner Sie »hasst«. Beides ist nicht einfach zu akzeptieren, wenn man weiß, dass man eigentlich der oder die »Starke« oder »innig geliebte Person« ist, aber die Veränderung in Bezug auf die eigene Identität ist noch relativ gering. Es ist aber schon eine ganz andere Geschichte, wenn die Grippe in Wirklichkeit eine Enzephalitis ist oder in ein chronisches Müdigkeitssyndrom übergeht oder der Streit dazu führt, dass Ihr Partner Sie verlässt. Dann gibt es ein *psychologisches Erdbeben*, das Ihr zukünftiges Ich radikal verändert – auf eine Art und Weise, die Sie vielleicht überhaupt nicht mögen und die Ihnen Angst macht. Es fühlt sich an, als wäre man plötzlich ein fremder Mensch.

Nachhaltige Auswirkungen

Marks Panik war eine Reaktion auf eine Veränderung seiner existenziellen Erfahrung, in dem Sinne, dass er zum ersten Mal begriff, was es bedeuten kann, physisch zu sterben. Wir alle verdrängen es bis zu einem gewissen Grad, dass wir eines Tages aufhören werden zu existieren und körperlich nicht unsterblich sind. In den meisten westlichen Ländern ist die Aufmerksamkeit für die nächste Etappe der Reise minimal und wird von einigen sogar als geradezu krankhaft angesehen. Es kann also ein ziemlicher Einschnitt sein, wenn wir uns plötzlich mit absoluter Sicherheit bewusst werden, dass unser letzter Atemzug unmittelbar bevorstehen könnte. So erging es Mark in dem Moment, als er in den Augen seines Angreifers die Tötungsabsicht wahrnahm. Wenn diese Erkenntnis einsinkt, gibt es oft keine Worte, um angemessen zu beschreiben, wie man sich fühlt, da der Tod ein so abstraktes Konzept ist. Normalerweise lässt sich jedoch intensive Angst registrieren, und der damit verbundene Adrenalinanstieg kann ausreichen, um eine Panikattacke zu erzeugen.

Deshalb treten Panikattacken so oft nach einem Trauerfall, einer Operation, einem Überfall, einem Autounfall auf oder manchmal sogar, wenn wir ein solches Ereignis indirekt bei einer anderen Person erleben. Sie sind außerdem überaus häufig bei posttraumatischen Belastungsstörungen und auch nach drogenbedingten »grenzenlosen« Erfahrungen, bei denen dramatische Veränderungen im Bewusstsein stattfinden, die, bis sie einen Sinn ergeben und integriert sind, sehr beängstigend sein können. Nahtoderfahrungen oder außerkörperliche Erfahrungen und spirituelle Öffnungen, in denen andere Dimensionen des Bewusstseins zugänglich sind, können wie eine bevorstehende Vernichtung erscheinen und ebenfalls Panik auslösen. Die Geburt kann eine ähnliche existenzielle Herausforderung sein, vor allem, wenn es sich um eine traumatische Herausforderung handelt, bei der das Leben von Mutter oder Kind scheinbar oder wirklich in Gefahr ist.

Einige traumatische Erfahrungen sind weitreichend und sehr tief, berühren den Kern unserer Existenz und konfrontieren uns mit Versionen der Realität, die wir nie für möglich gehalten hätten. Zum Beispiel ist es eine gigantische Veränderung im Bewusstsein eines Kindes, dass der Vater, auf dessen Liebe und Schutz es vertraut, es entweder verlässt (durch Scheidung oder Tod) oder missbraucht. Oder für eine Frau, wenn sie entdeckt, dass ihr Mann schon seit Jahren noch eine andere Beziehung hat. Oder dass Ihre finanziellen Rücklagen von Ihrem Finanzberater verspekuliert wurden, sodass Sie mittellos sind, oder dass Ihr Kind einen bösartigen Krebstumor hat.

Solche Veränderungen in Ihrer Sicht auf sich selbst, die Welt und die Zukunft können zu groß sein, um sie auf einmal zu verstehen. Sofort ändert sich Ihre Identität von »sicher und vertrauensvoll gegenüber der Welt« zu »unsicher und verletzlich«. Ihr alter Rahmen löst sich auf, und leider dauert es eine Zeit lang, bis eilends ein anderer konstruiert werden kann, um ihn zu ersetzen. In der Zwischenzeit brodelt es in Ihrem Verstand, der sich hektisch alle möglichen Fragen nach der Zukunft stellt, wie zum Beispiel, ob Sie überleben werden und wenn ja, ob es klug ist, jemals wieder zu vertrauen, sich zu entspannen und ablenken zu lassen. *»Denn schließlich«*, sagt der Leibwächter, *»hat eine solche Haltung dich offen und verletzlich gemacht, du solltest sie also vielleicht besser überdenken.«* Es gibt jetzt plötzlich Zweifel, wie Ihr zukünftiges Ich Ihre Sicherheit gewährleisten soll.

Andere Tode –
gesellschaftlich, finanziell, Beziehung

Das harte Urteil der Mitmenschen nach einer Degradierung, einer Gefängnisstrafe oder einem geschäftlichen Versagen kann den gesellschaftlichen Tod bedeuten – das Ende Ihrer Rolle, wie Sie sie kannten. Auf einer alltäglicheren Ebene kann die bloße Vorstellung, was andere Menschen denken werden, wenn man eine Prüfung nicht bestanden, einen offensichtlichen Fehler gemacht oder ein Versprechen nicht eingehalten hat, dazu führen, dass man bei dem Gedanken, *durch den öffentlichen Blick vernichtet zu werden*, zusammenzuckt. Eine Panikattacke in der Öffentlichkeit zu erleiden, wäre deshalb für manche Menschen ein schlimmeres Schicksal als der physische Tod.

Im Fall von Pauline ging es bei ihrem Unbehagen um eine Veränderung ihrer sozialen Erfahrung von sich selbst – von einer kompetenten, gesunden, zuverlässigen, jugendlich wirkenden Frau zu einer, die nur über begrenzte Energie verfügte, auf die sich andere nicht mehr verlassen konnten, und die sich nun des kommenden Alters ängstlich bewusst wurde. Es war ihre eigene Abscheu vor der Möglichkeit des »Schwächelns«, die sie erschütterte. Da ihre alte Identität vorübergehend geschwächt und noch keine andere an ihre Stelle getreten war, gab es sozusagen keine Pauline, auf die man zählen konnte.

Ähnliche Verluste an Rollenidentität folgen dem Zusammenbruch von Beziehungen, bei denen sich die Identität als Teil eines Paares zurückverwandelt in die des Single-Seins, mit all den neuen gesellschaftlichen Herausforderungen, die sich daraus ergeben. Auch frischgebackene Mütter sind manchmal von der Verantwortung ihrer neuen Rolle etwas überfordert, da ihre Konditionierung hinsichtlich der »guten Mutter«-Standards zur Folge hat, dass sie sich der neuen Aufgabe nur unzureichend gewachsen fühlen. Manche scheuen sich vor der unausweichlichen Nähe des Babys, das ihre Unabhängigkeit beeinträchtigt, und geraten bei dem Gedanken in Panik, dass ihre Individualität durch das Verschmelzen mit dem Kind abhandenkommt.

Der Faktor, der bestimmt, ob eine unmittelbare Identitätsbedrohung

Panik auslöst oder nicht, hängt davon ab, inwieweit wir uns für den Umgang damit gerüstet fühlen. Es geht um das interne Energiegleichgewicht. Dies erklärt die Bandbreite der individuellen Unterschiede beim Umgang damit, einen schmerzlichen Verlust zu erleiden, weniger Kontrolle über Geist oder Körper zu haben oder von anderen beurteilt zu werden. Wenn die entsprechenden Fähigkeiten in Ihrer Persönlichkeit vorhanden sind, kommen Sie damit irgendwie zurecht. Wenn dies nicht der Fall ist, kann ein solcher Zustand der Verwundbarkeit zu Panik führen.

Der Sprung vom Stress zur Panik – Angst vor der Angst

Viele Panik-Betroffene sagen Monate oder Jahre später nach der ersten Attacke, dass sie zwar verstehen können, durch welche Belastung sie ausgelöst wurde, aber nicht verstehen, dass die Panik geblieben ist, obwohl der Stress inzwischen vorbei ist. Ihre größte Sorge ist, dass sie nun auf ewig dazu verurteilt sind, immer wieder Panikattacken zu erleiden. So schlimm die Belastung vor der ersten Panikattacke damals auch war, hat sie ihr Leben bei Weitem nicht so eingeschränkt, wie jetzt die Panikattacken selbst. Sie schien normaler zu sein, und es war klar, dass sie irgendwann wieder enden würde. Bei den Panikattacken dagegen, so das Gefühl bei den Betroffenen, ist ein Ende nicht absehbar.

Der Grund für das Fortbestehen der Panikattacken ist, dass die ursprüngliche Angst, an den Folgen eines tätlichen Angriffs zu sterben, finanziell nicht überleben zu können oder ein gesellschaftlicher Außenseiter zu sein, von der Angst vor einer neuen Panikerfahrung abgelöst wurde. Die äußere Bedrohung wurde durch eine innere ersetzt. Wenn Sie in dieser Situation sind, ist die gute Nachricht, dass Sie lernen können, sich vor dem, was von innen kommt, zu schützen, viel besser als vor den Unwägbarkeiten der Außenwelt.

4

WAS BEI EINER PANIK-ATTACKE GENAU PASSIERT

Leitgedanke: Kampf-oder-Flucht-Reaktion

Unter allen astronomischen Ereignissen ist eine totale Sonnen- oder Mondfinsternis eine besonders dramatische, aufregende Erfahrung, die uns mit Staunen und Ehrfurcht erfüllt. Das wahrscheinlich unwahrscheinlichste Gefühl, das wir beim Zusehen empfinden, ist Angst. Warum ist das so? Es liegt daran, dass wir wissen, was passiert, und dass das, was »hinter den Kulissen« geschieht, nicht schädlich für uns ist. Wir sind also entspannt und interessiert, wenn wir beobachten, wie sich so eine Finsternis entfaltet.

Stellen wir uns im Gegensatz dazu einen indigenen Stamm irgendwo in einem Urwalddschungel Afrikas vor, dessen Angehörige zum ersten Mal eine totale Sonnenfinsternis erleben. Plötzlich und ohne Vorwarnung verdunkelt sich ihre Sonne, und ihre Welt ist mitten am Tag in völlige Dunkelheit gestürzt. Erschrocken fürchten sie, dass ihr Ende nun nahe ist und erwarten ängstlich noch Schlimmeres – dass der Boden sich öffnet, ihr Dorf durch einen Blitz in Brand gesetzt wird oder ein anderer verrückter Akt der Vernichtung über sie kommt. Da sie sehr naturnah leben, sich aus der Natur ernähren und sie für ihre Weisheit respektieren, wird dringend ein Grund für diese Katastrophe gesucht. Die Ältesten kommen zusammen, diskutieren und interpretieren das Geschehen, durchdrungen von einer Tradition, die auf Kräften des Guten und Bösen basiert, die durch solche Ereignisse symbolisch zum Ausdruck kommen: »Die Götter haben ihren Zorn ausgelebt, indem sie uns die Sonne weggenommen haben, um uns zu bestrafen, weil wir ihnen nicht genug Ehrerbietung gezeigt haben, und sie werden uns die Sonne nicht zurückgeben, bis unser Vergehen gesühnt ist.« Hastig wird nun ein Ritual durchgeführt, Tiere werden geopfert, Gebete gesungen und Bitten um Vergebung ausgerufen. Innerhalb weniger Stunden kehrt das Sonnenlicht zurück, die Ältesten werden für ihre Weisheit gelobt, und ein Stamm, der in Zukunft viel mehr auf die Wünsche der Götter achten wird, seufzt erleichtert auf. Die Notlage ist vorbei.

Wenn wir an dieses Szenario denken, sehen wir deutlich, was Tatsache ist und was einen Sinn zu ergeben scheint, aber lediglich eine Annahme ist. Heutzutage haben wir die astronomischen Informationen, die erklären, warum die Sonne »verschwindet« und später zurückkehrt. Obwohl es vielleicht das erste Mal ist, dass wir eine vollständige Finsternis erleben, haben unser Bildungssystem und die Medien dafür gesorgt, dass wir mit dem Konzept verstandesmäßig vertraut sind. Das Klima, in dem wir eine Finsternis beobachten, ist also ein Klima der Vorfreude, Neugierde oder gar Gleichgültigkeit, aber keines von Angst und Schrecken. Die Kenntnis der Fakten hinter den Kulissen kann entscheiden, ob wir uns sicher oder von einem Erlebnis bedroht fühlen.

Da Panik eine furchterregende Erfahrung ist, mit der zusätzlichen erschreckenden Dimension, dass sie im Körper geschieht, kann sie ebenso falsch interpretiert werden wie die Sonnenfinsternis von den ahnungslosen Ureinwohnern – als drohender Schaden einer unbekannten Art. So wie astronomische Informationen die Perspektive der Ureinwohner ändern würden, können *medizinische Informationen Ihre Perspektive verändern*. Deshalb ist es so wichtig, dass Sie genau wissen, was eigentlich passiert, wenn Sie in Panik geraten, und vor allem auch, was nicht. Dies kann Ihnen helfen, das Ganze als eine *sehr unangenehme physiologische Erfahrung zu verstehen, aber nicht als eine, die Ihnen wirklich schaden wird*. Werdende Mütter erhalten in der Geburtsvorbereitung ähnliche Informationen, was entscheidend ist, um ihre Angst zu verringern und das gesamte Geburtserlebnis positiv zu beeinflussen.

Eine Panikerfahrung wirkt sich auf dreierlei Weise bei Ihnen aus: Sie haben ängstliche *Gedanken*, spüren ängstliche *Empfindungen* in Ihrem Körper, und Sie fangen an, sich ängstlich zu *verhalten*. In diesem Kapitel geht es darum, wie Panik durch diese drei Aspekte ausgedrückt wird und welche Abfolge von chemischen Ereignissen sich in Ihrem Körper abspielt. Später werden Sie sehen, wie sich Teile dieser Abfolge beeinflussen lassen, um die Attacke zu unterbrechen.

Die Adrenalinkaskade – Kämpfen oder fliehen, um zu überleben

Es gibt bisher keine Anzeichen für eine biochemische Anomalie, die spezifisch Panik auslöst, aber was festgestellt wurde, ist eine allgemeine Übererregung des Nebennierensystems, die allerdings bei allen Menschen auftritt, wenn sie einer Herausforderung gegenüberstehen. Die Nebennieren unterliegen dem vegetativen Nervensystem, das bei herannahenden Bedrohungen Ihre Körperfunktionen entsprechend reguliert und vorbereitet.

Panik beginnt immer in einem Klima von Stress, Druck oder Angst. Manchmal empfinden Betroffene eine Situation zunächst gar nicht als besonders stressig und verstehen nicht, warum eine Panikattacke auftritt. Im Rückblick stimmen sie bei näherer Betrachtung dann aber meist doch zu, dass zum jeweiligen Zeitpunkt eine besondere Herausforderung vorlag, die mit zusätzlichen Anforderungen verbunden war. Eine Panikattacke kommt höchst selten in einer Zeit, in der das Leben friedlich, stabil und sorgenfrei ist.

Solche Herausforderungen sind in der Regel Traumata und Leiden einer offensichtlichen Art, wie zum Beispiel ein Trauerfall, eine schwierige Zeit in einer Beziehung, ein Autounfall oder ein Überfall. Das Leben konfrontiert Sie mit allen möglichen, manchmal unvorhersehbaren Anforderungen. Der Stresspegel ist ein Spiegelbild Ihrer Bemühungen, damit klarzukommen und möglichst trotzdem den alten Status quo beizubehalten und so viel wie möglich von Ihrer essenziellen Identität zu retten. Manchmal können die zusätzlichen Anforderungen auch von einer Art sein, die man normalerweise als positiv, ja sogar als erwünscht empfindet, wie zum Beispiel die Geburt eines Kindes, eine Beförderung, ein Umzug oder eine lebensverbessernde Operation wie ein Hüftersatz oder ein Bypass. Vielleicht ist Ihr Leben im Allgemeinen in Ordnung, aber Sie haben das Pech, eine Partydroge angeboten zu bekommen, die Ihnen eine Erfahrung einträgt, die andere vielleicht harmlos finden, die aber bei Ihnen persönlich starke Ängste auslöst.

Die Besonderheit der bedrohlichen Inhaltsstoffe bei solchen Erfahrungen wird weiter hinten in diesem Buch behandelt. Unsere erste Aufgabe ist es, einen Blick darauf zu werfen, was alle Erfahrungen gemeinsam haben, woher ihre Dynamik rührt – es ist das *Adrenalinmolekül*. Ein Verständnis für die chemischen Zusammenhänge, die Angst auslösen, ist grundlegend für die Beseitigung von Panik, denn es kann Ihnen erlauben, Symptome umzudeuten, die Sie vielleicht fälschlicherweise als potenziell schädlich interpretiert haben, und sie stattdessen als unangenehm, aber harmlos zu betrachten.

Angst beschützt Sie

Alle unsere Emotionen haben eine Funktion, und die Angst soll uns auf das Vorhandensein von Gefahren aufmerksam machen, die potenzielle Bedrohungen für die Kontinuität unseres Status quo sein könnten. Bedrohungen können klein sein, wie die Angst, zu einem Termin zu spät zu kommen, oder groß, wie die Angst vor dem Tod. Jeden Tag pendeln wir entlang einer Skala von Angst bis Sicherheit hin und her und nehmen die notwendigen Anpassungen vor, um möglichst zum Sicherheitsende dieses zusammenhängenden Ganzen zurückzukehren, auch wenn wir es nur für kurze Zeit verlassen haben.

Angst ——————— Sicherheit

Angst ermahnt Sie »aufmerksam zu sein und sich auf Veränderungen vorzubereiten«. Sie ist Ihre Alarmanlage. So wie das Vorhandensein von Schmerzen auf der physischen Ebene Sie dazu veranlasst, achtsam zu sein und gegebenenfalls Maßnahmen zu ergreifen, drängt Sie die Angst, sofort zu reagieren, wenn etwas nicht stimmt. In diesem Sinne wirkt sie wie ein Bote. Sie können wählen, ob Sie handeln oder sie ignorieren wollen, aber Sie sind auf jeden Fall gewarnt.

Wenn nun also eine Bedrohung wahrgenommen wird, was passiert dann genau? Auf welche Weise wird ein bloßer Gedanke in Ihrem Kopf, ein abstraktes Konzept, eine immaterielle Information in eine Reaktion umgesetzt? Wie führt dieser Impuls zu einer körperlichen Antwort, die in Bezug auf Geschwindigkeit oder Leistung oder Blutchemie messbar ist, also einer Körperreaktion, die wirklich »existiert«? Die Medizin bewegt sich auf ein neues Paradigma zu, das Geist und Körper als eine Einheit und nicht als getrennte, unzusammenhängende Bereiche betrachtet. Es ist inzwischen unbestritten, dass es einen Zusammenhang zwischen Gedanken und Gefühlen und ihren Auswirkungen auf unsere körperliche Existenz gibt. Wissenschaftlich sind die Wege klar dokumentiert, wie zum Beispiel Gänsehaut »weiß«, wann sie sich bilden soll, oder Haare hinten am Hals »wissen«, dass sie sich als Reaktion auf Ihr Anschauen eines Horrorfilms aufrichten sollen. Ihre körperlichen Erfahrungen einer sexuellen Erregung oder eines lebhaften Albtraums gelten als das Endergebnis von Bildern, die Ihrem Gehirn präsentiert werden, was die Bildung chemischer Moleküle in Ihrem Blutkreislauf stimuliert und Ihren Körper entsprechend reagieren lässt.

Die Angstkaskade wird angestoßen durch die Produktion des Neurotransmitter-Hormons Adrenalin und seiner Cousins, die das Gehirn nach der ersten Wahrnehmung der Gefahr in den Blutkreislauf abgibt. Während Sie den Wechsel vollziehen – von der Zuversicht, dass Sie pünktlich am Flughafen sein werden, zur Gewissheit, dass Sie das Flugzeug verpassen werden –, steigt Ihr Adrenalinspiegel im Blut an und bereitet Sie darauf vor, mit den Folgen zurechtzukommen. In den Momenten nach Erhalt der Nachricht, dass Ihr Kind von einem Auto angefahren wurde, steigt Ihr Adrenalinspiegel, um Ihnen zu helfen, damit umzugehen. Wenn Sie in ein Vorstellungsgespräch gehen, hilft Ihnen ein kleiner Adrenalinstoß, Ihre guten Eigenschaften optimal herauszustellen. Bei all diesen Herausforderungen ist ein chemischer Impuls erforderlich, um Ihr System zu energetisieren, Ihre Sinne zu schärfen und die Aufmerksam-

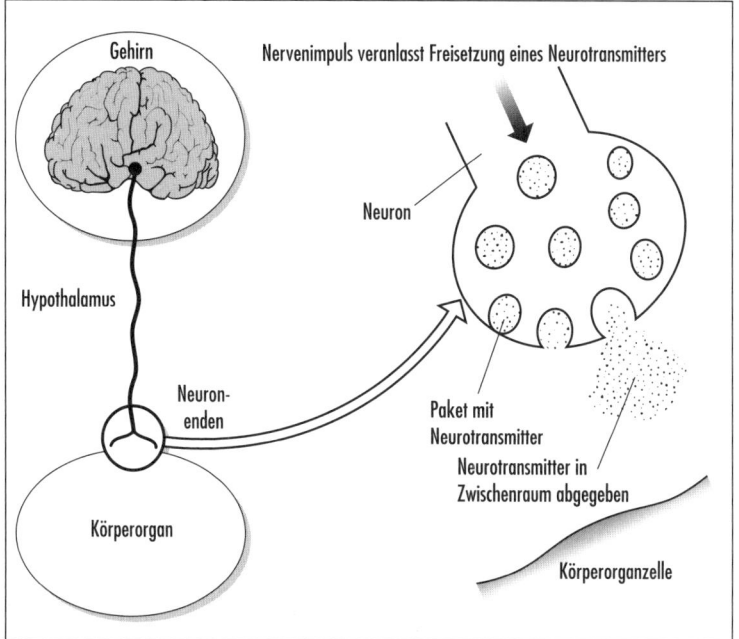

Abb. 4.1 Die Adrenalinkaskade

keit zu erhöhen. Und um Sie hoffentlich, wenn die Aufgabe erfüllt ist, wieder in die Sicherheitszone zurückzubringen.

Von der Höhle zum Großstadtdschungel – Die Kampf-oder-Flucht-Reaktion

Unsere steinzeitlichen Vorfahren sahen sich mit vielen Ängsten konfrontiert, die meisten von ihnen betrafen ihre körperliche Sicherheit. Es war von entscheidender Bedeutung, dass man sich auf eine automatische Reaktion verlassen konnte, um bei der Konfrontation mit einer überwältigenden Gefahr reagieren zu können. Unsere Vorfahren mussten in der Lage sein, gegebenenfalls sofort entschlossen zu handeln, anzugreifen oder wegzulaufen, ohne zu denken, reflexartig, so wie Sie beispielsweise versuchen, einen Sturz mit den Armen abzufangen.

Auch im heutigen hektischen »Großstadtdschungel« sind solche Reflexmechanismen noch notwendig. Wenn Sie ein Auto wahrnehmen, das auf Sie zurast, während Sie die Straße überqueren, müssen Sie sich schnellstens auf den Bürgersteig retten. Keine Zeit für Überlegungen. Ihr rationaler Verstand wird in den Notfallmodus versetzt, und Ihr primitives Gehirn übernimmt die Entscheidung für Sie. Wenn Sie dann in Sicherheit sind, werden Sie vielleicht merken, dass Ihr Herz pocht, Sie zittern und atemlos sind, und Sie werden auch danach noch einige Zeit angespannt und nervös sein.

Der Prozess, der es gerade übernommen hat, Ihr Leben zu retten, wird *Kampf-oder-Flucht-Reaktion* genannt. Er heißt so, weil er darauf abzielt, Sie darauf vorzubereiten, den »Feind« zu bekämpfen oder der Gefahr zu entkommen. Ohne diese Reaktion würden Sie im Extremfall vielleicht getötet werden. Ihr Zweck ist es also, Sie zu beschützen und vor Verletzungen zu bewahren. Wenn die Gefahr, der Sie ausgesetzt sind, eindeutig von außen kommt, dann funktioniert die Reaktion gut, indem sie Ihnen hilft, sich zu verteidigen. Sie sorgt für eine Explosion, die Sie veranlasst zu handeln.

Wenn jedoch die Gefahr als aus Ihrem Inneren kommend wahrgenommen wird, kann Ihr erster Instinkt darin bestehen, sie einfach auszuhalten, anstatt ihr Ausdruck zu geben. Dies geschieht, weil es ein Missverhältnis zwischen der scheinbar neutralen Umgebung, in der Sie sich befinden, und der Dringlichkeit des Gefühls gibt, dass Sie in Gefahr sind. Ihr Gehirn ist verwirrt, wenn es im Supermarkt alle anderen ruhig herumlaufen sieht, während Sie im Inneren an einem Ausmaß von Angst leiden, als sei Ihr Einkaufswagen in Flammen aufgegangen. Infolgedessen zensieren Sie den äußeren Ausdruck Ihrer Angst und halten sie für unangemessen. Daraufhin tritt anstelle einer Explosion ins Handeln eine Implosion auf, deren volle Kraft Sie im ganzen Körper spüren. Diese Erfahrung ist erschreckend und führt zu einem Zustand übertriebener Wachsamkeit, für den Fall, dass so etwas jemals wieder passiert.

Viele, die eine Lebensphase durchmachen, in der sie täglich viele

Herausforderungen zu meistern haben, erleben einen ständig hohen Adrenalinspiegel oder einen in vereinzelten Spitzen. *Angst ist der Begriff, der verwendet wird, um das Krankheitsbild zu beschreiben, das durch eine langsame, konstante Freisetzung von Adrenalin über Tage und Wochen hinweg verursacht wird. Eine plötzliche hohe Adrenalinausschüttung in den Blutkreislauf wird als Panik bezeichnet.*

Angst und Panik, diese beiden Cousins, unterscheiden sich durch mehrere Faktoren. Wenn wir Angst haben, ist die Anzahl von Adrenalinmolekülen, die in den Blutkreislauf freigesetzt werden, geringer, als wenn wir in Panik sind. Zweitens erschrecken uns die Symptome der Angst, obwohl sie unangenehm und lästig sind, nur selten, während die meisten Menschen die Symptome der Panik regelrecht fürchten, einige mehr als andere. Dies ist ein sehr wichtiger Faktor, denn das Gefühl der Angst (davor, was die Kampf-oder-Flucht-Reaktion bei Ihnen auslöst) wird die Freisetzung von mehr Adrenalin bewirken, und das allein wird die Angst noch einen Gang höherschalten und Sie letztendlich in Panik versetzen. Es entsteht ein Teufelskreis aus *Angst vor der Angst*, in dem Ihre Aufmerksamkeit auf die Überwachung potenziell gefährlicher Körperempfindungen gerichtet ist. Später werden wir auf diesen wesentlichen Punkt zurückkommen, da ein Großteil des Behandlungsansatzes in diesem Buch darauf beruht, ihn zu verstehen.

Wie und wo Adrenalin wirkt

Das in Ihren Blutkreislauf ausgeschüttete Adrenalin zielt auf die Teile Ihres Körpers, die entscheidend dazu beitragen, Sie im Notfall in Sicherheit zu bringen. Sie erleben diesen Anstieg des Adrenalins als Symptome wie:

- Kurzatmigkeit
- Herzpochen/Herzrasen
- Engegefühl oder Schmerzen in der Brust
- Atemnot, Erstickungsgefühle
- Ohnmacht, Unsicherheit oder Schwindelgefühl

- Taubheitsgefühl oder Kribbeln in den Extremitäten
- Frösteln und/oder Hitzewallungen
- Schweißausbrüche
- Zittern
- Übelkeit, Kloß im Magen oder Durchfall
- Wahrnehmungsänderungen, Gefühle der Unwirklichkeit
- Todesangst
- Angst, den Verstand zu verlieren und verrückt zu werden
- Angst, die Kontrolle zu verlieren und etwas Abgedrehtes zu tun
- ein überwältigendes Gefühl von Schrecken oder ein ominöses Gefühl, dass etwas Schlimmes passieren wird

Wenn eine Gefahr erkannt oder vorhergesehen wird, sendet Ihr Gehirn Nachrichten an Ihr vegetatives (oder autonomes) Nervensystem, und zwar genau an den »Notfall-Teil«, den Sympathikus, damit er Neurotransmitter und Energie freisetzt und Ihren Körper auf das Handeln vorbereitet, wie unten beschrieben. Gleichzeitig alarmiert es den »Wiederherstellungs-Teil«, das sogenannte parasympathische Nervensystem, damit dieses das Gleichgewicht wiederherstellt und nach Beendigung der Krise »aufräumt«. Dadurch wird sichergestellt, dass die Notfallreaktion einen Rahmen hat, und sobald dieser überschritten wird, der Dämpfungsprozess eingeleitet wird. So kann Ihr Nervensystem nicht unbegrenzt im Panikmodus stecken bleiben. Dieser Abschaltmechanismus ist eine wichtige Beruhigung für diejenigen, die befürchten, dass ihre Panikattacke nie enden wird, und er kann durch Anwendung der in Teil Zwei dieses Buches beschriebenen Techniken bewusst aktiviert werden.

- *Muskuläre Wirkung.* Egal, ob der Steinzeitvorfahre mit einem Raubtier kämpfte oder Sie sich vor einem Auto in Sicherheit bringen, die Muskeln müssen sofort aktiv werden und der Muskeltonus muss sich erhöhen. Wenn dies täglich geschieht, fühlen Sie sich angespannt, unruhig und zappelig. Ihre Muskeln können schmerzen, und Sie zittern vielleicht. Spannungskopfschmerzen, Rückenverspannungen oder Kieferschmerzen durch Zusammenpressen der

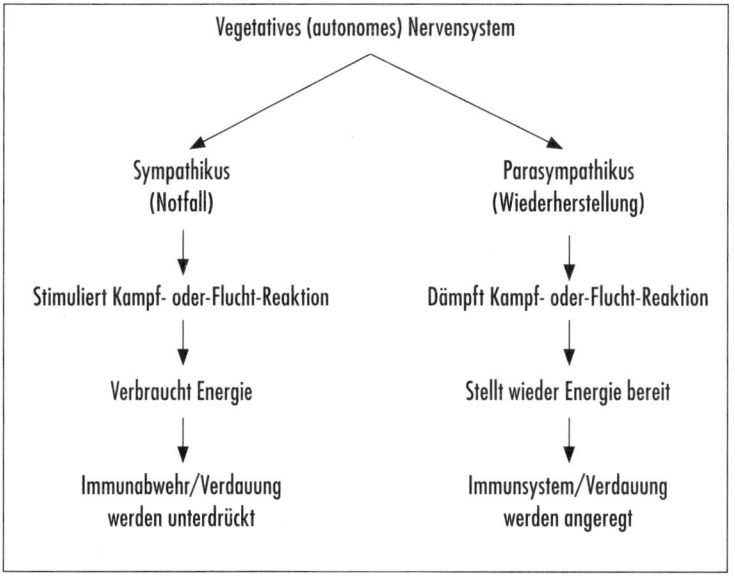

Abb. 4.2 Das vegetative Nervensystem

Zähne oder Zähneknirschen in der Nacht sind alles Anzeichen dafür, dass Sie eine hohe Muskelspannung haben. Aufgaben, die eine ruhige Hand erfordern, wie Schreiben mit der Hand oder das Eingießen von Kaffee, können zu Problemen werden. Wenn sich die Muskeln in Ihrem Hals verkrampfen, kann es sich anfühlen, als hätten Sie einen Knoten dort. Vielleicht leiden Sie dann auch an Schluckschwierigkeiten oder fangen an zu stottern.

Da der Zweck der Zunahme der Spannung darin besteht, Sie durch Handeln aus der Situation herauszuholen, kann alles, was den nächsten Ausgang blockiert, unerträglich erscheinen. Sie fangen an, Orte zu scheuen, aus denen eine schnelle und einfache Flucht nicht möglich ist, wie zum Beispiel ein Kino oder eine Kirche.

• **Auswirkungen auf Herz und Kreislauf.** Wenn Ihre Muskeln aktiver werden, werden zusätzliche Anforderungen an das Herz gestellt. Die

Blutmenge, die es durch den Körper pumpt, muss schnell zunehmen, um die arbeitenden Muskeln mit den notwendigen Nährstoffen zu versorgen (daher auch der umgangssprachliche Begriff »Pumpen« für Krafttraining). Adrenalin bewirkt, dass sich die Herzfrequenz beschleunigt und das Herz stärker pumpt.

Auch die Verteilung des Bluts verändert sich. Es wird von den Gliedmaßen an der Peripherie weg zum Zentrum geleitet, wo es für die lebenswichtigen Organe benötigt wird. Adrenalin macht dies möglich, indem es den Durchmesser der kleineren Gefäße verkleinert und die größeren, die die Muskeln versorgen, erweitert. Dies ist wichtig fürs Überleben, denn wenn die Steinzeitmenschen in einer Kampfsituation in Hand oder Fuß gebissen oder sonstwie verwundet wurden, reduzierte sich durch diesen Mechanismus für sie die Gefahr zu verbluten, weil weniger Blut als sonst in den Gliedmaßen zirkulierte (in einer Erste-Hilfe-Situation hat ein Druckverband den gleichen Effekt). Im Alltagsleben führt die veränderte Blutverteilung bei hohem Adrenalinspiegel dazu, dass Hände und Füße kalt sind oder sogar kribbeln oder sich taub anfühlen. Das kommt durch die verringerte Durchblutung der Nerven in der Haut.

Außerdem reduziert sich der Blutfluss zu Bereichen, die für die Notfallhandlungen nicht wesentlich sind, wie zum Beispiel die Haut. Deshalb sehen Menschen oft blass aus, nachdem sie einen Schrecken erlitten haben. Das Blut wird von den winzigen Arterien im Gesicht zur Körpermitte abgeleitet, wo es mehr gebraucht wird. Die gleiche Dynamik verursacht Ohnmacht unter extremer Belastung, da das Blut aus dem Kopfbereich abfließt, was zu einem vorübergehenden Bewusstseinsverlust führt (für diejenigen, die Angst vor Ohnmacht haben, ist es wichtig, dass sie lernen, diesen Schachzug des Körpers als regenerierend und nicht als schädlich zu betrachten – siehe Kapitel 5).

Auswirkungen auf die Atemwege. Um sich auf Kampf oder Flucht vorzubereiten, müssen Sie mehr Sauerstoff als sonst aufnehmen. Adrenalin erhöht die Anzahl der Atemzüge pro Minute, ein Phänomen, das als *Hyperventilation* bekannt ist. Das kann sich äußern in Atemnot, Erstickungsgefühlen, Seufzen oder einfach nur der Unfähigkeit, einen befriedigenden tiefen Atemzug nehmen zu können. Die Anstrengung kann dazu führen, dass sich Ihre Brust hart anfühlt oder sogar schmerzt. Ein Nebeneffekt der schnelleren Atmung ist, dass die Durchblutung des Kopfes reduziert wird. Auch wenn dies in keiner Weise gefährlich ist, kann es zu Schwindel, verschwommenem Sehen, Konzentrationsverlust und Verwirrung führen, alles unangenehme und beängstigende Symptome. Es wird geschätzt, dass Hyperventilation, entweder akut während einer Panikattacke oder chronisch zwischen den Attacken, bei 60 bis 70 Prozent der Betroffenen auftritt.

Auswirkung auf die Schweißdrüsen. Bei starker Muskelaktivität steigt Ihre Körpertemperatur, sodass Sie zur Abkühlung mehr Schweiß produzieren. Diese adaptive Reaktion ist deshalb wichtig fürs Überleben, weil sie die Haut glitschig macht, sodass es für einen Angreifer schwieriger wird, Sie zu fassen. Für Sie kann dies bedeuten, dass Sie nachts schweißgebadet aufwachen, öfter das Hemd wechseln müssen oder dass Ihre Hände feucht werden.

Andere körperliche Effekte. Der Körper passt sich noch auf viele weitere Arten an, um Sie auf einen Kampf vorzubereiten.

Energie wird durch die Freisetzung von Glukose aus der Leber zur Verfügung gestellt, und Cholesterin, das normalerweise abgebaut und aus dem Blut entfernt wird, hängt stattdessen herum, für den Fall, dass es gebraucht wird. Beide Zustände sind zwar kurzfristig nicht von Bedeutung, können aber langfristig zu Diabetes und Arteriosklerose (Verdickung der Arterienwände durch Cholesterinablagerungen, bis hin zur Arterienverstopfung) führen, wenn die Kampf-oder-Flucht-Reaktion jahrelang andauert.

Um tödliches Ausbluten durch eine Wunde oder den Biss von einem Raubtier zu verhindern, war für unsere Vorfahren die Erhöhung der *Blutgerinnungsfaktoren* sehr wichtig. Dadurch wurde sichergestellt, dass sich auf der Wunde schnell ein Schorf bildet. Heutzutage ist ein Raubtierangriff ja aber eher unwahrscheinlich, und so erhöht dieser Teil der Kampf-oder-Flucht-Reaktion jetzt nur noch die Gefahr einer Arterienblockade, da das Blut langsamer fließt, wie Orangensaft im Vergleich zu Wasser. Wenn man dann noch die Verengung des Durchmessers der Arterie dazunimmt, die ebenfalls durch das Adrenalin verursacht wird, wird klar, warum lang andauernder Stress mit einer viel höheren Häufigkeit von Bluthochdruck und Herzinfarkt verbunden ist.

Wenn der Adrenalinspiegel hoch ist, wird die *Verdauung* eingestellt. Schließlich hat die Verdauung Ihres Frühstücks oder Mittagessens keine hohe Priorität, wenn Sie in den Rachen eines Löwen schauen, und kann später noch erledigt werden. Diese verminderte Funktion des Verdauungssystems zeigt sich in der Abnahme der Speichelproduktion (trockener Mund), Übelkeit, einem schweren Gefühl im Magen und Durchfall und/oder Verstopfung.

Extreme Müdigkeit ist das Endergebnis eines chronisch erregten Nervensystems. Sie ist auf eine Kombination aus unterbrochenem Schlaf, Stoffwechselüberlastung und dem Verbrauch großer Mengen an Energie zurückzuführen, die benötigt wird, um die jeweiligen Herausforderungen zu bewältigen und zu verarbeiten.

Übertriebene nach innen gerichtete Aufmerksamkeit

Auf der geistigen Ebene bewirkt Adrenalin Veränderungen in der Art zu denken und der Aufmerksamkeit, damit man Notfälle und Herausforderungen eher vorhersehen kann.

Es entsteht ein Zustand der erhöhten Wachsamkeit (Hypervigilanz). Das Gehör wird schärfer, und die Pupillen erweitern sich, um mehr Licht einzulassen, mit dem Ziel, mehr Informationen einzubringen und das Gefahrenbewusstsein zu erhöhen. Bei den Gehirnwellen dominieren die des schnelleren Typs, die Betawellen, um die Verarbeitung von Gefahrensignalen zu beschleunigen. Viele Menschen, die in Panik geraten, hören ein ständiges Summen in ihrem Kopf oder haben das Gefühl, er würde gleich platzen, weshalb sie befürchten, dass sie einen Hirntumor haben könnten. Dieser Zustand des mentalen »Allzeit bereit« kann dazu führen, dass Sie von sich überschlagenden Gedanken geplagt werden, die nachts Ihren Schlaf stören oder Sie tagsüber von Studium oder Arbeit ablenken. Sie erschweren auch das Abschalten und Entspannen am Wochenende oder im Urlaub. Ein Adrenalinhoch ist leider der Grundzustand vieler, die täglich mit der Uhr, den Geldmärkten oder den kulturellen Maßstäben der Perfektion kämpfen, an denen zu viele von uns sich täglich messen.

In den Tagen des Steinzeitmenschen war es wichtig, dass Adrenalin ihm eine kräftige Dosis Angst einflößte. Das motivierte ihn, sich zu verteidigen oder vor Gefahren zu fliehen. Neugierde oder Tapferkeit sind eher fehl am Platz und kontraproduktiv, wenn man einem angriffslustigen Löwen gegenübersteht. Je höher die Anzahl der Adrenalinmoleküle im Blutkreislauf des Steinzeitlers, desto unsicherer fühlte er sich und desto eher konnte er (weise) alle seinem Verstand präsentierten Informationen, dass »alles in Ordnung sei«, verwerfen. Er konnte es sich schlichtweg nicht leisten, rationalen Gedanken Glauben zu schenken, die ihm einreden wollten, er sei in Sicherheit. Dafür stand zu viel auf dem Spiel. *Ein hohes Maß an Misstrauen, Argwohn und sogar Paranoia bildet also das emotionale Territorium, das zu diesem chemischen Profil gehört.* Solche Gefühle sind in einer Steinzeitmensch-Raubtier-Situation, in der das Adrenalin im Laufe des Kampfes abgebaut wird, relativ kurzlebig. In unserem modernen urbanen Dschungelszenario, in dem wir mit einer Herausforderung nach der anderen konfrontiert werden, können jedoch konstant hohe Adrenalinpegel die Regel sein, was bedeutet, dass wir die Welt ständig durch eine Brille der Unsicherheit, des mangelnden Vertrauens und der Wachsamkeit betrachten.

Häufig treten *Gefühle der Unwirklichkeit oder Selbstentfremdung (Depersonalisation)* auf, und einige Betroffene haben das Gefühl, wortwörtlich neben sich zu stehen, wenn sie in Panik geraten. Dies ist ein Nebeneffekt einiger der Energiefeldveränderungen, die während der Panik auftreten und die in Kapitel 8 näher erläutert werden.

Auch Gefühle einer *Ich-Spaltung (Dissoziation)*, die eine Empfindung von Unwirklichkeit und der Abspaltung von sich selbst und seiner Umgebung mit sich bringen, sind verbreitet. Dies wird als *Depersonalisation* bezeichnet, wenn es sich auf eine Veränderung im Ich-Bewusstsein bezieht, bei der Sie sich losgelöst oder von Ihrer eigenen Erfahrung entfernt fühlen, wobei Ihnen Ihr Körper und Geist in irgendeiner Weise fremd erscheinen. Von Betroffenen wird dies beschrieben mit Begriffen wie »roboterartig, eine Rolle spielend, wie aus Watte, leblos oder tot, Zuschauer seiend, nicht selbst denkend, den Ideenfluss im Kopf als unabhängig von sich wahrnehmend«. Vielleicht fühlen Sie sich auch, als ob Sie neben, über oder hinter Ihrem Körper stünden, oder als ob er geschrumpft oder größer geworden wäre.

Wirklichkeitsverlust (Derealisation) hingegen bezieht sich auf eine verfremdete Erfahrung der Umwelt, als ob es einen Spalt zwischen Ihnen und der Außenwelt gäbe. Dies wird beschrieben mit Begriffen wie »durch einen Schleier oder eine Glasscheibe schauen, sich in einem Goldfischglas befinden, tagtraumartig, Objekte, die kleiner erscheinen als sie sein sollten, schimmernd, ohne Festigkeit«.

Das Phänomen der Dissoziation ist bisher noch wenig erforscht, scheint aber eine Bewusstseinsverschiebung darzustellen, die von Veränderungen im Energiefeld begleitet wird (siehe Kapitel 8 für weitere Details). In ähnlicher Weise, wie Sie Ihre Hand reflexartig schnell von einer heißen Herdplatte wegziehen oder vor dem Rauch einer offenen Flamme davonlaufen, um Verletzungen zu vermeiden, spalten sich einige Menschen unbewusst ab beim geringsten Anzeichen, dass die Empfindungen gleich beginnen, so groß ist ihre Angst vor dem, was als Nächstes passieren wird. Es handelt sich im Wesentlichen um eine außerkörperliche Erfahrung, ähnlich wie bei der traumatischen Erfahrung während einer Vergewaltigung oder wenn jemand nach einem Unfall im Auto gefangen ist oder nach einer Operation langsam wieder aufwacht. Ziel ist es, die Traumaempfindungen weniger intensiv zu machen, da sie aus »sicherer« Entfernung erlebt werden. Wenn jedoch Ihr Leibwächter Wind davon bekommt und Ihr Verstand versucht, diese Verschiebung zu interpretieren, wird das Ganze zu einer Ursache für Sorge und Beunruhigung.

Es ist deshalb wichtig zu wissen, dass diese Symptome völlig harmlos sind, nur ein weiterer Ausdruck von Panik, und nicht in irgendeiner Weise den Beginn einer psychischen Störung oder eines psychiatrischen Problems ankündigen, auch wenn dies die unmittelbare Angst der meisten Menschen ist.

Viele Panik-Betroffene berichten, dass Dissoziationsgefühle keine Auswirkung von Panikattacken sind, sondern im Gegenteil den Panikattacken vorausgehen oder sie gar auslösen können. Einige schildern, dass sie schon seit ihrer Kindheit eine Tendenz hatten, sich wie »in Trance« durch die Welt zu bewegen und sich diese Tendenz im Erwachsenenalter durch starken Stress oder Ess- und Schlafdefizit noch verstärkt hat. Es ist bekannt, dass beides das Gefühl auslösen kann, nicht geerdet zu sein. Solche Trancezustände können innerhalb von Sekunden herbeigeführt werden, wenn eine Person entspannt ist und/oder starr blickt: aus dem Fenster, beim Fahren, Fernsehen oder wenn Leuchtstoffröhren angeschaltet sind, am Computer oder wenn sie in ein Gespräch vertieft ist. Einige nächtliche Panikattacken lassen sich durch solche Bewusstseinsverschiebungen an der Schnittstelle zwischen tiefem Schlaf und Traumphasen erklären.

Angesichts einer ernsthaften Herausforderung lohnt es sich, konzentriert zu sein und sich nicht von der anstehenden Aufgabe ablenken zu lassen. Wenn wir adrenalingesteuert auf Hochtouren laufen, verlieren wir das Interesse an unseren Kindern, an Haus, Garten und auch Sex und können uns stattdessen auf nichts anderes als den Notfall konzentrieren. Im Hinblick auf das Überleben ist dies kurzfristig völlig angemessen, aber es ist auch klar, dass über einen längeren Zeitraum hinweg die Persönlichkeit auf diese Weise erodieren und sich verändern kann, sodass man zu negativ, zynisch und abgestumpft ist, um noch Freude am Leben zu haben. Stattdessen wird der Hauptwohlfühlfaktor durch das Wissen ersetzt, dass man über den Gegner triumphiert, seine Festung gesichert hat und zum Sieger aufgestiegen ist. Wie viele solcher täglichen Kämpfe werden in der Arbeitswelt, einem häufigen Kriegsschauplatz, »gewonnen«, ohne dass sich die Erkenntnis breitmacht, dass wir langfristig jeden Krieg verlieren, wenn unser innerer Frieden aus den Fugen gerät.

Der Wahrnehmungsfilter –
wie die erste Attacke falsch gedeutet wird

Wenn Sie ein Auto auf der Straße fahren sehen, wissen Sie eines ganz sicher – es muss Benzin im Tank haben. Übertragen auf die Symptome einer Kampf-oder-Flucht-Reaktion bedeutet dies, dass ein hoher Adrenalinspiegel vorhanden sein muss, der sie anheizt. Paniksymptome werden so sicher von Adrenalin erzeugt wie Grippesymptome vom Grippevirus. Wie heißt es so schön in dem Song *Love and Marriage*: »Liebe und Ehe, Pferd und Kutsche – das eine kann man nicht ohne das andere haben«.

In Zeiten von Stress oder Herausforderung, wenn der Adrenalinspiegel hoch ist, haben manche Menschen Spannungskopfschmerzen, andere leiden an Reizdarm oder Schlaflosigkeit. Und wieder andere haben eben Panikattacken. Bis zu 10 Prozent der Bevölkerung haben ein- oder zweimal im Leben so eine Attacke, auch wenn ihnen nicht mal bewusst war, besonders gestresst zu sein, und danach nie mehr eine. Dies wird dann als »belastungsbezogene (nicht-klinische) Panikattacke« bezeichnet. Das Merkmal, das diese Gruppe von den Menschen zu unterscheiden scheint, die noch weitere Panikattacken erleiden, ist, *dass sie die Symptome nicht als gefährlich interpretieren*. Auf diese Weise kann eine Person eine (erste) Panikattacke als sehr unangenehm und auch aufwühlend empfinden, lässt sich davon aber nicht verängstigen. Ihr Glaubenssystem, der Filter, durch den sie die Erfahrung wahrnimmt, scheint in der Lage zu sein, ein so unvorhersehbares und unverständliches Ereignis zu verarbeiten, ohne ihm eine unheilvolle Bedeutung beizumessen. Für solche Menschen ist es eben einfach passiert, es muss nichts bedeuten oder ein Zeichen von etwas Bestimmtem sein.

Die Gruppe jedoch, die im Laufe der Zeit regelmäßig Panikattacken bekommt, sorgt sich bei der ersten Attacke sehr über ihren möglichen (Hinter-)Grund. Solche Menschen missdeuten den rasenden Herzschlag als Vorboten eines bevorstehenden Herzinfarkts, den Schwindel als eine Gehirnanomalie oder die »Gummibeine« als Beginn einer Multiplen Sklerose. Sie scheinen ein geschärftes Bewusstsein und eine gesteigerte

Sensibilität für die von Adrenalin erzeugten Symptome zu haben und machen sich viele Gedanken über dessen Auswirkungen, während dies bei der ersten Gruppe nicht der Fall ist. Die Unfähigkeit, eine Attacke zu kontrollieren und zu beenden, lässt die Sich-Sorgenden daran zweifeln, in Zukunft damit umgehen zu können. Vielleicht war es ihre erste Erfahrung im Leben, etwas überhaupt nicht mehr unter Kontrolle zu haben. Dementsprechend wird so eine »aus dem Nichts«-Attacke zu einem erschreckenden Erlebnis für sie, und das bringt sie dazu, ihren Fokus nach innen zu richten und nach Anzeichen für die nächste Attacke Ausschau zu halten. Sie versetzen sich in einen Zustand der ständigen Alarmbereitschaft. Warum entsteht in dieser Gruppe eine solche übermäßige Wahrnehmungsempfindlichkeit?

Wenn Sie einmal von einem Angreifer bedroht wurden und dabei erlebten, wie Ihre »Alarmanlage« losging und die Adrenalinkaskade begann, war Ihnen klar, dass der Angriff der Auslöser dafür war. Ihre Aufmerksamkeit richtete sich nach außen, um zu sehen, ob der Angreifer sich wirklich aus dem Staub gemacht hatte oder vielleicht noch einmal zurückkommen würde, oder um die Polizei zu rufen. Ihr Gehirn mag es nicht, wenn es keine Erklärung für etwas so Ernstes wie eine Lebensbedrohung hat. Wenn also Ihr Alarm losgegangen ist und Sie Angst und Schrecken empfinden, *ohne dass eine offensichtliche Quelle der Bedrohung in der Umgebung gefunden werden kann, kehrt sich die Suche nach innen.* Und wenn Sie dann auf der Suche nach einem wahrscheinlichen Grund für Ihr Gefahrengefühl in Ihren Körper hineinhorchen, *hinterfragen Sie einige seiner normalen Funktionen und interpretieren sie als gefährlich.*

Zwei plus zwei gibt fünf – falsch!

Jedes Ereignis, das sich irgendwie auf Sie auswirkt, wird von Ihrem Gehirn registriert und analysiert. Je nachdem, wie Sie sich dabei fühlen, werden Erfahrungen als schön oder böse, gut oder schlecht, angenehm oder unangenehm bewertet. Diese Informationen werden im Archivsystem Ihres Gehirns für die Zukunft gespeichert und bei ähnlichen

Situationen herangezogen. So als würde ein Ordner erstellt, in dem die Bilder, die körperlichen Empfindungen und die Bewertung »gut« oder »schlecht« abgelegt sind. Hinzu kommt eine Empfehlung aus Überlebensperspektive, was zu tun ist, wenn sich die Situationen wiederholen sollten – »hingehen«, wenn die Situation angenehm war, und »weggehen«, wenn sie schädlich war.

Wenn Sie zum Beispiel vielleicht bemerken, dass sich Ihre Haut taub anfühlt und prickelt und Sie keinen offensichtlichen Grund dafür wahrnehmen, fängt Ihr Gehirn an, seine Dateien zu durchsuchen, um zu sehen, ob dieser »rätselhafte eingehende Input« Ihnen jemals zuvor passiert ist. Sollte es dort nichts finden, wird es auf all die möglichen Gründe verweisen, über die es schon etwas gelesen oder im Fernsehen gesehen hat, die von anderen diskutiert wurden usw. Leider ist das Gehirn oft eher verzweifelt als effizient, es löst dann eine Information aus dem Kontext heraus und erhebt sie zur »ewigen Wahrheit«. Und natürlich stellt niemand das eigene Gehirn infrage. So beginnt man, eine Fehlinformation als etwas zu betrachten, wovor man sich fürchten muss, obwohl das Ganze in Wirklichkeit nur rätselhaft, aber harmlos ist. Sie denken, dass Sie sicher einen Hirntumor haben, denn solche Tumore können ja schließlich die erwähnten Taubheitsgefühle auslösen. Ein Hirntumor ist in Ihrem Fall die absolut falsche Bewertung des harmlosen Symptoms, aber obwohl falsch, werden die Fehlinterpretationen so akzeptiert, als wären sie wahr. Sie sind viel bedrohlicher, als die Wahrheit es wäre, und so haben Sie jetzt statt des leicht unangenehmen Gefühls von Hautprickeln Angst vor einer wirklich schweren, möglicherweise tödlichen Krankheit. Das bringt Ihr Adrenalin mächtig in Fluss, und das Endergebnis ist, dass Sie *lernen, die Empfindung selbst zu fürchten*, denn sie ist der erste Auslöser. Sie wird zum »Auslösereiz« für eine Panikattacke.

Panikattacken können daher als eine phobische Reaktion angesehen werden, die sich aus wiederholten Verknüpfungen zwischen bestimmten körperlichen Auslösereizen (Herzklopfen, Schwindel, Atemnot) und dem Adrenalinschub entwickelt, den die Angst davor auslöst.

Das Problem ist, dass eine Person lernt, den Alarm als Reaktion auf diese Reize auszulösen, und so in einem ständigen Zustand der Angst vor der Möglichkeit lebt, dass zukünftige Alarme ausgelöst werden. Wenn zum Beispiel psychische Erkrankungen in Ihrer Familie als »Schicksal, das schlimmer ist als der Tod« mit Angst und Abscheu angesehen wurden und Sie während einer Zeit intensiven Stresses das Gefühl haben, dass Sie jetzt die Kontrolle über Ihren Verstand verlieren, wird Sie ein »mentales« Symptom viel mehr beunruhigen als jemanden, dessen Familie eine Haltung des Mitgefühls und der Toleranz (auch gegenüber psychisch Kranken) hatte. Wenn Sie dann zum Beispiel mal den irrationalen Drang haben, aus dem Raum zu rennen oder Ihr Gedächtnis Sie im Stich lässt (wo habe ich das Auto geparkt?), befürchten Sie möglicherweise gleich, verrückt zu werden. *So verständlich solche Gedanken auch sind, sie sind falsch und schädlich, da sie Ihren Adrenalinspiegel weiter ansteigen lassen.* Ein wichtiger Schritt zur Erlangung der Freiheit von Panik ist die Umprogrammierung Ihres Glaubenssystems, das Ausmerzen von Fehlinformationen und deren Ersetzen durch die Wahrheit.

Ohne dass Sie sich der Suche überhaupt bewusst sind, könnte Ihr Gehirn Entsprechungen Ihres aktuellen Zustands in unangenehmen Erfahrungen in der Vergangenheit finden, selbst wenn Sie diese schon vergessen haben. Vielleicht wurden Sie zum Beispiel als Kleinkind von Ihren Eltern getrennt und fühlten sich unsicher und verlassen. Ihr kleines Herz raste, Ihnen war übel und Sie waren verängstigt. Oder Sie mussten für eine Mandeloperation ins Krankenhaus, und beim Aufwachen aus der Narkose war Ihnen schlecht, und Sie vermissten Ihre Eltern und fühlten sich einsam. Ähnliche körperliche Symptome traten auf, als Sie erfuhren, dass Ihre Oma gestorben ist. Oder vielleicht war es sogar noch, bevor Sie reden konnten, als Sie Ihr älterer Bruder in den Schrank gesperrt hat, oder während der gefährlichen Reise durch den Geburtskanal.

Man kann Erinnerungen (als Bilder) an solche Ereignisse gespeichert haben, jedoch ohne sich bewusst daran zu erinnern, wie sich der Körper damals fühlte. Das gilt besonders, wenn die Erinnerungen in der präverbalen Zeit entstanden sind, bevor in Worte gefasste Gedanken vorhanden waren, und nur auf Wahrnehmungen basieren. Selbst wenn diese

Informationen also in Ihrem Bewusstsein nicht greifbar sind, so sind sie doch im Unterbewusstsein, auf Ihrer inneren Computerfestplatte, gespeichert. Ohne dass Sie es wissen, ist in Ihrem Inneren eine Kopplung erfolgt, und die unbewussten Elemente, die vergessenen Bits, wie die Angst und das Gefühl der Bedrohung, können auch heute noch Einfluss auf Sie nehmen. Sie haben »gelernt«, solche Erfahrungen zu fürchten. Dies erklärt, wie Sie plötzlich von einer scheinbar grundlosen Panikattacke überrascht werden können. Anstatt klare Gedanken über die Gefahr zu haben, erleben Sie kurze, vage Gefahreneindrücke davon. Ihr innerer Scanner, Ihr Leibwächter, hat unter dem Radar Ihres Bewusstseins Gefahrensignale aufgefangen – einen beschleunigten Herzschlag, flache Atemzüge, angespannte Muskeln. Ihre Assoziation, dass diese Symptome immer einer traumatischen Erfahrung vorausgehen, kann sogar aus Ihrem Sterbevorgang in einem früheren Leben herrühren. Wie das alles genau funktioniert, wird hier noch später erklärt, aber auch wenn es vielleicht ganz interessant sein mag, den Weg zur ursprünglichen Bedrohung zurückzuverfolgen, *ist es nicht unbedingt notwendig, diese alten Erinnerungen zurückzuholen, um Panik und Panikattacken zu überwinden.*

Der erste Schritt für den Moment ist, Ihr Bewusstsein dafür zu schärfen, dass eine Reihe von Ereignissen eintritt, wenn Sie eine Panikattacke haben. Obwohl es den Anschein haben mag, dass solche Attacken urplötzlich passieren, haben sie doch einen Anfang, eine Mitte und ein Ende. Lernen Sie, den Prozess zu verlangsamen, indem Sie sich der einzelnen Komponenten bewusst werden. Nur so können Sie eine gewisse Kontrolle über die Art und Weise erlangen, wie sich eine Panikattacke entwickelt.

Den Kreislauf der Angst durchbrechen

Dieses Konzept der »Auslösereize« ist für die Behandlung wichtig. Wenn Panikattacken durch etwas ausgelöst werden (wenn auch vielleicht unbewusst), bedeutet das, dass sie keineswegs völlig unberechenbar sind oder »aus heiterem Himmel« erfolgen. Einer der furchterregendsten

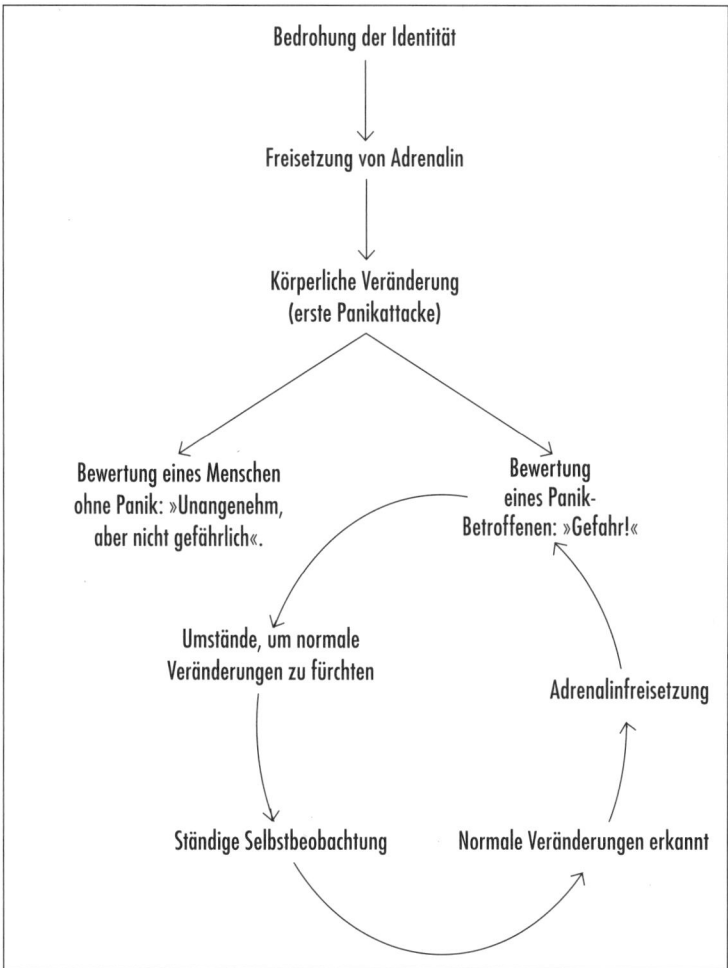

Abb. 4.3 Der Kreislauf der Angst

Aspekte von Panikattacken ist die Tatsache, dass man scheinbar keine Kontrolle darüber hat, wann sie kommen. Sie würden sich ihnen weniger ausgeliefert fühlen, wenn Ihnen mögliche Auslöser bewusst wären. Das kann das unangenehme Gefühl sein, dass sich ein Streit zusammenbraut oder einfach, dass Sie sehr in Eile sind und Ihre Herzfrequenz sich, von Ihnen unbemerkt, erhöht. Wenn man das weiß, denkt man nicht gleich an eine psychische Erkrankung oder einen Gehirntumor als Ursache für die Attacke. Ein solches Wissen gibt Ihnen die Möglichkeit, das Konfliktniveau in Ihrem Leben zu beleuchten und in Zukunft darauf zu achten, Ihre Tage besser zu planen, sodass Sie weniger in Hektik geraten. Damit erhalten Sie ein Kontrollelement über die Häufigkeit von Attacken.

Sobald Sie erkannt haben, dass es die angelernte Angst vor den Symptomen selbst ist, die Sie ständig beunruhigt, und Sie sich weniger davor fürchten, einen schnellen Puls zu haben oder atemlos zu sein, ist dies ein weiterer Bereich, den Sie steuern können. Wenn Ihnen außerdem klar geworden ist, dass die Kampf-oder-Flucht-Reaktion nach der Auflösung des Zusammenhangs zwischen bestimmten Gedanken und den daraus resultierenden Empfindungen gar nicht mehr eingeleitet wird, dann ist die Kontrolle dieser verhängnisvollen Gedanken als wichtiger Bestandteil der Behandlung sinnvoll. Die entsprechenden Schritte sind in Teil Zwei übersichtlich dargestellt.

Wenn Sie in einem Zustand kontinuierlicher Übererregung leben, bedeutet dies, dass Sie ständig Panikauslöser, wie zum Beispiel ein rasendes Herz oder schnelles Atmen, erleben werden. Daher wird es Ihnen helfen, wenn Sie Ihren Adrenalinspiegel grundsätzlich senken (dies wird in Kapitel 17 näher erläutert).

5

MYTHEN ÜBER PANIK

Leitgedanke: Worst-Case-Szenarien

Der Kreislauf der Angst wird ausgelöst und dann durch die *ungenauen Bedeutungen* verstärkt, die der Erfahrung bestimmter Empfindungen zugeschrieben werden. Diese Vorstellungen unterscheiden diejenigen, die in Panik geraten, von denen, die es nicht tun. In diesem Kapitel geht es darum, einige der spezifischen Ängste zu identifizieren, die von vielen Panik-Betroffenen geteilt werden. Später werden Sie lernen, wie Sie diese Ängste überwinden und durch Tatsachen ersetzen können.

Wenn Sie dieses Kapitel lesen, versuchen Sie, vage allgemeine Bezeichnungen für Ihre Gefühle zu vermeiden, wie zum Beispiel »verängstigt« oder »schrecklich« oder »als ob jede Minute etwas Schlimmes passieren könnte«. Versuchen Sie stattdessen herauszubekommen, wovor genau Sie Angst haben. Das ermöglicht eine medizinisch genauere Erklärung, wie Sie Ihre Angst angehen und Ihren Adrenalinspiegel senken können. Vielleicht lässt sich das Aufkommen der Angst sogar von vornherein verhindern. Fragen Sie sich also: »Angst wovor?« Und was genau war daran so schrecklich? Und was genau befürchteten Sie, könnte als Nächstes passieren?

Häufige Ängste

1 – Werde ich verrückt?

Wegen der ungewöhnlichen mentalen Veränderungen, die während der Panik auftreten, glauben viele, dass ihr Verstand auf der Kippe stünde.

Schließlich scheint es ziemlich seltsam zu sein, wenn man bei einer Büro-besprechung oder im Supermarkt plötzlich das Gefühl hat, sterben zu müssen, wenn man nicht schnellstmöglich nach draußen kommt. Das unabweisbare Gefühl, den Kontakt zur normalen Welt zu verlieren, wenn das innere Universum die Herrschaft ergreift, kann dazu führen, sich »unwirklich«, »schwebend« und »getrennt« zu fühlen, als würde das Leben nur durch eine Glasscheibe wahrgenommen. Viele Menschen, die die Dämonen von Paranoia, Selbstzweifeln und völliger nackter Verletz-lichkeit zum ersten Mal erleben, können sie nur als Zeichen von Wahn-sinn interpretieren. Sie haben nie vorher bemerkt, dass intensive Emo-tionen solche schweren psychologischen Erdbeben verursachen können, und nehmen an, dass sie an einer schweren psychiatrischen Störung leiden.

Ein ständiges Summen im Kopf wird manchmal als psychische Erkran-kung fehlinterpretiert. Tatsächlich ist es ein Ausdruck der übermäßigen Beta-Hirnwellenaktivität, die mit erhöhtem Adrenalin einhergeht, und es ist harmlos. Dieses Symptom liegt in der Natur der Sache, wenn Ihr Ge-hirn im Schnellgang ist und nach Antworten sucht. Wenn Sie besorgt sind und sich zu sehr darauf konzentrieren, können Sie dazu neigen, Ihre ganze Aufmerksamkeit ausschließlich auf Ihr Inneres zu richten und zu der Annahme zu kommen, dass dieses Symptom eine schlimme Vor-bedeutung hat.

Viele der mentalen Fähigkeiten, auf die Sie sich normalerweise verlas-sen können, werden beeinträchtigt, wenn Ihr Adrenalin ansteigt. Wie eine überlastete Küchenmaschine kann auch das Gehirn blockieren. Sie sind dann kaum noch in der Lage, Entscheidungen zu treffen, sich daran zu erinnern, wo Sie Dinge hingelegt haben oder genug Konzentration aufzubringen, um zu lesen. Dieser amnesieartige sogenannte Fugue-Zu-stand kann Ihnen das alarmierende Gefühl geben, dass Ihr Kommando-posten verlassen wurde. Da Sie sich selbst nicht mehr völlig vertrauen können, müssen Sie alles zweimal überprüfen, was zusätzliche Belastun-gen mit sich bringt. In solchen Fällen vergessen Betroffene manchmal Namen, verirren sich auf dem Nachhauseweg oder wissen in einem ab-gelenkten Zustand plötzlich nicht mehr, wie man das Auto startet.

Der Besuch eines Arztes nach einer Panikattacke kann Ihre Besorgnis über Ihre psychische Gesundheit eher verstärken als lindern, wenn er oder sie Ihnen rät, einige Tage freizunehmen, und Ihnen ein Rezept für Valium gibt. Wo ist die Person hin, fragen Sie sich vielleicht, die am Morgen aus dem Haus ging, ohne dass irgendetwas auf ein Problem mit ihrem Verstand hindeutete? Wenn Sie dann im Laufe der Wochen bestimmte Orte meiden und sich ansonsten immer in die Nähe des Ausgangs setzen, vor einer Verabredung »zur Beruhigung« einen Drink nehmen oder bestürzt feststellen müssen, dass Sie sich mehr und mehr auf das Medikament verlassen, könnten Sie fälschlicherweise zu dem Schluss kommen, dass Sie tatsächlich an einer psychiatrischen Erkrankung leiden.

Die häufigste Angst ist die vor einem psychischen Zustand, der als Schizophrenie bekannt ist. Schizophrene leben in einer anderen Realität als alle anderen (das nennt man Psychose). Sie haben ihre eigenen ungewöhnlichen Überzeugungen, die als Wahnvorstellungen bezeichnet werden. Ein Beispiel dafür wäre der Gedanke, dass das Fernsehgerät direkt mit ihnen kommuniziert oder dass außerirdische Lebewesen ihnen Anweisungen erteilen. Sie hören häufig Stimmen oder sehen Menschen, die der Rest von uns nicht sieht, und die ihnen vielleicht befehlen, bestimmte Handlungen auszuführen. Ihre Gedanken und ihre Sprache sind oft unzusammenhängend und unorganisiert, bis zu dem Punkt, dass sie nicht in der Lage sind, den Faden eines Gesprächs zu halten, dessen Inhalt dann unsinnig erscheint.

Diese Erkrankung beginnt typischerweise sehr langsam, nicht plötzlich, so wie Panik. Bei Menschen über 25 Jahren stellt sie sich selten neu ein. Schizophrene haben in aller Regel einen Großteil ihres Lebens schon leichte Symptome von Angst oder Exzentrizität gezeigt. Viele sind Einzelgänger, die oft »seltsame« Kinder waren, die meiste Zeit allein verbrachten, ihren Altersgenossen auswichen und Schwierigkeiten mit der Sozialisation hatten. Anders als dem Nobelpreisträger John Nash, der im Film *A Beautiful Mind* porträtiert wird, gelingt es vielen nie, die Schule erfolgreich abzuschließen, das Haus zu verlassen, unabhängig zu werden, intime Beziehungen aufzubauen oder einen Job zu behalten.

**Panik entwickelt sich nie zu Schizophrenie,
und sie ist keines der ersten Anzeichen für Schizophrenie.**

Die andere psychische Erkrankung, deren Auftreten oft befürchtet wird, ist die manisch-depressive Krankheit. Sie wird auch als »bipolare Störung« bezeichnet, weil sie sich als ein ständiger Wechsel zwischen Euphorie und Depression (himmelhochjauchzend – zu Tode betrübt) manifestiert. Auch bei dieser Erkrankung lebt der Betroffene nicht in derselben Realität wie andere und stellt sich während der manischen Phase zum Beispiel vor, jemand Grandioses wie Jesus oder ein berühmter Rockstar oder ein ansonsten außergewöhnlich erfolgreicher Mensch zu sein, der in seinem Beruf oder Interessengebiet sehr begehrt ist. Alle Beweise für das Gegenteil werden ignoriert. Solche Menschen können kein normales Leben führen. Während ihrer manischen Höhenflüge sprechen sie extrem schnell und sind ununterbrochen auf der Suche nach »Action«, machen die Nächte durch oder geben sich Kaufräuschen hin. Eine solche manische Phase ist jeweils kontinuierlich und kommt nicht wie Panik in Wellen. Sie kann Wochen oder Monate dauern, bevor sie von alleine »ausbrennt« oder durch die Gabe von beruhigenden Medikamenten beendet wird. Sie wird dann abgelöst durch Depressionen. Manie ist ein Zustand, der von übermäßigem Selbstvertrauen gekennzeichnet ist, und darf nicht mit Panik verwechselt werden, bei der das Gegenteil der Fall ist. Beiden gemeinsam sind lediglich die enormen Aktivitäten im Kopf, die sich schwer abschalten lassen.

**Maniker erleben keines der Symptome von Panik,
vor allem nicht die Angst.**

Das Thema Manien behandle ich ausführlich in meinem Buch *Depression – An Emotion not a Disease*. Panik und Depression treten manchmal zusammen auf, aber nicht in irgendeinem genetischen Sinne. Viele Panik-Betroffene, die nicht das Glück hatten, eine schnelle, korrekte Diagnose und effektive Behandlung zu erhalten, können mit zunehmender Zeit depressiv werden. Es ist eine schlimme Erfahrung, täglich mit

Angst konfrontiert zu werden und sich völlig der Gnade verstörender Symptome ausgeliefert zu fühlen, die das Leben in Geiselhaft halten. Und es ist deprimierend, feststellen zu müssen, dass die Chancen auf eine Beförderung oder eine Beziehung minimal sind, das Leben immer eingeschränkter und vielleicht sogar kaum noch als lebenswert empfunden wird. Viele der Betroffenen hegen Selbstmordgedanken. Ein Großteil des depressiven Gefühls besteht darin, keine Kontrolle zu haben, sich völlig hilflos und desillusioniert bezüglich verschiedener Interventionen, auch medizinischer, zu fühlen, weil sie nicht funktioniert haben. Dementsprechend verschwinden die Depressionen, sobald ein gutes Behandlungsprogramm beginnt, das ein Gefühl der persönlichen Kontrolle vermittelt.

....

**Depressionen begleiten Panik nur dann,
wenn die Panikattacken unzureichend behandelt wurden.**

....

Panik-Betroffene haben in einer psychiatrischen Klinik eigentlich nichts zu suchen. Menschen, die unter Panikattacken leiden, befürchten oft, dass sie abrutschen werden, dass das Leben, wie sie es kennen, aufhören wird, dass Langzeitmedikamente sie betäuben und träge machen werden, dass sie sich jahrelang immer wieder klinisch behandeln lassen müssen, dass sie nicht mehr in der Lage sein werden, sich selbst und ihre Familie zu versorgen oder zu unterstützen. Dies stimmt ganz und gar nicht, denn in den meisten Fällen merken nicht einmal die Kollegen oder Freunde etwas von den Schwierigkeiten der Betroffenen, auch wenn diese sich selbst in ihrem Leben erheblich eingeschränkt fühlen. Panikattacken haben nichts mit einer schwerwiegenden psychotischen Störung zu tun, die einen Klinikaufenthalt erfordert.

Die Bedeutung der Beseitigung solcher Fehlinformationen aus Ihrem Denken kann nicht genug betont werden. Wenn Sie, sobald Sie die ersten Symptome einer Panik erleben, sofort Angst haben, dass Sie dadurch psychotisch (»verrückt«) werden, dann wird ein Kreislauf ängstlicher Besorgnis aufgebaut, in dem Sie sich ständig erschrecken und in dem Ihr Adrenalinspiegel schon steigt, wenn Sie nur an eine mögliche Attacke denken. Das wäre ein psychologisches Eigentor, wie es im Buche steht.

In meinem Buch *Going Mad? – Understanding Mental Illness* gehe ich zusammen mit meinem Co-Autor Dr. Michael Corry vertieft auf diese Unterschiede ein.

2 – Kann eine Panik einen Herzinfarkt auslösen?

Dies ist eine der häufigsten unzutreffenden Annahmen über Panik. Einige der Symptome der Panik sind ähnlich wie bei Angina pectoris und Herzinfarkt, zum Beispiel Herzklopfen, Atemnot und Brustschmerzen. Daher passiert es in einem solchen Fall schnell, dass fälschlicherweise die Diagnose eines drohenden Herzinfarkts gestellt wird und die Betroffenen fürchten, dass sie im Begriff sind zu sterben. Angst vor der nächsten Panikattacke bedeutet für sie also Angst vor dem Tod! Kein Wunder, dass sie in einem Zustand der ewigen Alarmbereitschaft bleiben und innerlich jeden Herzschlag auf Unregelmäßigkeiten abchecken.

Bei Herzproblemen sind Brustschmerzen das Hauptsymptom. Die Betonung liegt hier auf Schmerzen, es geht nicht um ein vages Brustweh oder ein Engegefühl durch schnelles Atmen während einer Panikattacke. Schmerzen aufgrund von Angina pectoris stehen im Allgemeinen in direktem Zusammenhang mit einer Anstrengung, und wenn die Anstrengung verstärkt wird, verstärkt sich auch der Schmerz; im Ruhezustand lässt er normalerweise nach. *Herzpochen (Palpitation) ist kein Merkmal der Angina pectoris*, ebenso wenig wie Zittern, Gefühle der Unsicherheit oder der Drang zur Flucht.

> **Wenn Sie anfangs heftiges Herzklopfen verspüren und später leichte Brustschmerzen oder Unwohlsein empfinden, dann ist das Panik, keine Herzerkrankung.**

Angina pectoris unterscheidet sich also von Panik. Letzere kommt häufiger vor, wenn man nichts tut, was mit körperlicher Anstrengung verbunden ist, also zum Beispiel Fernsehen oder Am-Schreibtisch-Sitzen. Gelegentlich können Herzsymptome auch auftreten, wenn Sie nicht körperlich aktiv und einfach nur gestresst sind, und umgekehrt kann es ab und zu auch während körperlicher Aktivität Paniksymptome geben, aber Panik tritt weit häufiger bei Menschen im Ruhezustand auf, das ist ein großer Unterschied zu Herzerkrankungen.

Kammerflimmern, die Herzunregelmäßigkeit, die Ursache für die meisten plötzlichen Herztode, ist ein besonders häufiges Motiv in Spielfilmen und Krankenhausserien, einfach wegen des Dramatikeffekts. Da in solchen Fällen der Einsatz eines Defibrillators erforderlich ist, kann ein »Todesangst«-Ton in die Szene gebracht werden, der die emotionale Spannung erhöht, indem er uns Angst um das Überleben der Figur macht. Dies mag ja für die Filmemacher funktionieren, doch in der breiten Zuschauermasse erzeugt es irrige Angstgefühle, da es, wie alle Stereotypen, auf einem Körnchen Wahrheit mit einem großen Batzen Übertreibung basiert.

Herzkammerflimmern zeigt sich ganz anders als eine Panikattacke. Es tritt in der Regel bei Menschen auf, *die bereits in Behandlung sind.* Wenn Sie also von Ihrem Arzt aus einem anderen Grund (zum Beispiel für den Abschluss einer Versicherung) untersucht wurden und dabei keine Herzerkrankung festgestellt wurde, brauchen Sie nicht zu befürchten, dass Ihr Herzklopfen in diese Kategorie gehört. Dem Kammerflimmern liegt im Wesentlichen eine Herzrhythmusstörung zugrunde, die bewirkt, dass der Herzmuskel nicht mehr arbeiten kann und innerhalb von etwa drei Minuten der Tod eintritt. Der Patient wird von einem quälenden, erdrückenden Brustschmerz ergriffen, er bricht zusammen, kann nicht sprechen oder sich bewegen und hat keinen Puls mehr.

....

Wenn Sie sich frei bewegen, sprechen und Ihren Puls spüren können, handelt es sich bei Ihren Beschwerden eher um einen Panikanfall als um einen Herzinfarkt. Dies gilt auch, wenn Sie das Gefühl haben, dass Ihr Herz »aus der Brust springt« und Sie leichte Schmerzen oder ein Engegefühl verspüren.

....

Dazu muss man wissen, dass Herzkrankheiten Veränderungen der elektrischen Impulse (Potenzialänderungen) hervorrufen, die in einem EKG aufgezeichnet werden können, während bei Panik die einzige Veränderung eine beschleunigte Herzfrequenz ist.

**Wenn Ihr EKG in Ordnung ist, haben Sie keine Herzprobleme,
sondern leiden unter Panikattacken.**

In den 1980er-Jahren stellten einige Wissenschaftler die Hypothese auf,
dass es einen Zusammenhang zwischen Panikattacken und einem Mit-
ralklappenprolaps (MKP) geben könnte, einer harmlosen Fehlbildung
am Herzen, bei der aber anders als bei Panikattacken Herzgeräusche
feststellbar sind. Ich hatte vor Kurzem eine Patientin, deren Apotheker sie
mit der Empfehlung verängstigt hatte, ihr Herz untersuchen zu lassen, da
MVP (MVP ist die Abkürzung für die engl. Bezeichnung *mitral valve
prolapse*) eine wahrscheinliche Ursache von Panikattacken sei – eine
letztendlich niemals nachgewiesene Behauptung. Neuere Studien mit
Echokardiogrammen haben keinen signifikanten Zusammenhang zwischen beiden ergeben. Erinnern Sie sich also daran, bevor Sie schwarzmalen: Panikattacken verursachen keinen Herzklappenprolaps.

3 – Verliere ich die Kontrolle?

Vielleicht befürchten Sie, dass Sie die Herrschaft über sich verlieren,
wenn Sie in Panik geraten, nicht mehr wissen, was Sie tun und dann
komplett durchdrehen, ausrasten, etwas schreien, Leute bedrängen
oder sich zum Narren machen. Oder dass Sie grundlos dazu imstande
sein könnten, jemanden mit einem Messer zu verletzen oder den Kopf
Ihres Kindes in der Badewanne unter Wasser zu drücken. All diese Dinge
passieren Panik-Betroffenen in Wirklichkeit gar nicht. Die Angst davor
basiert auf einer unrichtigen Annahme.

Der Sinn der Notfallüberlebensreaktion ist es, Sie in Sicherheit zu brin-
gen. Sie gibt Ihnen nicht den Drang, andere Menschen zu verletzen, die
Ihnen gar nichts getan haben, denn das würde wohl kaum zu Ihrem
Überleben beitragen. Auch wenn einige Ihrer möglichen Verhaltenswei-
sen, wenn Sie Angst haben, verwirrt oder abgelenkt sind, vielleicht den
Eindruck vermitteln könnten, Sie würden die Kontrolle verlieren (wenn
Sie zum Beispiel das Auto wenden und direkt wieder nach Hause fahren
oder eine Besprechung überstürzt verlassen), handelt es sich in Wirklich-

keit um logische Handlungen, die einzig dazu dienen, Sie in Sicherheit zu bringen. Der einzige Kontrollverlust besteht darin, dass die rationale Stimme der Konditionierung, die Ihnen sagt, dass alles okay ist und Sie nicht die Pferde scheu machen sollen, übertönt wird. Dies kann ein beunruhigendes Gefühl für Menschen sein, die normalerweise ihre Emotionen zurückhalten und denen Spontaneität nicht ganz geheuer ist. Für Menschen, die die Dinge immer »richtig« machen müssen, kann Loslassen ein Chaos bedeuten. Der Gedanke, dass ein Aspekt ihres Verstandes, der primitive bedrohte Teil, sich über den Willen ihres logischen rationalen Verstandes, hinwegsetzen kann, macht sie nervös. Der Gedanke, dass dies vor den Augen anderer passiert, und an das Urteil, das diese darüber fällen könnten, verstärkt ihre Angst.

Es gibt auch die Angst, Ihr Darm könnte entscheiden, sich ohne Ihre Zustimmung von selbst zu entleeren. Medizinisch gesehen kann es eine solche Inkontinenz nur durch eine Schwächung der Nerven am Analschließmuskel geben. Das passiert manchmal im Alter oder aber bei einer Querschnittslähmung (Paraplegie). Sofern Sie weder sehr alt noch querschnittsgelähmt sind, sind Sie jederzeit in der Lage, diesem Muskel »nein, noch nicht« zu sagen, wenn Sie sich nicht in der Nähe einer Toilette befinden, bzw. »ja, jetzt«, sobald Sie auf der WC-Brille sitzen. Er kann sich nicht unwillkürlich öffnen. Die Ängste entstehen aufgrund eines Missverständnisses: Wer schwere Bauchkrämpfe verspürt und sich auf die Toilette rettet, produziert dann oft ziemlich viel Durchfall und vermutet medizinisch falsch, dass ihm ohne das rechtzeitige Erreichen der Toilette ein ziemlich peinlicher »Unfall« passiert wäre. Auch wenn dies gar nicht stimmt, bleibt ein ungutes Gefühl, das sich von da an sogar zu einer Phobie entwickeln kann, sich jemals weit weg von einer Toilette aufzuhalten.

4 – Was ist, wenn ich kollabiere oder ohnmächtig werde?

Vielleicht befürchten Sie, dass Sie ohnmächtig oder bewegungsunfähig werden und später im Krankenhaus oder schlimmer noch auf der Polizeiwache landen! Viele Menschen denken, dass Nerven wie elektrische

Leitungen sind, die bei Überlastung einen Kurzschluss erleiden können und dann nicht mehr funktionieren.

Panikattacken sind mit der Erregung des Sympathikus-Zweiges des Nervensystems verbunden. Ohnmacht infolge von Panik ist *äußerst selten*, da sie die Aktivierung des parasympathischen Nervensystems erfordert, einen physiologischen Weg, der in die entgegengesetzte Richtung führt. In dem Moment, in dem Sie ohnmächtig werden, beginnt das Nervensystem, dies zu kompensieren. *Innerhalb von Sekunden* korrigiert es das Ungleichgewicht, indem es die Arterien erweitert und das Bewusstsein zurückgewinnt. Dieser Mechanismus stellt die Normalität automatisch und schnell wieder her, ohne dass Sie etwas tun müssen. Die Neigung zu Ohnmachten ist außerdem genetisch verankert. Wenn Sie also noch nie in Ihrem Leben ohnmächtig geworden sind, ist es unwahrscheinlich, dass Ihnen das jemals passiert. Etliche Menschen werden ohnmächtig, wenn ihnen Blut abgenommen wird oder sie eine Injektion erhalten. Das liegt dann an einer zu starken Aktivierung des parasympathischen Teils.

Viele Panikpatienten haben Angst, während oder nach einer Attacke allein zu sein, falls sie für längere Zeit bewusstlos sind, oder meinen, sie könnten dann sogar sterben, bevor jemand sie findet.

....

Es macht medizinisch keinen Unterschied, ob während einer Panikattacke jemand bei Ihnen ist oder nicht, denn es kann Ihnen dabei nichts Schlimmes zustoßen.

....

Sie fühlen sich vielleicht wirklich besser, wenn bei einer Panikattacke jemand bei Ihnen ist, einfach weil Sie dann weniger Angst haben und glauben, dass die Attacke schneller vorbeigeht. Aber objektiv gesehen ist es nicht weiter schlimm, wenn niemand da ist.

5 – Vielleicht habe ich einen Gehirntumor oder eine andere schwere Krankheit?

Einige der typischen Paniksymptome wie Schwindel, Benommenheit, Unsicherheit, Schwäche, Gleichgewichtsstörungen, Taubheitsgefühl,

Kribbeln oder Doppeltsehen könnten Sie vermuten lassen, dass Sie einen Hirntumor, Hirnblutungen, Krebs oder Multiple Sklerose haben. Jedoch ist das Muster des Auftretens der Symptome bei den einzelnen Menschen radikal unterschiedlich, eine Tatsache, derer sich die zahlreichen »Amateurmediziner« nicht bewusst sind, wenn sie verzweifelt nach den Ursachen für ihre mysteriösen Symptome suchen.

Ein Hirntumor oder eine Hirnblutung wird von Anzeichen begleitet, dass ein Tumorherd im Gehirn gewachsen ist. Solche Anzeichen können ständige heftige Kopfschmerzen, Kraftlosigkeit in einem Körperglied, Blindheit auf einem Auge oder eine Störung des Sprechvermögens sein. Eine schwere Krankheit wird nie kommen und gehen wie eine Panikattacke, an einem Tag da, am nächsten wieder weg. Sobald sich die Symptome einer solchen Krankheit zeigen, tun sie das konstant und so, dass Sie innerhalb von Stunden nicht mehr wie gewohnt funktionieren. *Wenn Ihre Panikerkrankung seit mehreren Monaten oder gar Jahren andauert, können Sie fast sicher sein, keine der oben erwähnten schweren Krankheiten zu haben*, weil diese schneller fortschreiten.

Eine Hyperventilation geht oft mit Schwindel sowie Taubheitsgefühl in den Fingern oder manchmal auch in den Lippen einher und wird dann gelegentlich als Multiple Sklerose missdeutet. Machen Sie die Übung in Kapitel 11, um zu sehen, ob Sie an Hyperventilation leiden. Wenn ja, wissen Sie, worauf die erwähnten Symptome zurückzuführen sind, nämlich einfach auf die beschleunigte Atmung.

6 – Was passiert, wenn die Panikattacke nicht mehr aufhört?

Es kann Ihnen nicht passieren, dass Sie in einer Panikattacke quasi »hängen bleiben«.

Panikattacken sind zeitlich begrenzt und dauern nur für eine bestimmte Zeitspanne an, danach hören sie von selbst auf.

Sobald ein Teil des Nervensystems, der sympathische Zweig, zur Kampf-oder-Flucht-Reaktion veranlasst wird, beginnt ein anderer Zweig, der parasympathische, das Gleichgewicht wiederherzustellen und den Sympathikus zu dämpfen. Dadurch ist gewährleistet, dass eine Attacke nur für eine bestimmte Zeit andauert und sich dann wieder »abschaltet«. Ihr eigenes Nervensystem beendet sie wieder, auch wenn sich der Verstand vielleicht nicht dazu in der Lage fühlt. Das Adrenalin hat sozusagen nur eine gewisse Zeit, um seine Rettungsmission durchzuführen und Sie in Sicherheit zu bringen, bevor andere chemische Stoffe im Blut anfangen, es abzubauen und zu zerstören. Wenn Sie sich selbst versichern, dass Sie nicht in Gefahr sind, und einfach abwarten, *wird die Panikattacke immer von selbst enden*, egal, ob Sie hart ringen, um sie zu kontrollieren, oder versuchen, der Situation zu entkommen.

7 – Könnte die nächste Attacke schlimmer ausfallen als die letzte?

Es ist wichtig zu wissen, dass es eine Obergrenze für die Intensität gibt, die eine Panikattacke erreichen kann. Sobald Sie die auf Seite 27 aufgeführten Symptome erleben, kann es nicht schlimmer werden; es gibt keine weiteren Überraschungssymptome. Viele Betroffene, die schon seit Jahren heftige Panikattacken erleiden, haben immer noch das Gefühl, Glück zu haben, dass es nicht schlimmer geworden ist. Auch wenn die Anfälle im Wesentlichen immer unverändert geblieben sind, hegen sie weiterhin die Befürchtung, dass irgendwann einmal »die richtig große« Attacke auftritt. In ihren Köpfen spukt hierbei die Vorstellung von schrecklichen und schädlichen Symptomen, die ihnen noch nie zugestoßen sind, von denen sie aber vermuten, dass sie eines Tages passieren könnten.

Obwohl die Aussage wahr ist, dass Panikattacken von »nicht so schlimm« bis »schrecklich« reichen können, werden Sie höchstwahrscheinlich niemals heftigere Attacken erleben als bisher. Die Panikstärke erreicht schnell ein gewisses Limit, wenn Sie also schon mehr als drei oder vier Attacken hatten, haben Sie dieses Limit bereits erreicht. Meistens ist sowieso die allererste auch die allerschlimmste. Hören Sie also lieber auf, sich selbst Angst einzujagen, indem Sie sich eine Monsterattacke vorstellen, die alle anderen übertreffen wird. Das könnte höchstens den Effekt einer sich selbst erfüllenden Prophezeiung haben, indem Ihr Adrenalinspiegel ansteigt, was wiederum die Wahrscheinlichkeit einer neuerlichen Panikattacke erhöht.

8 – Was werden die Leute denken?

Es ist verständlich, dass Sie eine gesellschaftliche Demütigung befürchten, wenn andere Menschen sehen, wie Sie stark schwitzen, ohnmächtig werden, erbrechen, zittern, erröten, stottern oder etwas tun, das Sie unzulänglich, dumm oder töricht aussehen lässt. Diese Angst basiert nicht auf medizinischen Fehlinformationen. Gelegentlich werden Panik-Betroffene, die Anzeichen von »Nichtbewältigung« zeigen, tatsächlich von manchen Leuten geringgeschätzt oder für schwach gehalten. Solche verurteilenden Menschen sind aber meistens in der Minderheit, und es passiert auch höchst selten, dass die von Ihnen vielleicht erwartete verheerende Wirkung eintrifft, wenn Sie als verletzlich »entlarvt« werden. Ein solches hypersensibles Schwarz-Weiß-Denken führt nur dazu, dass Ihr Angstniveau steigt.

Fakten

1 – Gehäuftes Auftreten von Panikattacken in Familien

Es gibt Untersuchungen, die darauf hindeuten, dass Panik in manchen Familien gehäuft auftritt, aber das bedeutet nicht, dass sie genetisch verankert ist. So wie gute Manieren, Bekleidungsstile und gesellschaftliche Verhaltensweisen gelehrt werden, imitieren wir in bestimmten Situationen durchaus auch die Physiologie unserer Eltern. Ein Kind, ob im Mutterleib oder als Säugling, nimmt wahr, dass eine subtile Beschleunigung der Atemfrequenz üblich ist, wenn die Erwachsenen in Schwierigkeiten sind, dass sich ihre Muskeln straffen, wenn sie unter Druck stehen, oder dass auf Sorgen mit Unruhe oder Vermeidung reagiert wird. Aber selbst wenn solche erlernten Tendenzen in Ihrem Fall vorhanden sind, können Sie immer noch lernen, auf andere Weise als Ihre Eltern zu reagieren. Alles eine Sache des Trainings.

2 – Panikattacken können im Schlaf auftreten

Viele Panikattacken treten in der Nacht auf, die meisten innerhalb von ein bis vier Stunden nach dem Einschlafen, der Zeit mit den meisten Tiefschlafphasen. In diesen Phasen sind die Augenbewegungen reduziert, der Blutdruck ist niedriger, und die Herzfrequenz und die Atmung verlangsamen sich. Eine solche Entspannung kann jedoch von jemandem, dessen Nervensystem im Galopp war, so interpretiert werden, dass der »Leibwächter eingeschlafen« ist! Dann heißt es: Aufwachen!

Spitzen und Täler bei der Herzfrequenz treten auch tagsüber auf. Diejenigen, die tagsüber eher ängstlich sind, erleben im Schlaf mehr Spitzen. Wenn Sie darüber hinaus zu den Menschen gehören, die besonders sensibel sind und unbewusst gelernt haben, solche Gipfel des Empfindens zu fürchten, dann kann sich das auf Sie anders auswirken als auf Menschen, die weniger dünnhäutig sind.

Unser interner Scanner greift nur das auf, was für unser Überleben relevant ist. Eine Mutter wacht vielleicht nicht auf, wenn ein lauter Lastwagen am Haus vorbeifährt, wohl aber, wenn ihr Baby schreit oder wimmert, und sei es auch noch so leise. Hinweise auf Gefahren sind bedeutsam für Sie und können Sie deshalb, sobald sie von Ihrem primitiven Gehirn registriert wurden, wecken.

Jemand, der sich Sorgen um Geld oder seine Beziehung macht, kann während er schläft einen so hohen Erregungsgrad des Nervensystems aufweisen wie Panik-Betroffene; beide wälzen sich im Schlaf unruhig hin und her. Da aber die »Sorgenträger« die normalen Symptome von Aufregung (wie zum Beispiel Herzfrequenzanstieg) nicht mit einer Gefahr in Verbindung bringen, reagieren sie nicht auf all die Herzfrequenzspitzen. Für sie sind diese keine Auslösereize, und dementsprechend wird auch keine Panikattacke bei ihnen ausgelöst. So können diejenigen, die nur Sorgen haben, aber nicht von Panik betroffen sind, identische Spitzen der Herzfrequenz und anderer Variablen (wie Schweiß oder Atemfrequenz) erleben, interpretieren diese aber nicht als Auslöser für die Freisetzung von Adrenalin. Selbst wenn der bewusste Geist schläft, ist das Unbewusste hellwach und hält nach Gefahren Ausschau. Aus diesem Grund wachen Patienten mit einer posttraumatischen Belastungsstörung häufig mitten in einer Panikattacke auf, weil ihr schlafendes Gehirn auf ihrem inneren Monitor Bilder von Gefahren wahrnimmt.

3 – Manchmal gehen Panikattacken los, während Sie ganz entspannt sind

Für Sie irritierenderweise kann eine Panikattacke auch zu einer Zeit auftreten, in der Ihr Verstand sich keine Sorgen macht, wenn Sie etwas scheinbar Neutrales tun, wie Fernsehen schauen oder Abendessen zubereiten. Eine solche für den Betroffenen fehlende Kausalität kann den Anschein der Unvorhersehbarkeit und Irrationalität von Panikattacken verstärken. Bei solchen Ereignissen ist der Auslöser für die Attacke unbewusst und höchstwahrscheinlich physiologischer Natur und nicht mit einem bestimmten stressigen Gedanken oder einer bestimmten Schwierigkeit verbunden.

Ein möglicher Grund dafür ist die winzige Bewusstseinsverschiebung, die mit der Tendenz zur veränderten Wahrnehmung (Dissoziation) beim Starren einhergeht und Teil der Bemühungen des Körpers ist, eine chronische Hyperventilation auszugleichen. Jede Veränderung des CO_2-Gehalts wird registriert, und es erfolgt eine Reaktion darauf; so wie es der Fall ist, wenn die Muskeln ruhen und sich nicht bewegen. Das ist auch eine mögliche Erklärung, warum sich viele Patienten nach eigenen Aussagen in Warteschlangen besonders aufgewühlt und beunruhigt fühlen.

Bei denjenigen, die sich seit geraumer Zeit, ja sogar seit Jahren im Kampf-oder-Fluchtmodus befinden, kann eine Entspannungsübung zur Folge haben, dass sie sich verwundbar und exponiert fühlen, weil sie ihre Wachsamkeit aufgeben. Die Herzfrequenzreduzierung oder die Entspannung der Muskeln kann in einem solchen Fall paradoxerweise auf eine mögliche »Sicherheitslücke« hinweisen und den Betroffenen erschrecken. Es fühlt sich für ihn an, als ob der Leibwächter außer Dienst sei, und er reagiert mit einem Adrenalinschub – in einer Situation, in der bei anderen Menschen der Adrenalinspiegel sinkt.

Allem Anschein nach können die Angst vor dem Verlust der Kontrolle und die Angst vor den sensorischen Nebenwirkungen von Entspannung und Meditation bei anfälligen Menschen Panikattacken auslösen. Allein die Tatsache, dass sich ihre innere Physiologie überhaupt verändert (auch wenn das Ziel darin besteht, sie in die Richtung zu bewegen, damit sich die Menschen besser fühlen), wird als Bedrohung wahrgenommen. Auf die gleiche Weise geraten einige Frauen während der prämenstruellen Phase in Panik, wiederum nur als Reaktion auf normale Schwankungen in der Physiologie, die von einem über-bewussten Radar erfasst wurden.

Wenn Sie erkennen, dass Sie tatsächlich unter einer dieser häufigen Ängste leiden, befassen Sie sich besonders gründlich mit Kapitel 13. Darin erhalten Sie Hinweise, wie Sie diese Ängste dauerhaft abbauen.

6

AUSLÖSER AUS DER VERGANGENHEIT

Leitgedanke: Auf Panik konditioniert

Einer der herausforderndsten Aspekte der Panik ist die Identifikation des ursprünglichen Gedankens oder Bildes, mit dem der Angstkreislauf beginnt, der erste Auslösereiz für die Aktivierung der gesamten Adrenalinkaskade. Auf welche Bedrohung hat Ihr Verstand reagiert, ohne dass es Ihnen bewusst ist?

Was das Timing betrifft, so kann es verwirrend sein, dass man in einer Phase, in der das Leben ziemlich routinemäßig und in geregelten Bahnen verläuft, immer noch Panikattacken bekommt oder bestimmte Situationen vermeidet. In Zeiten, in denen das Leben sehr turbulent verläuft und der Grund/die Gründe für persönlichen Stress deutlich erkennbar ist, versteht man solche Attacken eher. Betroffene klagen oft, dass in ihrer aktuellen Lebensphase alles wunderbar wäre, wenn nur die Panikattacken endlich verschwänden. Es ist ja auch wirklich enttäuschend, wegen irgendeiner Altlast auf eine Beförderung oder eine Reise verzichten oder die Beeinträchtigung einer guten Beziehung hinnehmen zu müssen.

Der Grund dafür, dass Panikattacken auch weiterhin noch auftreten, nachdem die ursprüngliche Stresssituation vorüber ist, liegt in einem Phänomen namens *konditionierte Reaktion*. Wir alle haben schon Erfahrungen gemacht, wie dass wir einen bestimmten Geruch wahrnehmen, zum Beispiel nach frisch gebackenem Brot, und uns plötzlich unsere Großmutter in den Sinn kommt. Im großen Computer in unserem Kopf sind »frisch gebackenes Brot« und »Oma« offensichtlich verknüpft. Wenn ihm »frisch gebackenes Brot« präsentiert wird, findet das Suchprogramm einige Situationen in der Vergangenheit, in denen frisches Brot eine Rolle spielte, aber »Oma« weist die höchste Übereinstimmung auf. Wir haben ihre altmodische Küche vor Augen, spüren die Hitze des AGA-Herds, sehen die mit Mehl bestäubte Schürze, riechen das Aroma und schmecken das noch warme, knusprige Butterbrot im Mund. Darüber hinaus empfinden wir beim Gedanken an die Besuche bei Oma ein Gefühl von Sicherheit und Geborgenheit.

Ebenso kann ein bestimmtes Lied Erinnerungen an die erste Liebe hervorrufen, und Weihnachtsbäume können an die kindliche Aufregung beim Gedanken an das Christkind erinnern.

Konditionierung funktioniert wie folgt: Der Aspekt von Ihnen, der ein Auge auf das Gefahrenniveau hat und überwacht, wie groß die Wahrscheinlichkeit einer weiteren Panikattacke ist, ist Ihr Gedächtnis. In den Archiven Ihres primitiven Gehirns befindet sich in einem Ordner mit der Aufschrift »Bedrohungen des Überlebens« verschlüsselt eine vollständige Beschreibung der ersten Attacke und ähnlicher bedrohlicher Erfahrungen in der Zeit davor. Wie die Blackbox eines abgestürzten Flugzeugs enthält sie alle Informationen der Momentaufnahme der jeweiligen Erfahrung – Herzfrequenz, Atemfrequenz, Schweiß, Muskelspannung, Gedanken, Emotionen und Sinneswahrnehmungen. Bilder, Geräusche, Berührungen, alles ist genau so aufgezeichnet, wie es sich damals abspielte. Ebenfalls verschlüsselt gespeichert ist die abschließende Beurteilung, wie sich die Erfahrung auf Sie ausgewirkt hat, nämlich erschreckend und deshalb um jeden Preis zu vermeiden.

Eine solche Erinnerung kommt als ganzes Paket, im Alles-oder-Nichts-Stil, mit dem Ergebnis, dass wenn man einen Aspekt dieser alten Erfahrung anzapft, auch die Begleitumstände erscheinen. So werden einige Empfindungen jeweils nur deshalb in den Vordergrund unseres Bewusstseins gerückt, weil sie mit anderen verknüpft sind. Womit wir wieder beim Beispiel der Backdüfte und unserer Oma wären.

Im Falle von Panik wird *an bestimmte normale Körperempfindungen ein Gefühl der Bedrohung angehängt*. Ihre Physiologie passt sich ständig an, um den an sie gestellten Anforderungen gerecht zu werden. Wenn Sie sich für Bewegung entscheiden, hat sie die Aufgabe, dafür zu sorgen, dass genügend Blut an die arbeitenden Muskeln abgegeben wird. Ist ein Virus in Ihren Körper gelangt, muss Ihr Immunsystem eine Abwehrreaktion hervorrufen, um es loszuwerden. Ein schweres Abendessen erfordert andere Verdauungsprozesse als der morgendliche Toast. Physiologische Anpassungen sind also ein konstantes, endloses, normales Ereignis.

Stellen Sie sich nun vor, eine dieser derartigen Anpassungen sei in Ihrem Gedächtnis mit Angst verbunden. Weil zu einem bestimmten Zeitpunkt, an dem die Kampf-oder-Flucht-Reaktion Sie auf eine Herausforderung vorbereitete, wozu auch der Anstieg Ihrer Herzfrequenz gehörte, und Sie gleichzeitig große Angst hatten, eine Gedächtnisspur angelegt wurde, die alle diese Elemente enthielt. So wie »Backen« und »Oma« bei Ihnen wie siamesische Zwillinge miteinander verknüpft sind, sind es seit dem Vorfall auch »Herzrasen« und »schreckliche Angst«. Das eine zieht das andere nach sich.

Dies erklärt, wie Sie sich plötzlich mitten in einer Panikattacke wiederfinden können, die scheinbar »aus dem Nichts« kommt (aus dem Nichts für Sie, weil der ganze dazu hinführende Prozess unbewusst abgelaufen ist). Das kann passieren, während Sie entspannt vor dem Fernsehapparat sitzen, während Sie ein Fußballspiel anschauen, während Sie Liebe machen oder während Sie schlafen.

Anstatt klare Gefahrengedanken zu haben, erleben Sie kurze, vage »Eindrücke«, dass etwas nicht stimmt (erinnern Sie sich an das Beispiel der Mutter? Sie nimmt trotz des Verkehrslärms draußen jedes noch so leise Wimmern, jede Bewegung ihres Babys wahr, einfach, weil es ihr wichtig ist. Dazu muss sie nicht bewusst denken: *»Das Baby ist wach«*. Ihr schlafender Ehemann neben ihr wird das Wimmern wahrscheinlich nicht bemerken.

Dieser Prozess läuft ab, weil Ihr internes Abfragesystem immer nach Gefahrensignalen sucht, ohne dass Sie es bemerken. Natürlich machen Ihnen ein Fußballspiel oder Sex keine Angst, wohl aber die körperlichen Reaktionen (der Zwilling), die damit einhergehen, also der schnelle Puls, die keuchenden Atemzüge, die aktiven Muskeln. Sie haben diese einmal in einem anderen Zusammenhang erlebt, als Sie wirklich Angst hatten, und danach noch bei vielen durchlittenen Panikattacken. Jetzt sind Sie darauf konditioniert, sie zu fürchten. Diese beiden Elemente zu entkoppeln, ist ein wichtiger Schritt bei der Behandlung Ihrer Panikattacken, bei dem Sie lernen müssen, die Empfindungen zu spüren, die in den Archiven Ihres Verstandes in der Rubrik »gefährliche Lage« abgespeichert sind, und sie neu als »unangenehm, aber nicht gefährlich« zu klassifizieren.

Fehlende Puzzleteile

Dieses Phänomen wurde zuerst von dem russischen Psychologen Iwan P. Pawlow demonstriert, der jedes Mal, wenn er seinen Hunden Futter gab, eine Glocke läutete. Mit der Zeit verbanden die Hunde die Glocke mit der bevorstehenden Futtergabe. Wenn sie die Glocke hörten, produzierten sie automatisch Speichel, um für die Verdauung bereit zu sein. Diese Reaktion war ein Reflex, ohne Einschaltung des Großhirns (wir alle haben es selbst schon mal erlebt, dass uns »das Wasser im Munde zusammenlief«, wenn uns eine köstliche Speise beschrieben wurde).

Pawlow stellte bei seinen Versuchen fest, dass die Hunde nach einer Weile auch dann beim Läuten der Glocke Speichel produzierten, wenn es gar kein Fressen gab. Die Anweisung, den Speichelfluss auszulösen, war nun mit dem Glockenklang genauso stark gekoppelt wie mit dem Fressen. Jemand, der nur das Ende des Experiments mitbekommen und nicht gewusst hätte, dass Fressen jemals Teil des Ablaufs war, hätte schwerlich erklären können, warum die Hunde »auf den Glockenklang« Speichel produzierten! Die Logik dahinter wäre ihnen verborgen geblieben. Speichelfluss ist nun wirklich eine ausgesprochen seltsame Reaktion auf einen Glockenton.

Vielfach weiß man genau, warum man eine Sache, ein Gefühl oder eine Person hasst. Sie erinnern sich daran, was Sie gedacht haben, wenn Sie ein bestimmtes Erlebnis noch einmal vor Ihrem geistigen Auge ablaufen lassen. Mit anderen Worten, *Sie sind sich des Grundes für Ihre ablehnende Reaktion bewusst*. Ein Beispiel wäre jemand, der Alkohol verabscheut, weil Alkoholkonsum ihn an seinen ewig betrunkenen Vater erinnert, oder jemand, der Angst vor Krankenhäusern hat, weil diese in seiner Erinnerung mit dem langsamen, schmerzhaften Tod seiner Mutter durch Krebs verknüpft sind. In diesen Beispielen wird eine Bewertung von etwas vorgenommen, das, basierend auf Erfahrungen in der Vergangenheit, die Emotion der Abneigung nachbildet und die ablehnende Reaktion fördert. Der Betroffene *empfindet seine Reaktion als völlig logisch*. Damit sich die Reaktion auf Alkohol und Krankenhäuser wieder verändert, müsste auch die im Gehirn abgespeicherte Assoziation verändert und durch eine neue Bewertung ersetzt werden. Die Ansicht, dass Trinker zu meiden und Krankenhäuser Orte sind, in denen Menschen sterben, müsste daraufhin abgeklopft werden, ob sie Ihnen in Ihrem gegenwärtigen Leben dient oder Sie einschränkt. Dies ist ein wichtiger Schritt in der Behandlung, zu dem Sie die Psychotherapie ermutigen kann.

In anderen Fällen stellt sich die ablehnende Haltung automatisch ein, ohne dass das Gedächtnis eingeschaltet wird. Das ist dann eine konditionierte Reaktion, deren Ursprung unklar ist, wie im Beispiel der Hunde. So wie sich die Sequenz von »Essen/Glockenton/Speichelfluss« zu »Glockenton/Speichelfluss« veränderte, ist vielleicht auch ein Teil Ihrer ursprünglichen Erfahrung aus Ihrem Bewusstsein verschwunden. Dies kann passieren, wenn die Details zu traumatisch waren, um zu diesem Zeitpunkt von der Seele integriert zu werden.

Ausgelöschte Erinnerungen

Zum Beispiel kann eine junge Frau es total aus ihrem Bewusstsein verdrängt haben, dass ihr Vater sie als Kind missbraucht hat, sträubt sich aber scheinbar grundlos davor, ihre eigenen Kinder mit ihm alleine zu lassen. Die Abfolge »Sexueller Missbrauch/Angst/Meiden des Vaters« hat die initiierende Komponente verloren und spielt sich nun als »Angst/ Meiden des Vaters« ab. Das Missbrauchsgedächtnis ist aus ihrem Bewusstsein oder ihrer Erinnerung entschwunden, aber die Bewertung ihres primitiven Gehirns ist geblieben – es rät ihr, sich zurückzuziehen. Ohne diese traumatische Erinnerung zu kennen, weiß die junge Frau nicht, warum sie mit Angst und einem Anstieg des Adrenalinspiegels reagiert, so wie Beobachter des Hundeexperiments ohne Kenntnis von dessen erstem Teil nicht wissen konnten, warum die Hunde Speichel produzieren. Auch die *Reaktion der jungen Frau schien sowohl ihr als auch anderen nicht logisch zu sein*, denn die »Logik«, das erste Grundelement in der Sequenz, ist hinter der konditionierten Reaktion verborgen. Was als unangemessenes Verhalten erscheinen mag – die Verweigerung des Kontakts zwischen Großvater und Enkeln ohne Aufsicht – hat eine solide Basis und ist in Wirklichkeit sehr angemessen.

In anderen Fällen erfolgt eine Interpretation nicht auf der Grundlage direkter Erfahrungen, sondern wegen etwas, das eine Person gelesen oder aus zweiter Hand gehört hat. Ein Beispiel dafür wäre, wenn Ihre Mutter Sie einst immer gewarnt hat, bei bestimmten Dingen, wie Gewittern oder auch bestimmten ethnischen Gruppen (»Zigeuner« vielleicht), vorsichtig zu sein, ohne Ihnen zu erklären, warum. Dann würden Sie sich, wie im Beispiel oben, auch in diesen Fällen möglicherweise ängstlich fühlen, ohne einen rationalen Grund dafür nennen zu können. Anders ist hier, dass Ihnen im Zusammenhang mit Gewittern oder der ethnischen Gruppe selbst niemals etwas Negatives zugestoßen ist. Die Logik der ursprünglichen Reaktion war nur für Ihre Mutter offensichtlich, und die konditionierte Reaktion, der Rat, dass Gewitter gefährlich sein können, war das, was von Ihrem Gehirn registriert wurde.

Paniksymptome können zur »Schluss-Reaktion« auf Ereignisse in der Vergangenheit werden, genau wie der Speichelfluss der Hunde. Es ist oft überhaupt nicht klar, warum eine bestimmte Empfindung, wie zum Beispiel Atembeschwerden, das Gefühl vermitteln kann, dass das Überleben bedroht ist, anstatt Ihnen einfach nur unangenehm zu sein. Jedoch kann sicher angenommen werden, dass die verlorene Komponente, die sie ursprünglich begleitete, als ein Problem von Leben oder Tod interpretiert wurde, wenn sie die Kampf-oder-Flucht-Reaktion auslöste.

Die Psychotherapie ist hier nützlich, um zu versuchen, den Weg

zurückzuverfolgen und, wenn möglich, die Lücke in der Abfolge auszu-
füllen und die Fragezeichen zu ersetzen.

(???) + (körperliche Empfindung) + (Angst)

Während das Abrufen der Details nicht unbedingt notwendig ist, um die
physischen Empfindungen und die daraus resultierende Panik zu entkoppeln, kann es dazu beitragen, die gesamte Erfahrung verständlicher
zu machen und es dem Betroffenen und anderen zu ermöglichen, die
Schuld nicht länger bei sich zu suchen. Dies kann in einigen Fällen ausreichen, damit ein Mensch seine alten Empfindungen aus der Perspektive eines Erwachsenen in einen neuen Kontext betten kann, aus einer
Perspektive, in der er mehr Handlungsspielraum und mehr Kraft hat.

So kann beispielsweise die Reise durch den Geburtskanal die Komponenten »gefangen und eingeengt«, »Sauerstoffmangel« und »hohes
Adrenalin« aufweisen. Im Erwachsenenleben ist es dann denkbar, dass
eine Person in bestimmten Situationen, wie zum Beispiel in Aufzüge,
oder bei wenig Handlungsspielraum in bestimmten Lebensumständen
(gefangen und eingeengt), unbewusst an diese gefährliche Reise erinnert wird und gleichzeitig Angst und Atemnot bekommt.

Peggys Geschichte zeigt, wie Panikattacken ihren Ursprung in der Vergangenheit haben können. Im Alter von acht Jahren wurde sie von
einem Dorfbewohner vom Spielplatz in ein verlassenes Gebäude ge-
lockt, wo er sie in der Toilette brutal vergewaltigte. Sie erlitt schwere
vaginale Verletzungen und verbrachte mehrere Monate im Krankenhaus.
Peggy war danach ein ängstliches, schüchternes Kind, das nur gelegentlich in Begleitung seiner Schwestern etwas unternahm. Auch noch als
Erwachsene hatte sie viele nervöse Gewohnheiten, unter anderem, dass
die Haustür nachts offen bleiben musste, dass sie im Erdgeschoss schlafen wollte, dass sie einen Großteil des Tages draußen im Vorgarten des
Hauses verbrachte und manchmal unerklärlicherweise während einer
Mahlzeit aufsprang und nach draußen eilte. Ein Besuch der Dorfkneipe
war ihr nur möglich, wenn sie mit dem Auto oder Taxi fahren konnte,
niemals ging sie zu Fuß dorthin.

Ihr erster und einziger Freund (»Ich konnte ihm vertrauen«) wurde auch ihr Ehemann, und sie bekamen vier Kinder. Den Geschlechtsverkehr hielt sie nur aus, indem sie dabei mental »abdriftete«. Nachdem die Familie komplett war, wollte sie gar keinen Sex mehr. Die ganze Familie dachte, Peggy sei seltsam und etwas dumm, mit all ihren merkwürdigen Gewohnheiten, über die sie nicht sprechen wollte. Die Beziehung zu ihrem Mann war nicht sonderlich friedlich, da er oft die Geduld mit ihr verlor und sie anschrie. Danach war sie jeweils tagelang sehr verängstigt. Viele Jahre lang nahm sie Antidepressiva.

Im Alter von 52 Jahren wurde sie nach einem kleineren Autounfall, bei dem der andere Fahrer aus seinem Auto stieg und sie anschrie, hysterisch und erlitt eine schwere Panikattacke, was dazu führte, dass sie in die Notaufnahme des örtlichen Krankenhauses gebracht wurde. Der Unfall war ein Bagatellschaden gewesen, und selbst Peggy war klar, dass sie überreagiert hatte. Als sie in der Zeit danach verstörende Albträume bekam, wurde sie für eine Psychotherapie an mich verwiesen. In der Praxis vertraute sie mir an, dass sie schon seit Jahren unter Panikattacken litt und bei dem Unfall befürchtet hatte, dass der andere Fahrer, der angetrunken und aggressiv war, sie umbringen würde.

Während einer Tiefenentspannungsübung bekam Peggy ihren ersten Einblick in die Ursache ihres Problems. Zwar hatte sie die Tatsache, dass sie vergewaltigt worden war, nicht vergessen, aber sie konnte sich an viele Details der Erfahrung nicht mehr erinnern und hatte keinen Zusammenhang zu ihrer späteren Schreckhaftigkeit hergestellt. Sie dachte, dass all ihre »seltsamen« Verhaltensweisen auf ihre geistige Beschränktheit zurückzuführen seien. Ihre Mutter hatte ihr damals Vorwürfe gemacht, dass sie mit dem Mann weggegangen sei und nicht »mehr Verstand« bewiesen habe. Das Geschehnis wurde unter den Teppich gekehrt und von der Familie nie mehr erwähnt. Als Peggy sich zu einem so ängstlichen Kind entwickelte, wurde dies auf ihre angebliche Dummheit geschoben und ihr manchmal ungereimtes Verhalten als Bekräftigung dieser Annahme angesehen.

Als Peggy einmal ihre Entspannungsübung praktizierte, konnte sie (zum ersten Mal) deutlich hören, wie die Stimme ihres Vergewaltigers zu ihr sagte: »Dein Vater hat mich geschickt, um dich nach Hause zu bringen«. Das bedeutete, dass er offensichtlich kein Fremder war. Andere Erinnerungen, die wieder auftauchten, waren die Feststellung, dass er Gamaschen an seinen Schuhen getragen hatte, dass sie eine Tätowierung auf seinem Arm gesehen hatte und dass er stark nach Schweiß gerochen hatte. Sie erinnerte sich, dass er sie die ganze Zeit laut angeschrien hatte und drohte, sie zu töten, wenn sie die Geschichte jemals erzählen würde. Außerdem kam noch einmal der Schrecken in ihr hoch, den sie empfand, als er die Tür zu den Toiletten blockierte. Sie dachte: »Wenn diese Tür geschlossen ist, bin ich tot.« Der Abruf der Bilder half Peggy, für sie offene Fragen zu klären.

Der Unfallverursacher hatte unwissentlich bei der inzwischen zweiundfünfzig Jahre alten Frau mehrere der Elemente der Vergewaltigung, die sie aus ihrem Gedächtnis verdrängt hatte, wieder ans Licht geholt. Nach dem »Brot-und-Oma-Prinzip« begann Peggy, sich allmählich an alle möglichen Dinge zu erinnern. Wie ihr ursprünglicher Peiniger war der Fahrer betrunken und ausfällig, und sie war wieder erschüttert und verletzt und fühlte, dass sie hätte sterben können. Als Kind war sie nicht in der Lage gewesen, ein traumatisches Erlebnis von solchem Ausmaß zu verarbeiten. Jetzt aber war der Stein ins Rollen gekommen, und ihr Ziel war es, auch diese Teile ihrer Geschichte zu integrieren.

Ihre Angst vor einem Raum mit geschlossener Tür ergab jetzt Sinn, ebenso wie ihr Bedürfnis, im Erdgeschoss zu schlafen – um schnell fliehen zu können. Ihre Gewissheit, dass ihre Atmung aussetzen würde, wenn sie Angst bekam, war eine Folge davon, dass der Vergewaltiger sie gewürgt hatte. Da das verfallene Gebäude, in dem sie missbraucht worden war, auf dem Weg zur Dorfkneipe lag, wusste sie nun, warum sie den Weg dorthin niemals zu Fuß antrat. Und es wurde ihr auch klar, warum sie sich so vor den Aggressionen ihres Mannes fürchtete. Am erstaunlichsten für sie war der Moment, als sie den Angreifer erkannte, und zwar an seinen Schuhen. Es gab nur einen Mann im Dorf, der Gamaschen trug – der Ehemann einer Freundin ihrer Mutter. Die ganze Familie wusste, dass sie Angst vor ihm hatte, denn sie rannte jedes Mal auf ihr Zimmer, wenn er das Haus betrat. Als seine Frau starb, hatte die damals fünfzehnjährige Peggy sich geweigert, zur Beerdigung zu gehen, weshalb sie zu Hause Krach bekam. Niemand, nicht einmal Peggy selbst, kannte den Grund für ihre Entscheidung.

Peggys Meinung über sich veränderte sich. Sie nahm an Gewicht ab, interessierte sich zum ersten Mal für modische Kleidung und begann, sich allein in Geschäfte zu wagen. Sie konnte jetzt bei geschlossenen Türen im Haus bleiben und sogar manchmal oben im Schlafzimmer schlafen. Zu wissen, wo ihre Ängste herrührten, erlaubte ihr zu erkennen, dass sie nicht mehr in Gefahr war, denn ihr Peiniger war inzwischen ein alter Mann. Am wichtigsten für sie war, nun zu wissen, dass sie nicht »dumm« reagiert hatte, sondern im Gegenteil sehr intelligent, weil sie auf diese Weise bestimmte Situationen vermeiden und sich von dem Mann fernhalten konnte.

Nun, da sie erkannt hatte, dass die einst nützliche Überlebensreaktion zu einer lebenseinschränkenden Gewohnheit geworden war, hatte sie mehr Motivation, die beiden zu entkoppeln. Sie lernte, die unangenehmen Empfindungen zu spüren und wusste, dass – anders als zum Zeitpunkt der Vergewaltigung – keine Lebensgefahr mehr für sie bestand und sie diesmal etwas dagegen tun konnte.

Ich nenne solche Erfahrungen, bei denen die Details effektiv »eingefroren« sind, weil sie zum Zeitpunkt ihres Auftretens von einer unreifen Psyche nicht verarbeitet werden konnten, »nicht integriert«. Manchmal liegt der Grund, warum sie von der Psyche eines Menschen nicht akzeptiert und integriert werden können, darin, dass die Implikationen zu widersprüchlich und verstörend sind, um sie zu begreifen. Der Verstand eines Kindes kann unter der Erkenntnis, dass ein Elternteil, dem es vertraut hatte, es missbraucht hat, zerbrechen. Es denkt: »Wenn die Erwachsenen, die da sind, um mich zu beschützen, unzuverlässig sind, dann bedeutet das vielleicht, dass ich in einer Welt voller Erwachsener nie sicher sein kann.« Auf einer tieferen Ebene entscheidet die kindliche Psyche, dass es klüger ist, diese Details ganz auszublenden und die Illusion von Sicherheit intakt zu halten.

Während der Verstand es jedoch für zweckmäßig hält, ein Stück der Sequenz zu entfernen, entfernt er selten alles, und das, was bleibt, ist oft die Überlebensweisheit des primitiven Gehirns (die, wenn Sie sich erinnern, aus genau diesem Grund außerhalb der Reichweite der Logik liegt, sodass sie in einem Notfall nicht übersehen wird!).

Wie weit zurück reicht die Vergangenheit?

Dr. Brian Weiss, ein in Miami praktizierender Psychiater, betrachtet in seinem brillanten Buch *Die zahlreichen Leben der Seele* vergangene Leben und ihre Beziehung zu unseren gegenwärtigen Erfahrungen. In seinem Buch erzählt er die Geschichte von Catherine. Sie kam mit Panikattacken zu ihm, und nach über einem Jahr Psychotherapie waren sie der Lösung ihres lähmenden Problems nicht näher gekommen. Schließlich entschied sich Dr. Weiss für Hypnose, um zu sehen, ob es etwas gab, das Catherines Unterbewusstsein in einem Trancezustand offenbaren konnte, was dem Bewusstsein unzugänglich war.

Er versetzte sie zurück ins Alter von zwei Jahren, und sie begann, ihm detailliert zu erzählen, was sie im Trancezustand erlebte. Das Erstaunliche dabei war, dass sie sich nicht als Kind in den USA in der heutigen Zeit beschrieb, sondern in Ägypten, viele Jahrhunderte zuvor! Catherine hatte sich an ein vergangenes Leben erinnert. Sie schilderte viele Ereignisse, die ihr dort widerfahren waren, mit historischen Details ihres Lebens und beschrieb ihm sogar, wie sie das Sterben erlebte. Ihr damaliger Vater war ihr aktueller Freund, und die Dynamik zwischen ihnen wiederholte sich. In den folgenden Monaten erinnerte sie sich an über sechzig weitere vergangene Leben. Im Laufe dieser Zeit ließen ihre Panikattacken nach, obwohl sie nie darüber sprachen, was sie ihm während der Rückführungen erzählt hatte. Der therapeutische Effekt schien von der Wiedererfahrung der traumatischen Erlebnisse und dem erneuten Durchleiden ihres Todes herzurühren. Bestimmte Elemente, die in ihrer Datenbank in der Kategorie »bedrohlich« abgelegt worden waren, fielen weg, als sie ihr ins Gedächtnis gerufen wurden. Die Überzeugungen, die sagten »Du wirst das nicht überleben«, wurden durch ihre Erkenntnis infrage gestellt, dass dies gar nicht stimmte, da sie ja immer wieder ein weiteres Leben führen konnte. Ihr wurde klar, dass es keinen Grund gab, den Tod zu fürchten, dass ihre Sterblichkeit sich nur auf ihren physischen Körper, nicht aber auf ihre Seele erstreckte, die als unabreißbarer Faden durch die Identitäten vieler Leben weiterexistierte. Als sie ihre Angst, nicht zu überleben, losließ, verschwanden ihre Panikattacken.

Das Konzept des Karma ist für viele östliche Glaubenstraditionen von grundlegender Bedeutung. Es lässt sich beschreiben als Vorstellung, *was man in diesem Leben verdient oder was man erwartet, was einem passieren wird*. Jemand, der viele Leben lang Ohnmacht erfahren hat und nie in der Lage war, etwas für sich selbst zu bewirken, könnte in sein neues Leben die Erwartung mitbringen, dass es auch dieses Mal wieder nicht anders sein wird. Sein Motto lautet dann »Was soll das Ganze überhaupt, es wird sowieso wieder nichts werden«. In diesem Sinne ist Karma tatsächlich eine konditionierte Reaktion, nur dass der Ursache-Wirkung-Auslöser aus einem früheren Leben stammt.

Es ist denkbar, dass unsere angstvollen Gedankenverbindungen aus unserer Erfahrung im Mutterleib oder im Geburtskanal stammen, einer Zeit, die, da sie dem Wahrnehmen und dem Gebrauch der Sprache vorausging, von Empfindungen geprägt war. Ein Baby im Uterus, das die Blutchemie seiner Mutter teilt, wird doch sicherlich subtile Veränderungen in ihrem System als Reaktion auf Stress registrieren? Die Annahme ist nicht übertrieben, dass das Baby eine Verbindung zwischen lauten, schreienden Stimmen, einer defensiven Anspannung der Muskeln seiner Mutter und dem Anstieg des Adrenalins herstellt, wenn die Mutter Angst vor der Wut von jemandem hat.

Wenn das Kind dann später in seinem Leben verbalen Aggressionen ausgesetzt ist, dann könnten ein Anstieg seines Adrenalins und möglicherweise eine Panikattacke das Resultat dieser Erfahrung im Mutterleib sein. Viele Erinnerungen lassen sich mittels Rebirthing- oder holotropen Atemtherapien, durch Hyperventilation (da dies fast immer ein Element in traumatischen Erfahrungen ist) sehr effektiv abrufen und integrieren, um vergangene Erfahrungen gezielt auszulösen und alles zu einem intakten Ganzen zu vereinen. Das Endergebnis kann eine Verringerung der Erregung des Nervensystems sein, da angstbesetzte sensorische Erinnerungen, die der Sprache unzugänglich sind, ins Bewusstsein kommen und verarbeitet werden können.

Es ist keineswegs unerlässlich, verlorene Erinnerungen zurückzuholen, um Panikattacken zu verhindern. Unabhängig vom Auslöser muss in allen Fällen der konditioniert darauf folgende Adrenalinschub abgemildert werden.

Posttraumatische Belastungsstörung – in ständiger Alarmbereitschaft

Erlebt eine Person ein traumatisches Ereignis mit tatsächlichem oder drohendem Tod oder Körperverletzung selbst oder bei anderen, auf das sie mit intensiver Angst, Hilflosigkeit oder Schrecken reagiert, wird dies medizinisch als »Posttraumatische Belastungsstörung« (PTBS) bezeichnet. Das Nervensystem einer Person mit PTBS ist noch monatelang nach einem solchen Ereignis in einem Kreislauf übermäßiger Schreckreaktionen gefangen und kehrt nicht in die natürliche Balance zurück.

Verkehrsunfälle, Flugzeugabstürze, Vergewaltigungen und Überfälle, Naturkatastrophen und Krieg sind häufige Ursachen dieser Erkrankung, denn als lebensbedrohliche Ereignisse hinterlassen sie Spuren des Todes. Alles, was eine bevorstehende Veränderung Ihrer Identität ankündigt, löst die Aktivierung Ihrer primitiven Überlebensreaktion aus. Deren Ziel ist es nicht nur, Sie aufzufordern, sich in Sicherheit zu bringen, vielmehr bleibt sie aktiviert, bis sie sicher ist, dass die Gefahr vorbei ist und Sie keiner ähnlichen Erfahrung ausgesetzt sind, bevor Sie sich vollständig erholt haben.

Sobald Sie außer Gefahr sind, verlagert sich der Fokus Ihres inneren Leibwächters auf das Risiko eines zukünftigen Wiederauftretens. Er will sicherstellen, dass Sie für einige Zeit noch nicht allzu zufrieden und entspannt sind, sondern in Alarmbereitschaft bleiben, sollte die Gefahr unerwartet zurückkehren. Eine logische Taktik. Jeder, dem das Herz gebrochen wurde, kann das darauffolgende Misstrauen gegenüber der Liebe nachempfinden. Und wer schon einen Autounfall hatte, versteht, dass einem danach eine Geschwindigkeit von 30 Stundenkilometern bereits als Rasen vorkommt.

Dies wird bei einer Posttraumatischen Belastungsstörung bis zum Äußersten getrieben, da Ihr Überwachungssystem Sie monate- oder gar jahrelang in Alarmbereitschaft halten kann. Es tut dies, indem es das traumatische Ereignis in Ihrem Kopf ständig wiederholt, Tag und Nacht. Wie eine Sicherheitsfirma sucht es nach Fehlern in Ihrer Aufmerksamkeit, die zu dem Sicherheitsverstoß beigetragen haben könnten, der letztendlich zu dem traumatischen Ereignis geführt hat. Während der Film in Ihrem Kopf abläuft, sehen Sie nicht nur die Bilder wieder, sondern erleben auch viele der schrecklichen Gefühle noch einmal hautnah. Diese emotional aufgeladenen Wiedererinnerungen und Albträume können Panikattacken auslösen, denn das »Doku-Material«, das Ihnen vor Ihrem inneren Auge präsentiert wird, ist so frisch und realistisch wie am Tag, an dem es passiert ist. Es kann sich für Sie so anfühlen, als ob Sie erneut in unmittelbarer Lebensgefahr wären.

Der Alarm wird erst dann aufhören, wenn Ihr primitives Gehirn vollständig davon überzeugt ist, dass Sie nicht mehr in Gefahr sind und für die Zukunft angemessene Sicherheitsmaßnahmen getroffen wurden. Dieser Tag kann auf unterschiedliche Weise kommen. Bei manchen Menschen ist es einfach die vergehende Zeit, die ihnen anzeigt, dass sie jetzt sicher sind und überleben werden. Wenn der Zweifel an der Fortdauer der Identität wegfällt, kann sich auch die Kampf-oder-Flucht-Reaktion wieder beruhigen. Oder wenn Sie sicher sind, dass Sie den erlebten Gefahren nie wieder ausgesetzt sein werden, weil Sie Ihren gefährlichen Job bei der Polizei oder Feuerwehr gekündigt haben oder eine Beziehung, die missbräuchlich war und in der Sie sich nie sicher fühlten, beendet haben.

Andere kommen zu der existenziellen Erkenntnis, dass wir den Tod als unvermeidlichen und natürlichen Teil des Lebens akzeptieren müssen. Dieses Annehmen entschärft das Gefühl von Todesgefahr. Frieden damit zu schließen, bringt ein Gefühl der Gelassenheit mit sich. Wer überzeugt ist, dass die Seele unsterblich ist, kann jeden Widerstand gegen den möglichen Tod des physischen Körpers aufgeben.

Symptome einer PTBS

PTBS-Patienten leiden häufig unter Panikattacken. Eine Psychotherapie kann den Betroffenen die vielen ungewöhnlichen mentalen und physischen Symptome, die mit dieser Erkrankung einhergehen, erklären, damit sie verstehen, dass ihnen der Wahnsinn nicht unmittelbar bevorsteht. Leider werden Symptome wie Schlaflosigkeit, Angst oder Depressionen oft isoliert medizinisch behandelt, und die Erfahrung als Ganzes wird nie verarbeitet. In dem Buch *Going Mad? – Understanding Mental Illness*, das ich zusammen mit meinem Co-Autor Dr. Michael Corry verfasst habe, dokumentieren wir detailliert die sehr verbreitete Furcht, verrückt zu werden, die viele der Symptome einer PTBS begleitet. So viele Sorgen sowie Schäden am Selbstwertgefühl könnten durch ein klares Verständnis dieser Phänomene vermieden werden.

- *Extreme Wachsamkeit (Hypervigilanz)* – Ihr Adrenalinspiegel ist beständig hoch, Sie sind immer auf der Hut, misstrauisch, argwöhnisch, fast paranoid, bauschen Dinge überproportional auf. Panik ist nie weit weg. Sie spüren oft, wie Ihr Herz rast und Ihre Atmung hart arbeitet, und Sie schwitzen stark. Ihre Muskeln sind häufig verspannt, und Sie zittern auch.
- *Sie erschrecken leicht*, oft genügt schon ein plötzliches Geräusch wie ein Türklopfen oder ein Telefonklingeln.
- Eines der ersten Opfer ist der *Schlaf*, und auch eines der letzten Dinge, die zur Normalität zurückkehren. Dies führt zu extremer Müdigkeit und erlaubt es nicht, dass Sie sich von der ständigen Flut mentaler Bilder befreien. Ihr Verstand lässt sich nie abschalten.
- Aufdringliche lebendige *Bilder des Ereignisses verfolgen Sie* und spielen das Trauma wie ein Video immer wieder ab, ohne Gnade. Diese Rückblenden sind so intensiv, dass Sie sie quasi wieder in das anfängliche Trauma zurückkatapultieren, als ob Sie es zum ersten Mal erleben würden. Sie erscheinen oft, wenn sie am wenigsten erwartet werden. John, der von einem Lehrer in der Schule brutal schikaniert worden war, passierte es zum Beispiel, dass er aufschrie »Gehen

Sie weg von mir, lassen Sie mich in Ruhe!« und aus dem Büro rannte, als sein Chef sich seinem Schreibtisch näherte. Sein Verstand durchlebte buchstäblich die Erinnerung an die Schläge, die der Lehrer ausgeteilt hatte, und zwar so intensiv, dass er tatsächlich das Gesicht des Mannes sah, nicht das seines Chefs.

• Diese anhaltende Wiederholung traumatischer Ereignisse vor Ihrem inneren Auge wäre vergleichbar mit der Situation eines Vietnam-Veteranen, der gerade von der Front zurückgekehrt ist und immer wieder gezwungen wird, sich die schrecklichen Eröffnungsszenen des Kriegsfilms *Der Soldat James Ryan* anzusehen. Jede Wiederholung aktiviert das ursprüngliche Trauma wieder, und es ist beängstigend und entmutigend, dass sich die Bilder nicht abschalten lassen. Sie sind frustriert darüber, dass Ihre Erklärungen, wie etwas Vergangenes auch in der Gegenwart noch so »echt« sein kann, bei anderen Menschen nicht »ankommen«. Gerüche, Geräusche und Tastsinnesempfindungen bleiben möglicherweise noch monatelang lebendig und verstörend. Steve, ein Polizist, der in einer Schnelleinsatzeinheit diente, konnte noch drei Jahre, nachdem ein Kalaschnikow-Sturmgewehr aus nächster Nähe in seine Richtung abgefeuert worden war, das Schießpulver riechen.

• *Albträume* stören den Schlaf und können so schrecklich sein, dass Sie sich irgendwann davor fürchten einzuschlafen. Sie wachen regelmäßig schweißgebadet auf, mitten in einer Panikattacke. Sie finden nicht mehr zu einem normalen Schlafmuster zurück und leiden unter Schlafmangel.

• *Vermeidungsverhalten*. In einem verzweifelten Versuch, Ihre eskalierenden Angstzustände zu kontrollieren, umgehen Sie alles, was mit dem Ereignis verbunden ist. Sie versuchen, nicht darüber zu sprechen, und vermeiden Szenen des Traumas oder Erinnerungen daran, wie zum Beispiel durch Fernsehsendungen. Wenn Sie einen Autounfall überlebt haben, setzen Sie sich nicht mehr ans Steuer. Wenn Sie vergewaltigt wurden, kann Sex eine Wiedererinnerung (Flashback) auslösen.

• Sie befinden sich auf einer *emotionalen Achterbahn*. Sie erleben das ganze Spektrum – Panik, Wut, Weinen und Traurigkeit. Gefühle der Hoffnungslosigkeit und Verzweiflung werden sozusagen alltäglich. Wegen der Unvorhersehbarkeit Ihrer emotionalen Ausbrüche wird die Gesellschaft von anderen zu einem zusätzlichen Stress. Das gewöhnliche Leben ist nur eine Erinnerung. Vielleicht hegen Sie sogar Selbstmordgedanken: »Ich will nicht hier sein.«

- *Paranormale Erfahrungen*, die zum Zeitpunkt des traumatischen Ereignisses gemacht wurden, sind schwer zu verstehen, und gerade deshalb wird Ihr Verstand von ihnen angezogen. Zu solchen Erfahrungen gehören Zeitstillstand (wenn die traumatischen Ereignisse sich wie in Zeitlupe abspielen), Erscheinungen und Visionen von schon verstorbenen Familienmitgliedern, außerkörperliche Erlebnisse und Nahtoderfahrungen. Sie hatten vielleicht das Gefühl, auf sich selbst herabzublicken, während Sie im Auto eingeklemmt waren, auf einem Operationstisch lagen oder Opfer eines Angriffs wurden. Sie haben sozusagen als Zuschauer ein Drama angesehen, in dem Sie ein Hauptakteur waren.

- Eine Nahtoderfahrung bringt außerdem die Wahrnehmung mit sich, sich durch einen Tunnel zu bewegen, an dessen Ende ein weißes Licht wartet, das als das nächste Leben wahrgenommen wird. Dort haben Sie vielleicht Verstorbene getroffen oder aber eine Stimme aus der irdischen Ebene gehört, die Sie zurückrief. David zum Beispiel, der mehrere Verletzungen erlitten hatte, fühlte, dass er im Sterben lag, als er in einen Operationssaal gerollt wurde. Er nahm wahr, wie er einen Tunnel hinaufschwebte und in einem lichtdurchfluteten Bereich auftauchte, an dessen Eingang seine toten Verwandten standen. Einer sagte zu ihm: »Geh zurück, deine Zeit ist noch nicht gekommen.«

- *Erstarrung und Schock*. Ihre Wahrnehmung ist verändert, als ob Sie sich in einem Nebel oder hinter einer Glasscheibe befänden. Es herrscht ein Ausnahmezustand. Sie haben das Gefühl, als hätten Sie Ihre üblichen Denk-, Gefühls- und Verhaltensweisen komplett abgeschüttelt. Die »Normalität« ist verschwunden. Sie fühlen sich entfremdet, abgespalten, unfähig, benommen und ängstlich. Sie fragen sich, ob Sie verrückt geworden seien. Ihr Arbeits-, Freizeit- und Familienleben wird auf den Kopf gestellt.

- Sie leben in *Paralleluniversen* – in Ihrem gewöhnlichen Leben und Ihrer außergewöhnlichen inneren Welt. Da Sie sich im Notfallmodus befinden, können Sie sich auf nichts anderes konzentrieren als auf das Trauma und darauf, was wohl aus Ihnen werden wird. Da Sie nicht vollständig präsent sind, haben Sie Probleme mit Ihrem Kurzzeitgedächtnis, Ihre Aufmerksamkeitsspanne ist begrenzt und eine schlechte Konzentration die Regel. Unvermeidlich machen Sie Fehler und verlieren das Vertrauen in Ihre Fähigkeit, einfache Aufgaben zu erledigen. Sie fangen an, sich »dumm« zu fühlen, vergessen Namen, verlegen Autoschlüssel, können Gesprächen nur schwer folgen. Die Ausführung von Routineaufgaben erfordert mehr Konzentration, als Sie aufbringen können. Ihr innerer Film lenkt Sie ständig ab.
- *Emotionale Taubheit*. Sie werden vielleicht feststellen, dass Sie nach sechs Monaten oder mehr Ihre Gefühle unbewusst betäuben, um Ihre emotionale Notlage zu lindern. Sie stumpfen emotional ab, fühlen sich wie ein lebender Toter. Sie gehen vollkommen teilnahmslos durchs Leben, drücken weder selbst Gefühle aus, noch nehmen Sie die Gefühle anderer wahr. Dieser Scheintod-Zustand kann für die Menschen um Sie herum äußerst beunruhigend sein. Es macht sie wütend und besorgt, dass Sie immer unzugänglicher werden. »Er lebt in seiner eigenen Welt und nimmt nicht mehr wahr, was um ihn herum vor sich geht. Ein Zug könnte durch das Haus fahren, und er würde es nicht bemerken!«
- *Begleitprobleme*. Eine weitere Möglichkeit, den Schmerz zu betäuben und Schlaf zu finden, ist der Konsum von Alkohol und anderen Substanzen. Wenn Sie sich in zunehmendem Maße in Ihre eigene Welt zurückziehen, leiden Ihre Beziehungen, Sie halten keine Fristen und Termine mehr ein, und es entstehen Probleme am Arbeitsplatz. Sie sind chronisch von Adrenalin überflutet, und Misstrauen und Paranoia entfremden Sie immer mehr von anderen. Um sich selbst abzulenken und zum Ärger Ihrer Mitmenschen, sind Sie ununterbrochen mit irgendetwas beschäftigt und »auf der Flucht« vor den

Gefühlen und Bildern, die auf Sie einströmen. Sie flüchten sich in Aktivitäten, die eigentlich völlig untypisch für Sie sind, wie Glücksspiel und Promiskuität. Da Sie glauben, dass Sie nichts zu verlieren haben, verhalten Sie sich vielleicht rücksichtslos und gehen unnötige Risiken ein. Die Figur des von Jeff Bridges verkörperten Max Klein, der in dem Filmdrama *Fearless – Jenseits der Angst* eine Flugzeugkatastrophe überlebt hat, ist ein gutes Beispiel für einen PTBS-Kranken. Er balanciert auf dem Sims eines hohen Gebäudes, überquert bei schnell fließendem Verkehr eine Straße, fährt sein Auto gegen eine Wand und isst trotz seiner Erdbeerallergie Erdbeeren.

- Sie fühlen sich *von anderen missverstanden*. Sehr zu Ihrer Überraschung sind Sympathie und Unterstützung für und bei Ihren Schwierigkeiten zeitlich begrenzt und beginnen bald zu schwinden. Bei Trauerfällen, wenn die Unterstützung unmittelbar geleistet und die seelische Belastung allgemein anerkannt wird, besteht ein übliches Ritual: Blumen, Karten, Telefonate und praktische Hilfe folgen. Für einen posttraumatisierten Menschen gibt es keine solchen Rituale, und er fühlt sich ignoriert und abgelehnt. Nach einigen Wochen werden vielleicht schon Fragen gestellt wie »Wann wird sich die Situation denn normalisieren?« oder »Wäre es nicht besser, Sie würden wieder arbeiten gehen?«. Es werden subtile und offen kritische Anspielungen gemacht. »Er sieht gut aus und kann den Rasen mähen, warum ist er nicht bei der Arbeit?« Man unterstellt Ihnen vielleicht sogar, dass Sie simulieren, Ihre Krankheit nur vortäuschen oder ein »Sozialschmarotzer« seien.

- Sie *ziehen sich immer mehr zurück*, aus Angst vor dem Urteil anderer. So ist es einfacher für Sie, Situationen zu vermeiden, in denen Sie sich vielleicht erklären müssen. Türen werden nicht geöffnet, Telefonate werden nicht angenommen, und Sie beginnen, wie ein Einsiedler zu leben. Bitterkeit und Zynismus können sich einstellen. Wenn es nach Ihnen ginge, würden Sie sich in irgendeiner abgelegenen Zufluchtsstätte einigeln. Dort könnten Sie essen und schlafen, wann immer Sie wollen, Ihren Schmerz ausagieren, ohne dass andere betroffen wären, und Sie hätten keine Verantwortung.

- *Das Heilungsdatum wurde überschritten.* Die Monate und Jahre vergehen, und allmählich sind Sie schockiert, dass die Normalität noch nicht zurückgekehrt ist. »Wieso dauert das so lange!« Sie werden immer frustrierter und ungeduldiger. Eine schöne Einsicht in eine solche Situation bietet der auf dem gleichnamigen Buch basierende Film *Der Pferdeflüsterer*, die Geschichte eines seelisch traumatisierten Pferdes namens Pilgrim, das zur Heilung zu einem Pferdeflüsterer gebracht wird. Als die Besitzerin des Pferdes diesen fragt, wie lange er noch für die Heilung brauchen werde, erhält sie von ihm die Antwort: »Das hängt von Pilgrim ab«. Er erkennt die Einzigartigkeit des Pferdes und den Zeitrahmen für seine Heilung an, die nur unterstützt, aber nicht überstürzt werden kann. Ungeduld hat hier keinen Platz.
Trauer in den Hintergrund gedrängt. Ihre Angst kann so sehr im Vordergrund stehen und Ihr Verstand so in Aufruhr sein, dass es erst mal keinen Raum für die Trauer um das Verlorene gibt – ob das ein geliebter Mensch ist, der beim selben Traumaereignis starb, eine körperliche Funktion, die sie durch eine Verletzung verloren haben, oder Ihr finanzielles Wohlergehen. Wenn der mentale Schleudergang mal zu Ende ist, wird Sie die Trauer wie ein Dammbruch überkommen.
- Das Problem des »*übrig gebliebenen Stücks*«. Es ist Ihnen bald schon klar, dass Sie nie wieder dieselbe oder derselbe sein werden. Sie sind wie Humpty Dumpty, der von der Wand fällt und in Hunderte von Teilen zerbricht. Beim Versuch, sich selbst wieder zusammenzusetzen, finden Sie am Ende übrig gebliebene Stücke, was schlichtweg bedeutet, dass Sie Ihr Leben nicht mehr auf die genau gleiche Weise wieder zusammenbauen können wie es früher war. Die Teile der traumatischen Erfahrung sind einfach zu anders, um integriert werden zu können. Wenn Sie früher das Gefühl hatten, hundertprozentig zu Ihrem Partner oder an Ihre Arbeitsstelle zu passen, fühlen Sie sich jetzt vielleicht eher unwohl in der Beziehung oder der Arbeit und spüren, dass es ein Missverhältnis gibt.
- *Angst vor Stigmatisierung.* Vielleicht gehören Sie zu den Menschen,

für die Psychopharmaka ein Teufelszeug sind, und niemals hätten Sie sich vorstellen können, dass Sie mal in einer psychiatrischen Klinik landen könnten. Nun plötzlich mit beiden Optionen konfrontiert zu werden, kann beängstigend sein und Ihnen Ihre schlimmsten Befürchtungen bestätigen, nämlich dass Sie verrückt werden.

7

PSYCHOTHERAPIE

Leitgedanke: Symptome als Boten

Es gibt zwei Möglichkeiten, wie Sie sich zu Krankheitssymptomen stellen können. Wenn Sie sie nur als Unannehmlichkeiten erleben, als unerfreuliche Belästigung, die Sie in Bezug auf die Kontroll- und Wahlmöglichkeiten in Ihrem Leben einschränkt, dann besteht Ihre Hauptaufgabe darin, sie schnell und effizient zu beseitigen, damit Sie wieder zum Status quo zurückkehren können. Dies ist die vorherrschende medizinische Sichtweise.

Sie könnten sich aber auch die Frage stellen, ob die Symptome vielleicht eine Funktion haben. Was wäre, wenn es – abgesehen davon, dass sie beunruhigend und nervig sind – eine gewisse Logik gäbe, die ihr Auftreten erklärte? Vom ganzheitlichen Standpunkt aus beeinflusst das, was einen Teil eines Organismus betrifft, die Gesundheit der gesamten Struktur, sei dies ein Körper, eine Pflanze oder die Umwelt. Unserer natürlichen Tendenz nach bewegen wir uns in Richtung Gesundheit und Ganzheit, so wie Pflanzen das Licht suchen. Könnte es also nicht sein, dass Symptome dabei helfen, indem sie uns alarmieren, wenn Gleichgewicht und Harmonie verloren gegangen sind?

Der Schmerz eines faulen Zahnes wirkt wie eine Signallampe, die die Stelle markiert und Sie auf das eigentliche Problem aufmerksam macht – die Karies darunter. Er bringt Sie dazu, schnellstmöglich den Zahnarzt aufzusuchen. Nicht der Schmerz selbst, das Symptom, ist also das Hauptproblem, sondern dass die Bedingungen für die Zahngesundheit nicht erfüllt sind. Wohl kaum ein Arzt wird Ihnen einfach nur Schmerzmittel gegen zum Beispiel starke Bauchschmerzen oder eben diesen faulen Zahn geben, weil er weiß, dass der Schmerz darauf hinweist, was wirklich los ist. In diesem Sinne fungieren Symptome als Boten, die Ihr Bewusstsein wachrütteln und rufen: »Sieh hin, sieh hin!«

Wenn solche SOS-Rufe nicht sehr laut sind, neigen viele von uns dazu, sie unbeachtet zu lassen. Wir arbeiten weiter zu hart, trotz der Freudlosigkeit unseres Lebens in der Tretmühle. Wir leiden an Kopfschmerzen oder Schlaflosigkeit und schonen uns trotzdem nicht und versuchen, eigentlich unerreichbare Ziele zu erreichen oder verschließen um des lieben Friedens willen die Augen vor offensichtlichen familiären Problemen. Solange das Symptom nicht zu schlimm ist und uns nicht ganz lahmlegt, versuchen wir, es zu ignorieren.

Wenn der physische Körper anfängt, aus dem Gleichgewicht zu geraten, sendet er Signale, die nicht so leicht zu ignorieren sind wie die seelischen. Dann werden Sie sich schmerzender Muskeln oder Körperteile, die nicht mehr richtig funktionieren, bewusst. Sie bemerken Hautausschläge oder Schwellungen und fragen sich, was sie bedeuten. In diesem Sinne haben solche Symptome eine ähnliche Funktion wie die Anzeigen auf dem Armaturenbrett Ihres Autos, die Sie darauf *aufmerksam machen*, dass das Auto Benzin braucht oder die Bremsflüssigkeit kontrolliert werden muss. Sobald das erledigt ist, gehen die Warnlampen wieder aus – ihre einzige Rolle ist es, Ihren Bewusstseinsstrom lange genug zu unterbrechen, damit die Arbeit erledigt werden kann.

Wie aber sollen sich Ihre seelischen Bedürfnisse bemerkbar machen, wenn Sie sie einfach ignorieren oder betäuben? Jeder versteht, dass es unklug und unverantwortlich wäre, die Warnlampen am Armaturenbrett einfach zu überkleben, um davon nicht mehr gestört zu werden. Doch genau das machen wir vielfach mit den Notsignalen unseres Körpers. In unserer Kultur werden Schwächen und Schmerzen nicht geschätzt. Ein sogenannter »starker« Charakter zeichnet sich durch eine stoische Haltung aus, die Fähigkeit, immer zurechtzukommen, Emotionen zu kontrollieren und Rückschläge nicht zuzulassen.

Auf der gesellschaftlichen Ebene wird das Nicht-Wahrhaben-Wollen psychischer Symptome aktiv gefördert und anerkannt. Anästhesie gibt es in vielen Formen. Alkohol lindert seelischen Schmerz, Partydrogen helfen, ihn ganz auszublenden, und verschreibungspflichtige Medikamente unterdrücken ihn auf eine sozial verträgliche Weise.

Emotionen wie Wut oder Trauer werden gelegentlich noch toleriert, Angst (oder fachsprachlich eine Angststörung) jedoch ist eine Emotion, die, sobald sie ihren Kopf hebt, »auf der Stelle erschossen«, das heißt, mit Medikamenten eliminiert wird, ohne dass gefragt würde, was dahintersteckt. Viele emotionale Erfahrungen, wie zum Beispiel geringes Selbstvertrauen, Schüchternheit, Unentschlossenheit, Schuldgefühle und Scham sind Variationen unseres Angst-Ausdrucks. Durch medikamentöse Behandlung oder Betäubung gehen wertvolle Möglichkeiten verloren, die genutzt werden könnten, um herauszufinden, ob Ihre Angst Ihnen eine als Symptom codierte Botschaft gibt, was Sie brauchen, um wieder ins Gleichgewicht zu kommen.

Codierte Botschaften – die Bedürfnisse der Seele beachten

Wie ein Fisch im Wasser können wir oft nicht sehen, wie sich das Milieu, in das wir eingetaucht sind, auf uns auswirkt, diese kulturelle und familiäre »Suppe«, die für uns unbewusst die treibende Kraft hinter vielen unserer Wünsche, Ängste und Meinungen ist. Wir sind so konditioniert, dass wir denken, fühlen und handeln, wie es die Gesellschaft, in der wir leben, billigt; dass wir gleich den Fischen diese Sichtweisen nicht als von uns getrennt wahrnehmen, sondern sie als Teil der Struktur erleben, aus der wir gemacht sind.

Diese symbiotische Beziehung ist nicht nur schlecht, denn solange wir jung sind und mit unserem Überleben von den Unterstützungsstrukturen abhängen, zahlt es sich aus, die Regeln zu kennen und zu befolgen, sodass wir umsorgt und unsere Grundbedürfnisse erfüllt werden, bis wir zur körperlichen Reife gelangen. Die Gesellschaft profitiert von diesem Kompromiss: Indem sie den Ausdruck der Individualität dämpft, die in zu hohem Maße zu Anarchie führen könnte, kann sie Ordnung und Kontrolle schaffen und Chaos vermeiden.

Oftmals sind es Zeiten der Not oder wenn das Leben nicht so reibungslos zu verlaufen scheint wie sonst, in denen wir uns damit befassen, wie unser Umfeld uns beeinflusst und gestaltet. Wie ein Fisch, der gerade auf dem Bootsdeck gelandet ist und erst dort auf dem Trockenen erkennt, dass es Wasser gibt und es lebensnotwendig für ihn ist.

> *Es war in meines Lebensweges Mitte,*
> *Als ich mich fand in einem dunklen Walde;*
> *Denn abgeirrt war ich*
> *vom rechten Wege.*

Diese Anfangszeilen von Dantes *Göttlicher Komödie* erinnern uns daran, dass wir alle auf einer Reise sind, auf einem Weg, auch wenn das Ziel nicht immer klar ersichtlich ist. Phasenweise stimmen wir mit der Wegrichtung überein und freuen uns, von der Dynamik mitgerissen zu werden, gesund und sorgenfrei. In anderen Lebensphasen fühlen wir uns führungslos, verloren, aus dem Gleichgewicht gebracht, wenn sich nichts zu bewegen scheint und wir sogar in unserer eigenen Haut unglücklich sind. Bei solchen Gelegenheiten stellen die Menschen die »großen Fragen«: Warum bin ich auf dem Planeten? In welchem Bereich liegt mein Lebensinhalt? Mache ich das Beste aus meinem Leben?

Es scheint, dass der im tiefsten Innern liegende Teil von uns grundlegende Fragen nach der Grundlage unserer Existenz stellt, nach dem Stoff, aus dem wir gemacht sind. Es sind die »dunklen Nächte der Seele«, die Fragen aufwerfen, mit denen wir uns noch nie zuvor beschäftigt haben und die wir vielleicht nicht alleine beantworten können.

Psychotherapie – Einsicht, Klarheit und Weisheit

Das Wort »Psychotherapie« leitet sich vom altgriechischen Wort *psyche* für »Seele« ab und von *therapeía*, »Behandlung«. Im wahrsten Sinne des Wortes ist ihre Funktion, den Bedürfnissen Ihrer Seele eine Stimme zu geben, sie zu unterstützen und zu bestätigen. Die Psychotherapie versucht zu klären, wie die tiefsten Aspekte Ihrer Psyche durch Ihren Kummer sprechen und sich in Ihren Wünschen, Emotionen und Verhaltensweisen ausdrücken. Frustrierende Situationen, Hindernisse und Individuen, die Sie scheinbar bremsen, erhalten alle eine Bedeutung, wenn sie unter die Lupe genommen und aus einer anderen Perspektive betrachtet werden.

Dies ist ohne Unterstützung oft nicht möglich. Ihre Konditionierung, Ihre Programmierung, Dinge nur auf bestimmte Weise zu sehen, und Ihre reflexartigen Reaktionen auf bestimmte Ereignisse verengen Ihre Perspektive. Ihre Sichtweise ist beladen mit versteckten Bedeutungen, und es fehlt ihr an dem neutraleren Blick eines Wissenschaftlers, der sein Studienobjekt mit objektiven Augen betrachtet. Ein Psychotherapeut kann Sie ermutigen, sich auf das »große Ganze« zu konzentrieren, auf die langfristigen Entwicklungen in Ihrem Leben. Durch die Therapie lernen Sie zu beurteilen, ob Sie Entscheidungen auf der Basis von Informationen oder aus der Dringlichkeit des schieren Überlebens heraus getroffen haben. Sie können anfangen, die Richtung zu erforschen, in die Ihre Lebensreise geht, und entscheiden, ob sie mit dem übereinstimmt, was Sie als Ihren Lebenszweck oder Ihre Bestimmung empfinden. Auf diese Weise können Sie mehr Bewusstsein in alle Aspekte Ihrer Erfahrungen bringen und sich *daran gewöhnen, Ihre Psyche oder Seelenreise zu einem ständigen Bezugspunkt zu machen.* Dies wirkt wie ein Mast, an dem Sie sich festhalten können, ein Kompass, mit dem Sie navigieren können, und eine Landkarte, auf der Sie Ihre Gedanken, Emotionen und Verhaltensweisen eintragen und fragen können, ob sie mit der Richtung übereinstimmen, in die sich Ihre Seele, im Gegensatz zu Ihrer Persönlichkeit, bewegen möchte. Das Bewusstsein Ihrer geistigen Dimension bringt neue Bedeutung für die anderen Aspekte Ihres Seins und gibt ihm Tiefe und Substanz. Damit vollziehen wir den Übergang von Menschen mit gelegentlichen spirituellen Erfahrungen zu spirituellen Wesen mit menschlichen Erfahrungen.

In früheren Zeiten hätte der Medizinmann, der Schamane oder der Priester diese Perspektive vermittelt. Heutzutage fällt diese Aufgabe immer mehr dem Arzt oder Psychiater zu. Da deren Ausbildung nicht im

Bereich der Seele liegt, muss die Botschaft, um für sie lesbar zu sein, leider in ihre medizinischen Fachbegriffe codiert werden. Dementsprechend muss das SOS-Signal Ihrer Seele in ein medizinisches Symptom umgewandelt werden.

Teresas Tochter Anna heiratete, und obwohl dies ein glückliches Ereignis hätte sein sollen, fühlte sich Teresa angesichts des Herannahens des großen Tages zunehmend nervös. Sie litt an Schlafstörungen, lag stundenlang wach und grübelte, was sie anziehen und bei der Feier sagen sollte. Dann bemerkte sie, dass sie nicht mehr in der Lage war, Entscheidungen zu treffen und sich nicht einmal mehr auf das Zeitunglesen konzentrieren konnte, weil ihr Verstand so okkupiert war. Zuletzt überkamen sie mehrmals Panikattacken, wenn sie in den Supermarkt ging, und musste jeweils eine Freundin anrufen, die sie nach Hause brachte. Nun musste sie endgültig akzeptieren, dass ihr Stresspegel unkontrollierbar war. Nachdem sie einige Jahre zuvor nach dem Tod ihrer Mutter Beruhigungsmittel ausprobiert hatte, wusste sie, dass dies keine Lösung für ihr akutes Problem war, denn sie wollte ja nicht am Tag der Hochzeitsfeier weggetreten sein. So vereinbarte sie ein paar Psychotherapiesitzungen bei mir, die ihr Problem dann in einem ganz unerwarteten Licht erscheinen lassen sollten.

Teresa war eineinhalb Jahre zuvor geschieden worden, nach zweiunddreißig Jahren Ehe. Das hatte sie in eine Art Schockzustand versetzt, sie zog sich zurück und traf sich nur noch mit ein paar engen Freundinnen, von denen sie aber vermutete, dass sie es inzwischen leid waren, sich ständig ihre Sorgen anzuhören. In ihrer Familie hatte sie aus Scham die Scheidung nie groß zum Thema gemacht. Sie hatte höchstens erzählt, dass sie und ihr Ex-Mann an einer Versöhnung arbeiteten. Die beiden waren niemals sehr innig miteinander gewesen, sondern führten die klassische »distanzierte Ehe«, in der sie ihr Ding machte und er seins. So zog sie die beiden Töchter auf, bot den traditionellen häuslichen Komfort, empfing Gäste, wenn nötig, und verschloss die Augen vor der Tatsache, dass sie und ihr Mann im Grunde nichts als eine Zweckgemeinschaft bildeten. Die Familie war gut versorgt, und die Jahre vergingen einigermaßen schmerzlos, jeder der beiden erfüllte seine Aufgaben.

Anna ähnelte in ihrer Persönlichkeit ihrem Vater, und sie kam nicht wirklich gut mit Teresa aus, auch wenn sie nie darüber sprachen. Beide Töchter verfügten über einen Grad an Selbstvertrauen, an dem es Teresa mangelte, und machten, was sie selbst gerne wollten, ohne die Zustimmung von irgendjemandem zu suchen. Das ging so weit, dass sie sogar ihre Mutter herumkommandierten. Sie hatten auch nicht deren »Familiensinn« und fanden Familienfeiern aller Art eher nervig. Teresas Vater war eine sehr dominante Persönlichkeit und konnte nie verstehen, warum sie von ihrem Mann und ihren Kindern nicht mehr Respekt einforderte. Er wollte, dass die Dinge auf eine ganz bestimmte Art und Weise abliefen, und kritisierte oft ihre Anstrengungen. Seine Zustimmung war ihr aber wichtig, und so wollte sie auch unbedingt, dass die Hochzeit reibungslos verlief.

Danach aber sah es nicht aus. Anna bestand auf einer möglichst geringen Gästezahl, wodurch automatisch viele Mitglieder von Teresas Ursprungsfamilie nicht eingeladen wurden. Auch wollte sie keine Geschenke, da sie nach der Hochzeit im Ausland leben würde. Und obendrein wünschte sie sich noch, dass die neue Partnerin ihres Vaters dabei sein sollte. Dies stellte Teresa vor mehrere unerträgliche Probleme: Erstens, was sollte sie mit all den Geschenken machen, die bereits an das Haus geschickt worden waren? Sie konnte sich nicht dazu durchringen, sie zurückzuschicken, wie Anna es vorschlug, und zu riskieren, als unhöflich angesehen zu werden. Andererseits empfand sie es auch als unehrlich, Dankesbriefe für Päckchen zu schreiben, die Anna nicht einmal geöffnet hatte.

Zweitens würde Teresas Familie nun endgültig erfahren, dass es keine Hoffnung auf eine Rückkehr ihres Mannes gab, wenn er mit einer anderen Frau am Arm erschien. Schlimmer noch, die Loyalität ihrer Tochter lag eher beim Vater als bei ihr! Und wie würde sie den Spott ihres eigenen Vaters überleben? Und wie sollte die Sitzordnung aussehen? Würde die »neue Frau« mit ihm am Brauttisch sitzen, wo Teresa sie den ganzen Tag tolerieren müsste?

Und schließlich, würden ihr die Familienmitglieder, die nicht eingeladen waren, jemals vergeben? Es war in der Familie immer der Brauch gewesen, zu einer Hochzeit wirklich alle Familienmitglieder einzuladen. Es schien keine praktikable Lösung zu geben, und Teresa fühlte sich zunehmend wie ein Tier auf dem Weg zum Opferaltar.

Während unserer Sitzungen kristallisierten sich viele der »Codes« der Familie heraus, ebenso wie einige der Ursprünge von Teresas Verhalten. Ihre Erziehung war sehr traditionell gewesen, und die Gruppenregeln hatten immer Vorrang vor denen des Einzelnen. Alles geschah im Hinblick auf den Eindruck, den es in der Öffentlichkeit machte, und nicht auf die persönliche Zufriedenheit des einen oder anderen. Teresa war es noch nie in den Sinn gekommen, diese Lebensweise infrage zu stellen. Es war ohnehin so, dass die Frauen in der Familie nie etwas anzweifelten, sondern sich nach ihren Männern zu richten hatten. Ihrer Mutter wurde zwar viel Achtung entgegengebracht, aber auch sie widersprach ihrem Ehemann kaum jemals. Der wiederum sah Teresa als eine graue Maus an, weil sie nicht in der Lage gewesen war, ihren Mann an sich zu binden.

Als sie über ihre zurückliegenden Ehejahre nachdachte, erkannte sie, dass sie sich hatte ausnutzen lassen, weil sie eine gute Ehefrau sein wollte. Ihr Mann brachte öfters unerwartet Kollegen zum Abendessen mit, und sie musste dann immer etwas improvisieren und die perfekte Hausfrau spielen. Auch sonst lud er oftmals Gäste ein, und sie nahm die Extra-Arbeit immer klaglos auf sich. Obwohl sie vermutete, dass er Affären mit anderen Frauen hatte, verschloss sie davor die Augen, auch weil sie sich nicht vorstellen wollte, dass ihr kühler Mann tatsächlich zu Wärme und Zuneigung fähig sein könnte. Als sie ihn in Begleitung seiner neuen Partnerin sah, musste sie sich dies dann aber doch noch eingestehen. Sie erkannte, dass sie dumm gewesen war, zu ängstlich, um Ärger zu machen, und eingeschüchtert von seiner starken Persönlichkeit, die der ihres Vaters so ähnelte.

Unterdessen hatten sich die Panikattacken verschlimmert und traten nun fast täglich auf. Teresas Freundinnen gaben ihr den Rat, nicht mehr das Opfer zu spielen und stattdessen sich selbst zu stärken, an einem Selbstbehauptungskurs teilzunehmen, ihrer Tochter zu widersprechen und sich nicht unterkriegen zu lassen. Aber während der Hochzeitstag näherrückte, konnte sie keine praktikablen Lösungen für ihr Dilemma erkennen und blieb in der Angst stecken. Ihre Tochter sprach immer weniger mit ihr und sagte Teresa, sie solle sich zusammenreißen und ihr den »großen Tag« nicht verderben.

Auch wenn die Psychotherapie ihr geholfen hatte, das Problem klarer zu sehen, spürte Teresa, dass die erforderlichen Veränderungen zu viel für sie waren. Sie sah im Geiste nur noch die Verachtung der anderen vor sich und fühlte sich machtlos, das zu stoppen. Am Morgen der Hochzeit empfand sie mehr Angst als je zuvor in ihrem Leben und konnte nur mithilfe mehrerer Beruhigungsmittel an der Zeremonie teilnehmen. Ihre Erinnerung an den Tag bleibt verschwommen. Sie harrte nur so lange aus, bis alle Reden gehalten worden waren, und fuhr dann nach Hause, wo sie sich ins Bett legte und weinte.

In den folgenden Wochen, in denen sie immer weniger über diesen Tag nachdachte, begannen die Panikattacken abzuflauen. Ich arbeitete weiter mit ihr, und sie fand neue Wege der Beziehung zu ihrer Familie. Allmählich begann sie, ihre eigenen Wünsche ernst zu nehmen und erwarb die notwendigen Fähigkeiten, um sie sich zu erfüllen. Jetzt fühlte sie sich besser in der Lage, mit der Missbilligung anderer Menschen umzugehen und hörte auf, allen gefallen zu wollen.

Ihre Symptome hatten sie in eine Situation geführt, in der sie ihr Bedürfnis, frei und selbstständig zu leben, nicht mehr ignorieren konnte. Das Bedürfnis, sich nicht mehr wie ein abhängiges, machtloses Kind zu verhalten, besonders bei Männern. Der Übergang von ihrer Angst zu Panikattacken erfolgte, als ihre alte Identität unmittelbar von Vernichtung bedroht war, als sie sich nicht mehr vorstellen konnte, das Ausgeliefertsein an den öffentlichen Blick zu überstehen. Mithilfe der Psychotherapie begann sie, eine andere Identität zu formen und die notwendigen neuen Fähigkeiten für das Leben als Frau, die ihr eigenes Leben führt, zu entwickeln. Das ermöglichte ihr, sich angesichts zukünftiger Veränderungen weniger verletzlich zu fühlen. Sie konnte besser verstehen, warum ihre Töchter hinsichtlich ihres Pflichteifers bei der Einhaltung von Konventionen so widerwillig waren. Anna hatte klar erkannt, warum ihre Mutter diesen Eifer an den Tag legte, nämlich aus Angst. Und da sie selbst eine starke Persönlichkeit war, hatte sie wenig Respekt vor dieser Haltung. Mit der Zeit konnte Teresa mehr Verantwortung für den Zusammenbruch ihrer Ehe übernehmen, und es wurde ihr klar, dass ihr Mann wohl die Achtung vor ihr verloren hatte, weil sie unfähig war, ein Individuum zu sein und sich in der Folge mehr und mehr in die Rolle der Mutter und Hausfrau geflüchtet hatte.

Nur ein Notfall wie die Panikattacken konnte Teresa letztendlich aus ihrer alten Identität herausreißen und sie ermutigen, sich eine neue, gesündere zu schaffen. Die Heilung erfolgte auf einer tieferen Ebene, als wenn ihre Symptome lediglich durch Medikamente beseitigt worden wären. In ihrem Fall drückte sich die Seelenreise in einer Weise aus, wie sie in unserer Kultur selten erwartet wird, nicht über Gebete, Gottesdienstbesuche oder gemeinnützige Arbeit, sondern gewöhnliche Probleme.

Der 48-jährige Paddy war sein ganzes Leben lang im Lebensmittelhandel tätig gewesen. Schon seit fünfundzwanzig Jahren hatte er die Position des Leiters der Obst- und Gemüseabteilung in einem großen Supermarkt inne. In den Monaten, bevor er zu mir in die Therapie kam, war er immer angespannter und gereizter geworden, es fiel ihm zunehmend schwerer, eine Motivation für den Job zu spüren, und abends wollte er nur noch aufs Sofa plumpsen und fernsehen. Er war erst vor Kurzem aus dem Urlaub zurückgekommen, und normalerweise fühlte er sich danach immer frisch und erholt, aber dieses Mal war die Auslandsreise stressig gewesen, da er am vierten Tag eine schwere Panikattacke erlitten hatte, gefolgt von ein paar weiteren in der nächsten Woche.

Paddy hatte die Touristenmassen kaum ertragen können, war abgelenkt durch das Summen in seinem Kopf und das ständige Gefühl, nicht mehr atmen zu können, und vertrug keine Sonne. Er blieb die meiste Zeit in der Ferienwohnung und kam nur abends mit seiner Familie zusammen. Die Tage zogen sich für ihn endlos hin, ebenso wie die Heimreise im Flugzeug. Inzwischen war er überzeugt, dass mit seinem Verstand etwas nicht stimmte. Da er in seinem Leben noch nie ernsthaft krank gewesen war, begann er sich Sorgen um die Zukunft der Familie zu machen. Nach seiner Rückkehr suchte er einen Arzt auf, der ihm Entspannungstraining mit Biofeedback empfahl und ihn an mich überwies.

In meiner Praxis erzählte er mir, dass seine Frau Kay im Vorjahr ihre alte Arbeit als Verlagsassistentin in Teilzeit wieder aufgenommen hatte. Paddy war froh gewesen, dass sie nach all den Jahren zu Hause mit den Kindern wieder rauskam, und etwas zusätzliches Geld schadete auch nicht. Womit er nicht gerechnet hatte, war ihre schnelle Beförderung zur stellvertretenden Redakteurin auf Vollzeitbasis einige Monate später. Die Veränderung in der Einstellung der Menschen zu ihr gefiel ihm und störte ihn gleichermaßen. Auf die Frage, warum, konnte er es nicht erklären, außer zu sagen, dass er es wahrscheinlich vorgezogen hätte, wenn die Dinge so geblieben wären wie in all den Ehejahren zuvor. Etwas war jetzt anders, und es verunsicherte ihn.

Paddy hatte im Alter von zwölf Jahren seinen Vater verloren, und er, seine drei Schwestern und seine Mutter lebten danach bei einem Verwandten. Einer seiner Onkel besaß ein Lebensmittelgeschäft und nahm ihn als Lehrling an. Mit dreiundzwanzig Jahren hatte er schon eine kleine Familie gegründet und bewarb sich erfolgreich um die gut bezahlte Stelle, die er auch heute noch bekleidete. Aber jetzt stieg allmählich der Druck, einen immer höheren Produktstandard anzubieten, und die Kunden wurden anspruchsvoller. Kay deutete immer mal wieder an, dass sie in ihrem Alter das Leben genießen sollten und er sich, da sie jetzt doch ein gutes Einkommen habe, vielleicht einen weniger stressigen Job mit weniger Arbeitsstunden suchen könne. Verstandesmäßig stimmte er dem auch voll zu, aber irgendetwas in ihm wehrte sich dagegen.

Nach einigen Wochen Therapie konnte er ein Muster erkennen. Immer wenn er an »Arbeit« dachte, verkrampfte er sich. Seine Biofeedback-Messwerte bestätigten dies. Es war schwierig für ihn, seine Muskeln zu entspannen, sobald er sich gedanklich mit der Arbeit befasste. Paddy hatte schon immer Vollzeit gearbeitet und das Gefühl, dass jeder Erfolg von harter Arbeit abhängt. Solange er zurückdenken konnte, hatte er in seinem Job »alles gegeben«, als ob sein Leben davon abhinge. Dafür gab es einen Grund. Nach dem Tode seines Vaters war er zunächst der Einzige in der Familie gewesen, der Geld nach Hause brachte. Seine Erfahrung hatte ihn gelehrt, dass wenn der Ernährer aufhört zu arbeiten, das Überleben der Familie auf dem Spiel steht. Seine Mutter hatte sich auf ihn verlassen, darauf, dass er die Rolle des »Mannes im Hauses« übernahm. In all den Jahren seit seiner Kindheit hatte seine Identität aus der Arbeit bestanden, und durch Kays Beförderung sah er diese Identität nun als gefährdet an. Für ihn bestand der Sinn der Arbeit eigentlich nur darin, Einkommen zu generieren. Zufriedenheit oder Erfüllung in der Arbeit zu finden, kam in seiner Gedankenwelt gar nicht vor. Die Arbeit versetzte ihn in die Lage, seine Rechnungen zu bezahlen, und das gab ihm ein Gefühl von Sicherheit und Zuversicht.

Durch unsere Therapiegespräche erhielt er die Möglichkeit, einige dieser Identitätsfragen neu zu formulieren und sich dem Gedanken zu öffnen, seiner Frau die Rolle als Haupternährerin der Familie zuzutrauen. Mit der Zeit schaffte er es, dies als befreiend und nicht als bedrohlich zu betrachten, und seine Panikattacken verschwanden. Seine Psyche hatte eine Weggabelung erreicht, und für die nächste Etappe war eine neue Identität erforderlich. Er konnte darauf bestehen, trotz sich verändernder Zeiten der Alte zu bleiben, oder er konnte sich an die neue Lebensphase anpassen und den alten Paddy loslassen, die Identität, die ihm in der Kindheit geholfen hatte zu überleben. Wie ein Fuß, der von einem Schuh eingeengt wird, aus dem er herausgewachsen ist, spürte auch er Beengtheit. Ohne die Einsichten aus der Psychotherapie hätte er nicht erkannt, dass die beunruhigenden Symptome ein Hinweis auf die Notwendigkeit von Weiterentwicklung und Reifung waren und es keinen Sinn hatte, um jeden Preis zu versuchen, den alten Status quo wiederherzustellen. Sein Körper kommunizierte mit ihm über die Panikattacken, und durch das Biofeedback-Gerät wurde ihm klar, dass seine Angst ihren Ursprung in der Arbeitsrolle hatte. So konnten Gedanken über Veränderungen entstehen.

8

DAS CHAKRA-SYSTEM

Leitgedanke: Energetisches Heilen

Es gibt etwas in uns, das wie die Messgeräte in einem Auto ständig überwacht, wie ausgeglichen unser System ist. Lehnen wir uns zu weit in eine Richtung, wie die Tankanzeige in Richtung »leer«, muss eine Maßnahme getroffen werden. Dieses Etwas, ein stummer Zeuge sozusagen, fungiert wie ein Kompass, und sobald wir von dem für uns richtigen Gleichgewichtspunkt abweichen, gibt es uns einen Schubs, den wir als Symptom erleben. Aus der Betriebsanleitung für ein Auto oder der Pflegeanleitung einer Zimmerpflanze lässt sich entnehmen, wie es oder sie in guter Verfassung bleibt. Uns Menschen wird keine solche Anleitung auf den Lebensweg mitgegeben. Wir erhalten lediglich mehr oder weniger deutliche Hinweise, wenn Ärger oder Krankheit uns mitteilen wollen, dass wir einen Wartungscheck durchführen müssen, um die optimale Funktion wiederherzustellen. *Den Code zu knacken, wie Ihr eigenes »Fahrzeug« mit Ihnen kommuniziert*, ist eine wichtige Aufgabe, wenn Sie gesund bleiben wollen.

Was genau ist dieses Etwas in uns, das uns in eine bestimmte Richtung lenkt und ein berechtigtes Interesse an unserem Wohlergehen zu haben scheint? Ist es das Gleiche wie die übergeordnete Kraft, die alle Lebewesen beseelt, die die Narzissen so programmiert, dass sie im Frühjahr und nicht im Herbst blühen, und die dafür sorgt, dass jedem Tag eine Nacht folgt, ohne jemals durcheinanderzugeraten und das eine oder andere auszulassen?

Wenn Sie sich tief in die Hand schneiden, gehen Sie zuerst einmal zum Arzt, der die Wunde näht. Aber wer oder was vollendet danach die Heilung? Nicht Ihr Gehirn, denn das schläft auch ab und zu oder muss sich auf andere Dinge konzentrieren. Woher kommen die Anweisungen, genügend Immunzellen in Richtung Wunde zu schicken, um eine Infektion zu bekämpfen, oder die erforderliche Anzahl von Gerinnungsfaktoren zu produzieren, um einen Schorf zu bilden und übermäßige Blutungen zu verhindern? Woher »wissen« diese Prozesse, wann sie gebraucht werden? *Es scheint eine angeborene Intelligenz zu geben, die immer zu unseren Gunsten handelt, ein unbewusstes Bewusstsein.* Es heilt Ihre Wunde und kümmert sich gleichzeitig um alles andere, reguliert zum Beispiel Ihren Herzschlag oder achtet darauf, dass Ihre Sinne funktionieren, damit Sie sicher an Ihren Arbeitsplatz gelangen. Und das alles, ohne Sie nach Anweisungen zu fragen. Es scheint überdies sehr vertrauenswürdig zu sein, denn Sie können ihm einfach die Heilungsaufgabe überlassen und sich anderen Dingen zuwenden. Nach ein paar Wochen wird die Wunde ohne Ihr aktives Zutun perfekt verheilt sein.

Diese kreative Intelligenz hat jedoch bestimmte Anforderungen, um ihre Aufgabe gut zu erfüllen. *Sie funktioniert optimal, wenn ihre Grundanforderungen eingehalten werden.* Im obigen Beispiel wären diese, dass Sie die Wunde nicht verschmutzen, indem Sie im Blumenbeet graben, oder sie reizen, indem Sie sie in Spülmittel tauchen. Und ganz sicher sollten Sie nicht ständig den Schorf abzupfen, um nachzusehen, ob darunter alles in Ordnung ist! Es wäre außerdem gut, wenn Sie der Hand erlauben, »außer Dienst« zu sein, bis sie geheilt ist, und auf Symptome wie Schmerzen zu achten. Am Wichtigsten aber ist, dass Sie *Vertrauen haben und sich der Weisheit dieser Intelligenz hingeben.*

Wir erzielen optimale Ergebnisse, wenn wir lernen, die Funktionsweise dieser kreativen Intelligenz zu beobachten und versuchen, uns *mit ihr* zu bewegen und *nicht gegen sie.* So wie der Landwirt bemerkt, dass im Frühjahr gepflanztes Saatgut Ertrag bringt, während im Winter nicht gepflanzt wird, und der Segler sieht, dass er schneller an sein Ziel kommt, wenn er die Segel richtig setzt, so können wir die uns durchströmende Lebenskraft in unserem besten Interesse nutzen. Dieselbe Kraft, die alle Lebewesen belebt, ist in jedem von uns in einer personalisierten Version vorhanden. So wie ein Tropfen Meerwasser aus demselben Material wie der Rest des Ozeans besteht, besteht der menschliche Körper auf der quantenphysikalischen Ebene aus dem gleichen Rohstoff wie alle anderen lebenden Materien – der Energie. Sie haucht uns bei der Geburt Leben ein, und ihr Rückzug markiert unseren Tod.

Diese Energie wird vielfach als »Geist« bezeichnet. So wie der Tropfen im Meer ist die Seele der Teil des Geistes, der individuell in uns angesiedelt ist. Seele wird allgemein so verstanden, dass sie sich auf den Teil eines Menschen bezieht, der die Fähigkeit hat, die Entwicklung dieses Menschen zu überwachen und zu lenken und der nach dem Tod des physischen Körpers überlebt, um wieder in den »Ozean« des Seins zurückzukehren, so wie wir alle eines Tages.

Der berühmte indische Dichter Rabindranath Tagore fängt die Essenz ein:

> *Du machtest mich endlos,*
> *so ist dein Belieben.*
> *Du trugst diese kleine Rohrflöte*
> *über Hügel und Täler*
> *und hauchtest durch sie*
> *ewig neue Melodien.*
> *Dies schwache Gefäß*
> *leertest du wieder und wieder*
> *und fülltest es immer*
> *mit neuem Leben.*

Wie übt die Lebenskraft ihren Einfluss auf Lebewesen aus? Wie wirken sich die Mondzyklen auf unsere Körperflüssigkeiten aus, sodass bei Vollmond mehr epileptische Anfälle und andere geistige und physiologische Phänomene auftreten? Und wie »weiß« ein Winterschlaftier, wann es im Frühjahr aufwachen soll, oder wie kommunizieren sich Vögel die Nachricht, dass in der Vogelfutterschale in Ihrem Garten Nüsse liegen? Solche Informationen werden elektromagnetisch durch die Schwingungsfrequenzen übertragen, die jeder einzelnen Spezies zugänglich sind. Die Angehörigen jeder Spezies »hören« die für sie spezifische Lebenskraft, die ihnen als Energieimpulse die Informationen zuflüstert, die sie benötigen, um das Leben nach Plan laufen zu lassen, wie eine Radiofrequenz, die nur an sie sendet.

Mehr als man auf den ersten Blick sieht

Während wir uns selbst als feste Materie betrachten, so wie den Stuhl, auf dem wir sitzen, zeigt der Blick durch ein Mikroskop, dass wir auf der Ebene der Quantenphysik aus einer Ansammlung von sich ständig bewegenden Protonen, Elektronen und Neutronen bestehen. Ihr »Tanz«, die besondere Anordnung im umgebenden elektromagnetischen Feld, bestimmt, ob sie sich als Mensch, Pferd oder Baum manifestieren. Und obwohl wir das Gefühl haben, dass wir von unserer Haut begrenzt sind, sind wir in Wirklichkeit von einem Energiefeld umgeben, das sich außerhalb unseres Körpers erstreckt. Es schwingt außerhalb des Frequenzbereichs unserer Sinne und ist daher für uns unsichtbar.

Auch wenn dieses Feld nicht materiell ist, ist seine Präsenz wissenschaftlich belegt. Sehen Sie etwa die Impulse, die von einem Mobilgerät zum anderen, vom Fernsehsender in Ihren Fernsehapparat oder von einem Computer auf der anderen Seite der Welt zu Ihrer E-Mail-Adresse übertragen werden? Woher wissen Sie dann, dass sie überhaupt da sind? Sie begreifen, dass sie außerhalb Ihrer Wahrnehmung liegen, aber da das Endergebnis zweifelsfrei ist (Sie hören die Stimme oder sehen das Bild), ist es für Sie nicht wirklich wichtig, die Funktionsweise und wie es im Einzelnen abläuft, zu verstehen.

Jedes Lebewesen ist von so einem eiförmigen Energiefeld umgeben. Es funktioniert ähnlich wie eine Lunge und sendet nicht nur, sondern empfängt, verarbeitet und integriert auch alle Energien, die darauf einwirken. Es endet nicht an der Körperoberfläche, sondern geht durch unsere physische Hülle hindurch, um jede Zelle zu durchdringen. So wie jede Bewegung von den Strahlen Ihrer Alarmanlage erfasst wird, wird jede Zelle in Ihrem Körper von Ihrem Energiefeld beeinflusst. Ihr Feld steht wiederum unter dem Einfluss von äußeren Faktoren wie zum Beispiel Temperaturschwankungen, Lärmpegel, Mobilfunkstrahlung, TV-

und Radiowellen. Sogar die Bewegungen der Planeten wirken sich auf Ihr Feld aus.

Alle Körperfunktionen werden durch die Bewegung von positiven und negativen Ionen über die Zellwände hinaus gesteuert, darunter Sauerstoffzufuhr, Nahrungsaufnahme, Entgiftung und Erzeugung von Nervenimpulsen. Wie in einer riesigen Metropole, die niemals schläft, erhält Ihr Körper immer wieder die elektromagnetisch übertragenen Anweisungen, die ihn dazu veranlassen, zu wachsen und sich zu vermehren, zu verteidigen und zu reparieren. Er tut dies, egal, ob Sie im Koma liegen, schlafen, träumen oder wach sind, seine wachsame Intelligenz hängt also nicht von Ihrem Bewusstsein ab.

Ihr Mobiltelefon empfängt nur Anrufe auf Ihre SIM-Karte, und Geld von Ihrem Bankkonto erhalten Sie am Geldautomaten nur durch Eingabe Ihrer PIN-Nummer. Ebenso kann Ihr Energiefeld »Botschaften« von der Lebenskraft aussortieren, die nicht für Sie, sondern für Ihr Pferd oder Ihren Bonsaibaum bestimmt sind. Es tut dies mithilfe des *Chakra-Systems*.

Ihre mehrdimensionale Anatomie

So wie der Dirigent eines Orchesters seine Organisationskraft zur Verfügung stellt, die alle an einer Symphonie beteiligten Musiker koordiniert, so liefert Ihr Energiefeld eine Karte, an der sich die Abläufe ausrichten. Diese »Blaupause« enthält den Plan, dem Ihr Körper folgt, während er sich zu einem reifen Menschen entwickelt. Er war schon vorhanden, bevor Sie in einer befruchteten Eizelle Ihren Anfang nahmen. Diese eintreffenden Schwingungen haben eine zu hohe Frequenz, um von Ihren fünf Sinnen verarbeitet zu werden. Sie müssen in eine Wellenform umgewandelt werden, die Ihre Zellen erkennen können, so wie Telefonschwingungen in etwas übersetzt werden, das wir als menschliche Stimme kennen. Eine Reihe von Abwärtstransformatoren, *Chakras* (das Sanskritwort für: Rad, Schwungrad) genannt, werden zum Sinnesorgan für diese höheren Frequenzen.

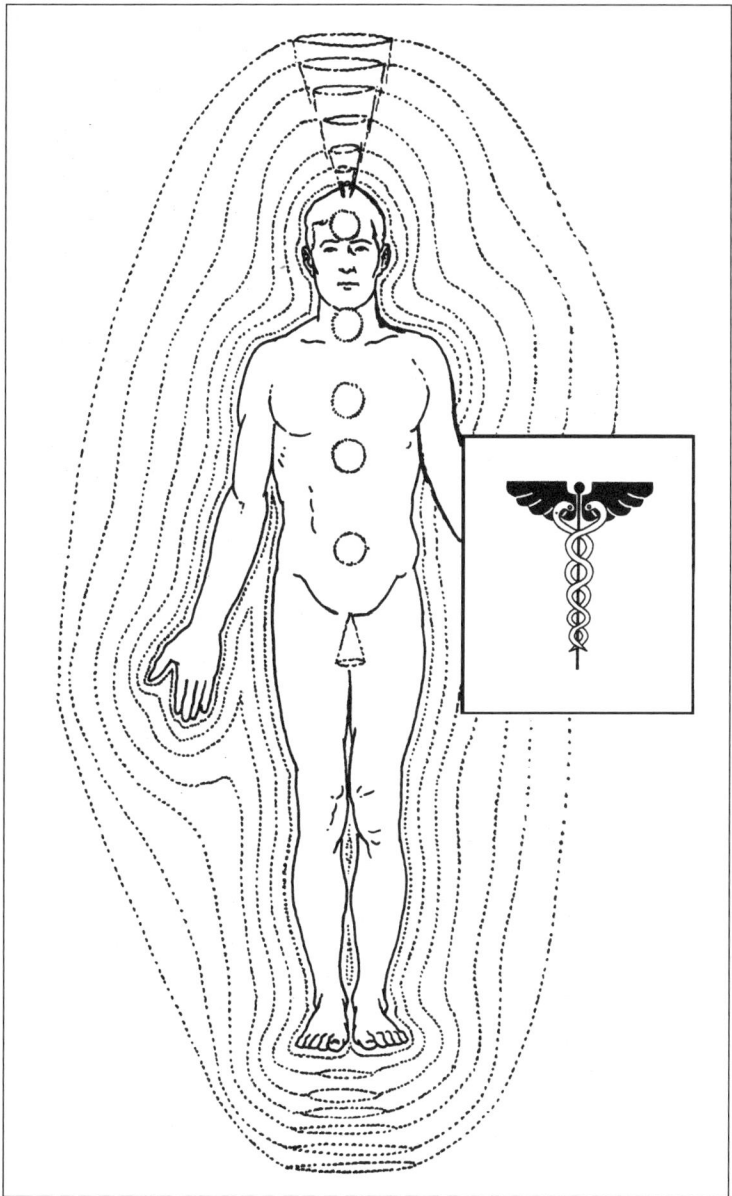

Abb. 8.1 Die Chakras und die Energiefelder

Chakras sind Energiewirbel, ähnlich wie kleine Satellitenschüsseln, die sich an klar definierten anatomischen Positionen befinden. Jedes von ihnen ist mit einem großen Nervengeflecht und einer Hormondrüse (endokrine Drüse) verbunden, und zusammen bilden sie ein Regulationssystem, das Ihre Physiologie unterstützt. Wenn ein Ungleichgewicht auftritt, werden durch die Aktivierung der Gene Krankheiten angeregt, oder es wird sogar das hormonelle Klima im zentralen Nervensystem geschaffen, aus dem Symptome des Wahnsinns entspringen können. Im Alltag nimmt dieses System mittels der Hormondrüsen, die das Funktionieren Ihres Gehirns bestimmen, Einfluss auf Ihre Gedanken, Stimmungen und Emotionen.

Die sieben Hauptchakras liegen entlang der Mittelachse des Körpers, der feinstofflichen Wirbelsäule, und verteilen sich vom Steißbein bis zum Scheitelpunkt des Kopfes. Jedes kann als eine Diskette betrachtet werden, die nicht nur alte Programmierungen enthält, sondern auch neue Informationen aufnimmt, filtert und vergleicht, um zu sehen, ob sie mit ihrem Programm kompatibel sind. Wie bei einer Leiterplatte sind alle sieben Chakras miteinander verbunden und individuell »verdrahtet«, so wie das Stromnetzwerk in Ihrem Haus ganz anders ist als das Ihres Nachbarn. In dem Konstrukt sind alle Elemente enthalten, die Ihre Persönlichkeit ausmachen, von den Dingen, die Sie verärgern, inspirieren, langweilen oder frustrieren, über die Nahrung, die Sie bevorzugen, bis hin zu dem Wetter, bei dem Sie sich am wohlsten fühlen.

Natürlich stellt sich die Frage, zu welchem Zweck diese energetische »Computerdatenbank« all diese Informationen speichert? Ein Grund dafür ist, dass Sie auf einer Persönlichkeitsebene identifizierbar bleiben, so wie Ihre körperlichen Eigenschaften es mir erlauben, Sie zu erkennen.

Der andere Grund bedingt, dass wir eine tiefgründigere Frage stellen: Warum sind wir hier? Worum geht es auf dieser Reise überhaupt? Ihre gesamte spirituelle Agenda ist in Ihrem Chakra-System kodiert: Was Ihre Seele auf Ihrem Lebensweg zu erreichen versucht, welche körperlichen Fähigkeiten Ihre Persönlichkeit zu diesem Zweck benötigt und welche Hindernisse überwunden werden müssen. Es ist der Teil Ihres Energiesystems, in dem all die Weisheit und die karmischen Eindrücke gespei-

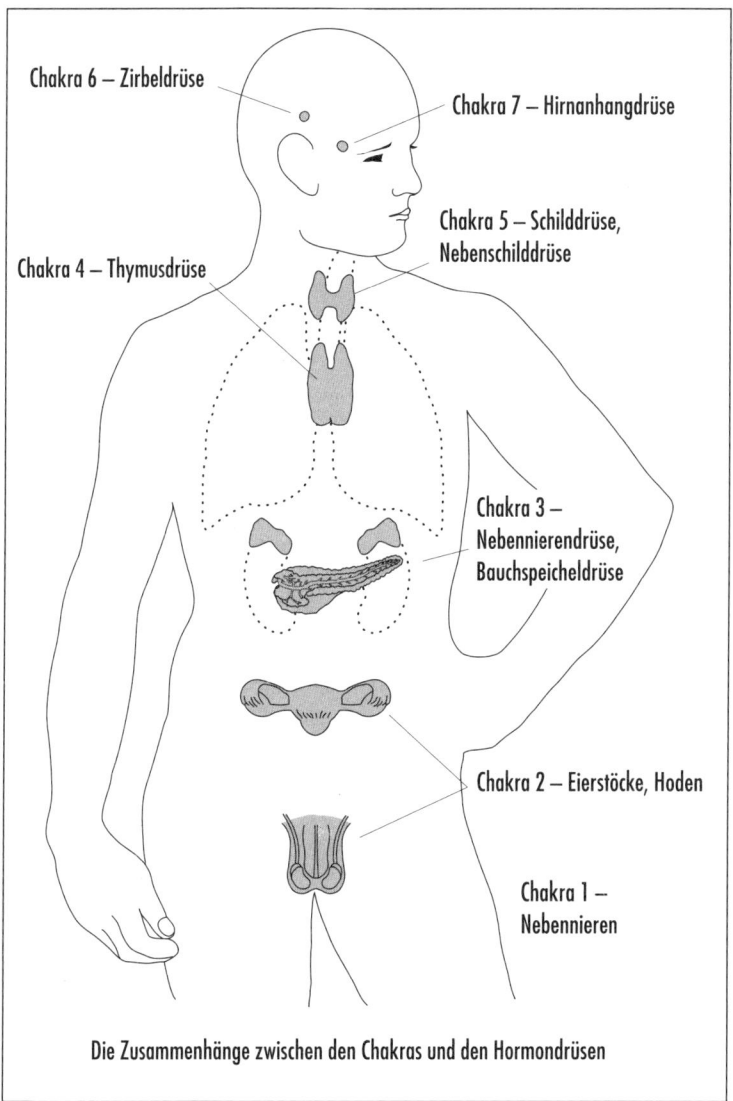

Chakra 6 – Zirbeldrüse

Chakra 7 – Hirnanhangdrüse

Chakra 5 – Schilddrüse, Nebenschilddrüse

Chakra 4 – Thymusdrüse

Chakra 3 – Nebennierendrüse, Bauchspeicheldrüse

Chakra 2 – Eierstöcke, Hoden

Chakra 1 – Nebennieren

Die Zusammenhänge zwischen den Chakras und den Hormondrüsen

Abb. 8.2 Die Zusammenhänge zwischen den Chakras und den Hormondrüsen

chert sind, die Sie in anderen Lebenszeiten erworben haben, all das Leid und die Freude und die Überzeugungen, die Vorurteile und Ängste, die sich aus diesen Erfahrungen ergeben. Ihr Chakra-System unterstützt es, dass diese in Ihrem aktuellen Leben zum Ausdruck kommen. Es ist der Teil von Ihnen, der fortbestehen wird, nachdem Ihr physischer Körper sich von dieser Welt verabschiedet hat. Um herauszufinden, ob Ihr Chakra-System in einer guten Verfassung ist, *müssen Sie nach Zeichen suchen, ob es in Harmonie ist oder nicht.*

Das bedeutet, *auf die Symptome zu hören und sich bewusst zu werden, was sie versuchen, Ihnen zu sagen.* Wenn Sie zum Beispiel, wann immer Ihr Chef oder Freund Sie kritisiert, nervös werden und Ihr Selbstwertgefühl nachlässt, können diese Gefühle darauf hindeuten, dass Ihr Maßstab für Selbstwert zu oft außerhalb Ihrer selbst liegt, was es Ihnen als notwendig erscheinen lässt, Menschen immer zu gefallen und ihre Zustimmung einzuholen, bevor Sie sich wertvoll fühlen können. Da Sie das verletzlich macht, wäre es vielleicht besser für Ihr Seelenheil, wenn Sie sich mehr auf sich selbst bezögen und lernten, sich auf Ihr eigenes Urteil zu verlassen.

Wenn Sie sich in Ihrer Familie immer unter Druck gesetzt fühlen, sich »anzugleichen«, um in der Art und Weise erfolgreich zu sein, wie es von der Familie erwartet wird, und es Ihnen deshalb vor Familienbesuchen und -feiern schon richtig graut, dann wäre es eine Überlegung wert, ob Sie diese Gefühlslage nicht darauf aufmerksam macht, dass Sie Ihre eigene Person werden müssen, auch wenn Sie sich dadurch von der Familie entfremden. Oder wenn Sie jemand sind, dem es schwerfällt, richtig ausgelassen zu sein und sich wirklich zu amüsieren oder sich in der Freizeit zu entspannen, sollten Sie dann nicht mal nachforschen, warum das so ist?

Solche und ähnliche Schwierigkeiten und ihre Symptome spiegeln sich in einem Ungleichgewicht in den Chakras wider. Sie können lernen, diese Informationen zu nutzen, um mehr über sich selbst zu erfahren und die Harmonie wiederherzustellen. Panikattacken enthalten ganz spezifische Informationen über Ihre Identität und können ein Hinweis darauf sein, wie stark Ihre Bindung an eine bestimmte Identität ist. Sie senden Wellen der Angst durch das System, wenn eine wesentliche

Veränderung erkannt wird. Eine überstarke Bindung kann einschränken, falls das Wachstum es erfordert, dass wir loslassen und in eine neue Phase eintreten. Dieser Kampf zwischen der Absicht der Seele, zu einer neuen Erfahrung überzugehen, und der Angst der Persönlichkeit vor dem notwendigen Wandel findet im Energiefeld und im Chakra-System statt.

Das Chakra-System

Der Grad der Harmonie zwischen den sieben Energiezentren, den Chakras, beeinflusst das Leistungsniveau jeder physischen, emotionalen, mentalen und spirituellen Funktion unseres Körper-Geist-Seele-Organismus. Ein solches Gleichgewicht kann vom Grad der Öffnung oder Geschlossenheit eines einzelnen oder aller Chakras zu einem bestimmten Zeitpunkt abhängen.

Ein Chakra-Ungleichgewicht beginnt in der Regel in einem Kontext der Angst. Dies kann nach einer Reihe von Lebensproblemen wie Kindheitstraumata, körperlichen Schmerzen, sozialer Konditionierung, sozial benachteiligten und unterdrückenden/gewalttätigen Umfeldern, mentalen und emotionalen Schocks und anhaltendem Stress geschehen – alles, was unser einzigartiges persönliches Bewusstsein und seinen vollen Ausdruck einschränkt.

Das erste Chakra (siehe Abbildung 8.3), das Wurzelchakra, befindet sich am Ende des Steißbeins, an der Basis der Wirbelsäule. Die Verben, die am besten dazu passen, sind »Ich habe« oder »Ich existiere«. Seine Hauptaufgabe ist es, das *Überleben Ihrer physischen Identität zu sichern*. Ihr erstes Chakra wird Sie auffordern, genügend Schlaf zu bekommen, zu essen, einen Platz zum Leben und eine Einkommensquelle zu finden und Ihnen sagen, welche Maßnahmen Sie angesichts einer Gefahr ergreifen sollten. Es kann durch Überlebensprobleme und Existenzbedrohungen geschwächt werden und aktiviert das Nebennierengeflecht, um die Adrenalinkaskade während der Panik einzuleiten.

Die angemessene Reaktion auf einen radikalen Identitätswechsel, insbesondere einen mit Überlebenscharakter, ist in Ihrem ersten Chakra codiert. Dies basiert auf den Erfahrungen vieler Leben. Für einen Workaholic ist es also dieses Chakra, das die Warnung »Wenn du aufhörst zu arbeiten, bist du geliefert« ausgeben kann. Es schwingt am roten Ende des Farbspektrums.

Das **zweite Chakra,** der Sitz der Lebenskraft, befindet sich unterhalb des Nabels, zwischen Kreuz- und Schambein, und das ihm zugeordnete Verb ist »fühlen«. Als Zentrum Ihrer *emotionalen Intelligenz* beeinflusst es Ihre Fähigkeit, Freude zu erleben und Schmerzen zu vermeiden. Es vermittelt, wie Sie auf Veränderungen reagieren, Ihre Sexualität erleben und mit den Themen Intimität, Erziehung, Beziehungen und Gemeinschaft umgehen. Viele der Reizdarmsymptome, die bei Angst und Panik so häufig auftreten, sind auf eine übermäßige Aktivität in diesem Chakra zurückzuführen, während es versucht, Veränderungen und die damit verbundenen Emotionen zu verarbeiten. Seine Schwingung ist orange.

Das **dritte Chakra** befindet sich im Solarplexus, und sein Verb ist »können«. Es steht im Zusammenhang mit *individueller Identität*, Selbstdefinition, Ich-Stärke und Willenskraft – die Fähigkeit, Ihr Leben zu beeinflussen. Bei diesem Chakra geht es um die persönliche Autonomie, das »innere Feuer«, und es ist entscheidend für den Gedanken, auf eigenen Füßen zu stehen und sich zu verteidigen.

Das Gefühl des »flauen Magens« oder von Übelkeit, die mit Panik einhergehen kann, ist eigentlich das Gefühl, das Sie überkommt, wenn die Weisheit Ihres dritten Chakras die Situation nicht erfasst und Sie sich nicht unter Kontrolle haben. Seine Schwingung ist gelb.

Das **vierte Chakra,** das Herzchakra, befindet sich in der Mitte der Brust, hinter dem Brustbein, und die ihm zugeordneten Verben sind »lieben, akzeptieren«. Durch dieses Chakra fühlen Sie die *bedingungslose Annahme* Ihrer selbst, anderer und der Realität, wie sie ist, und nicht wie Sie sie sich wünschen. Hyperventilation und Gefühle von Brustenge können

128

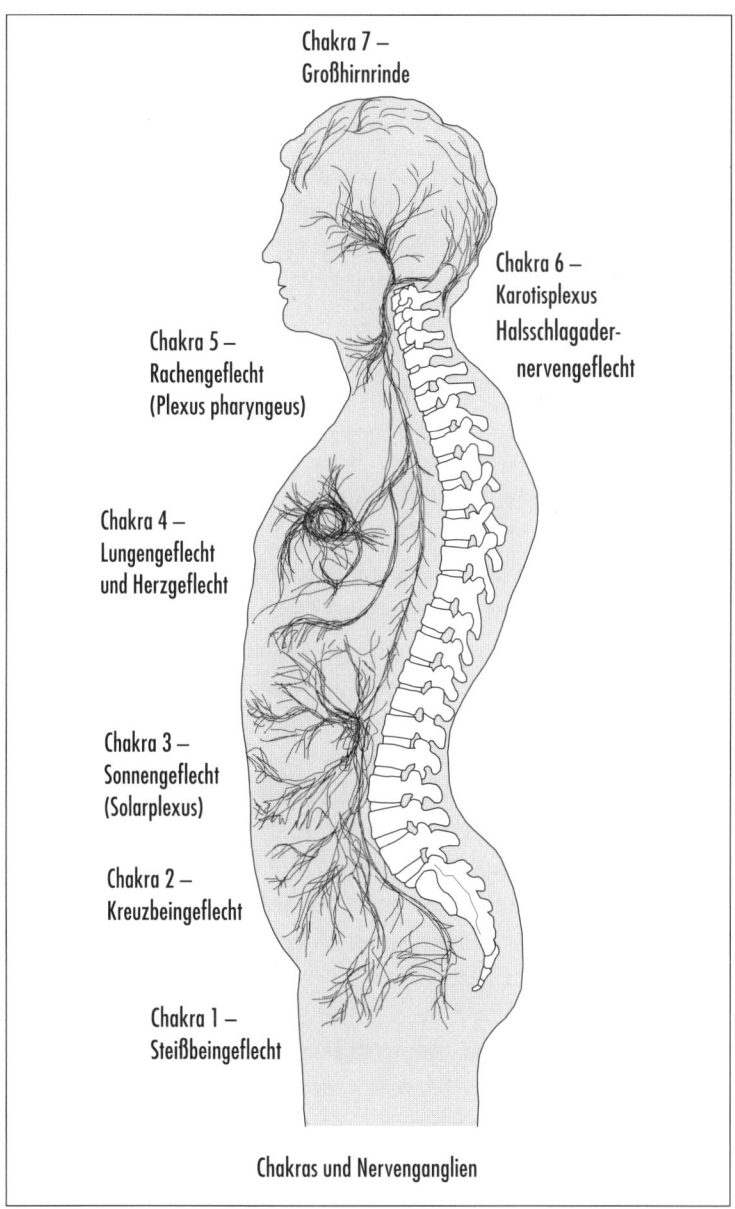

Chakra 7 –
Großhirnrinde

Chakra 6 –
Karotisplexus
Halsschlagader-
nervengeflecht

Chakra 5 –
Rachengeflecht
(Plexus pharyngeus)

Chakra 4 –
Lungengeflecht
und Herzgeflecht

Chakra 3 –
Sonnengeflecht
(Solarplexus)

Chakra 2 –
Kreuzbeingeflecht

Chakra 1 –
Steißbeingeflecht

Chakras und Nervenganglien

Abb. 8.3 Chakras und Nervenganglien

von dem unnachgiebigen »herzlosen Streben« nach Perfektionismus herrühren, bei dem die Grenzen des Machbaren immer weiter verschoben werden. Seine Schwingung ist grün.

Das **fünfte Chakra** sitzt am Hals bzw. Kehlkopf, und sein Verb ist »sprechen«. Es hilft Ihnen, *sich auszudrücken* und Ihre besonderen Talente zu entdecken, authentisch, d. h. gemäß Ihrer wahren Natur zu leben, anderen Menschen empathisch zuzuhören, Ihre Ideen zu formen und symbolisch zu denken. Es ist mit Kreativität und Ihrem »öffentlichen Gesicht« verbunden. Manche können nicht schlucken oder spüren eine Verengung der Kehle, wenn sie von einer Panikattacke betroffen sind, und interpretieren dies falsch als einen Verschluss der Luftröhre, während es tatsächlich ein Ungleichgewicht in der Kommunikation ausdrückt. Die Schwingung dieses Chakras ist himmelblau.

Das **sechste Chakra** befindet sich in der Mitte der Stirn, zwischen den Augenbrauen, und wird metaphorisch als »das dritte Auge« bezeichnet. Sein Verb ist »verstehen«. Stichworte in Bezug auf dieses Chakra sind *Einsicht*, Reflexion, Intuition, Visualisierung, Gedanken und Abstraktion. Ein Ungleichgewicht im sechsten Chakra spiegelt sich in der Unfähigkeit, klar zu sehen, Konzentrationsschwierigkeiten, Zerrissenheit, Inflexibilität, starren Glaubenssystemen, Wahnvorstellungen, Lernstörungen, Halluzinationen und Albträumen wider. In Zeiten von großem Stress ist dieses Chakra auf der Suche nach einer Lösung oft überlastet. Im Kopf rauscht oder brummt es dann, was die Anstrengungen des Chakras spiegelt, das versucht, die Situation zu verstehen. Seine Schwingung ist *nachtblau, indigoblau* oder *violett*.

Das **siebte Chakra,** auch »Kronenchakra« genannt, befindet sich am Scheitelpunkt des Kopfes. Es ist mit Überzeugungen über die Funktionsweise des Universums, geistigem Verständnis, Ihrer Verbindung zu anderen Dimensionen des Bewusstseins und Ihrem Platz im großen Weltentwurf verbunden. Das zugehörige Verb lautet »wissen«, die Schwingung ist *weiß*.

Das Energiefeld und Panikattacken

Die folgenden Informationen und die spezifischen Übungen, die besonders bei Panikattacken hilfreich sind, wurden von Walter Makichen empfohlen, Hellseher und Weisheitslehrer sowie Direktor des Center for Self Teaching in Sacramento, Kalifornien.

Was geschieht im Energiefeld vor und während einer Panikattacke? Der Auslöser ist eine (bewusst oder unbewusst) wahrgenommene bevorstehende Veränderung der Identität. Dies kann in Zeiten extremen Stresses oder radikaler Veränderungen, wie zum Beispiel nach einem Todesfall oder Beziehungsabbruch, sein. Oder bei starker Angst, wie sie bei Mobbing, Unfällen oder Angriffen auftritt. Oder es kann eine Zeit der finanziellen Unsicherheit sein oder wenn Sie sich in Ihrem Job überfordert fühlen – wenn Sie einer Situation nicht gewachsen oder sich nicht sicher sind, ob Sie sie bewältigen werden. Es gibt dann zwei Möglichkeiten, was passieren kann: Entweder alle Chakras öffnen sich und das Feld wird geflutet, was einen erschreckenden Energiezufluss bewirkt, oder sie schließen sich alle, was eine Abtrennung von der Lebenskraft zur Folge hat. Der Nettoeffekt ist derselbe, *ein starkes Gefühl der Hilflosigkeit und des drohenden Untergangs, und die Angst, völlig wehrlos zu sein.*

Ckakraüberflutung

Da die einzelnen Energiezentren des Chakra-Systems in der Regel unterschiedlich weit geöffnet bzw. geschlossen sind und es übermäßige Einflüsse abschirmt, ist die Erfahrung der *Chakraüberflutung*, bei der eine Person mit Informationen aus der Umwelt förmlich bombardiert wird, neu und unvertraut. Jetzt wird alles greifbar, einschließlich aller nicht materiellen Dimensionen, die Ihrem Bewusstsein normalerweise nicht zugänglich sind. Plötzlich erscheinen Gedanken wie »Du bekommst einen Herzinfarkt« oder »Schnell, raus oder du hörst auf zu atmen« überzeugend real. Was normalerweise als Flüstern in Ihrem Bewusstsein existiert, wird verstärkt, wenn Ihre Chakras weit geöffnet sind, es scheint Sie regelrecht anzuschreien, dass Sie reagieren sollen. Wenn Sie sich inmitten einer Menschenmenge befinden, scheint es, als ob alle Leute Sie bedrängten, sodass sich auch das Gefühl, nicht richtig atmen zu können, auf der energetischen Ebene ganz real anfühlt. Sie werden sich der umliegenden Energiefelder bewusst, die sich mit Ihren vermischen und geraten außer Atem, sehen nicht, wohin Sie sich flüchten könnten. Es gibt keinen Hinweis auf die individuelle Identität, die eine ausgewogene Beurteilung der Situation vornimmt, niemand, der aufstehen und beruhigend verkünden kann: »Meine Chakras sind alle offen, das ist alles, nichts worum man sich sorgen müsste.« Und weil eine zentrierte, besonnene Stimme fehlt, wird die Kampf-oder-Flucht-Reaktion ausgelöst.

Ein offenes Chakra-System ist eine Erfahrung, auf die nur wenige Menschen vorbereitet sind oder mit der sie umgehen können, sodass die meisten sie als erschreckend empfinden. Wenn Sie zu den Menschen gehören, deren Überlebenssinn davon abhängt, dass das »innere Du« von der Welt unberührt und jederzeit intakt bleibt, ist diese Art der plötzlichen Öffnung erschreckend. Dies gilt insbesondere für diejenigen, die es vorziehen, zuzuschauen, anstatt an der Welt teilzunehmen, und deren Realität zum größten Teil in ihrem Kopf passiert, wo sie die Menge der auf sie einströmenden Energie regulieren. Mit ihren weit geöffneten Chakras sind sie aus einer Realität, die sie gut handhaben können, in eine Realität gewechselt, in der sie sich hilflos fühlen.

Öfter mal ist es nur ein bestimmtes Chakra, das sich vollständig öffnet, normalerweise das dritte, das die meisten Kampf-oder-Flucht-Probleme übernimmt. Von neuen Informationen überhäuft, bei deren Bewältigung ihm die anderen Chakras, weil sie nicht so offen sind, nicht helfen können, wird es überlastet und ist irritiert. Das sind die Art von Panikattacken, bei denen eine Person einen enormen Handlungsdrang hat, sich rastlos bewegt und nicht in der Lage ist, sich zu beruhigen, nervös zappelt oder zwanghaft redet. In ihrem dritten Chakra gibt es eine grundlegende Angst, und wann immer diese Angst ausgelöst wird, kommt der Drang etwas zu tun, zu handeln.

Wenn solche Menschen nichts von diesem Auslöser wissen, werden sie etwas erzählen wie »Ich weiß auch nicht warum, aber ich musste einfach das Restaurant verlassen«. Diese Art von Auslöser für ein bestimmtes Chakra kann in der Psychotherapie aufgedeckt werden. Die Betroffenen können dann zusammen mit dem Therapeuten eine Lösung herausarbeiten, wie sie im Wiederholungsfall mit einer solchen besonderen Herausforderung umgehen. Vielleicht sind sie unsicher, ob sie interessante Gespräche führen oder eine gute Beziehung zu Menschen aufbauen können, und wenn sie dann am Tisch neben einer wichtigen oder einschüchternden Person zu sitzen kommen, geraten sie unerklärlicherweise in Panik.

Sämtliche Arten von Panik werden durch den Glauben des Einzelnen, dass er hilflos ist, untermauert. Allen ist das Gefühl gemeinsam, verloren und führungslos zu sein, ohne über die Fähigkeiten zu verfügen, die Situation zu meistern. Die Lösung besteht darin, ihnen zu helfen, einen Weg zu finden, sich in der jeweils neuen Realität zurechtzufinden und sich darin intakt zu fühlen.

Paranoia und Projektionen

Wenn sich nur ein Chakra vollständig öffnet, ist ein Individuum quasi dem ausgeliefert, was in diesem Chakra vorhanden ist oder dort fehlt. Jedes Chakra hat die Fähigkeit, Dinge für uns real werden zu lassen, und was wir durch dieses Chakra wahrnehmen, wird zur Wahrheit. Das übermäßig weit geöffnete Chakra wirkt wie eine Lupe und lässt Kleinigkeiten überproportional groß erscheinen.

Für viele Panik-Betroffene ist es die Meinung oder das Urteil anderer, die/das die größte Angst hervorruft und der Auslöser für Panikattacken sein kann. Wenn *Paranoia* ein Hauptfaktor bei den Angstsymptomen ist, weil sich das sechste Chakra plötzlich geöffnet hat, kann der Mensch das Gefühl haben, dass sein Kopf explodiert. Die energetische Dynamik besteht darin, dass das sechste Chakra, das wie eine Antenne wirkt und sich in einem offeneren Zustand als sonst befindet, mehr Informationen aufnimmt, aber nicht weiß, wie es sie interpretieren soll. Die Betroffenen nehmen Energie von anderen auf, wie zum Beispiel Denkformen, und versuchen, sie zu verstehen (die Aufgabe des sechsten Chakras), und zwar mit einer Intensität, die neu und beängstigend für sie ist.

Da sich ihre Chakras normalerweise nicht derart weit öffnen, sind sie es nicht gewohnt, Zugang zu den privaten Gedanken anderer, auch zu selbstkritischen, zu haben. In unserer Kultur gilt alles, was nicht sofort verständlich ist, als Feind und vermittelt ein Gefühl der Bedrohung. Diese Gedanken anderer aufzugreifen, aber nicht verstehen zu können, ist eine unerträglich verwirrende Situation. *Als Lösung wird auf die Situation die Vorstellung projiziert, dass die andere Person die kritischen Gedanken über einen selbst hegt!* Jetzt sind die Betroffenen wieder auf vertrautem Terrain, in dem sie sich auskennen. In ihrem Kopf finden sie vertraute Muster für die Situation. Sie haben sich ja schon in der Vergangenheit öfter verletzt und abgelehnt gefühlt, Spott erfahren, und somit sind Verlegenheit und Scham keine Unbekannten für sie. Die »Wahrheit«, die ihre Projektion in Form einer Paranoia lieferte, laut der der andere denkt, »dass ich dumm bin«, hat sie auf vertrauten Boden zurückgebracht, auch wenn sie gar nicht der Wahrheit entspricht.

Erweiterte Universen

Einige Panikattacken sind eine Reaktion auf eine größere Gesamtheit, von deren Existenz wir wissen, die wir aber nur schwer akzeptieren. Der Auslöser kann eine allgemeine Angst vor dem Leben sein. Zum Beispiel kann ein zögerlicher Typ von Mensch, der ein unspektakuläres Leben führt, ohne große Risiken oder Unwägbarkeiten, den Daseinskampf in einer normalen Existenz permanent sehr schwierig finden. Bei einer solchen Person, deren Chakra-System die meiste Zeit schützend geschlossen ist, würde eine schnelle Abfolge von Ereignissen, mit denen andere leicht umgehen könnten, ihr Chakra-System überschwemmen. In anderen Fällen kann dies durch eine Erfahrung der Unbegrenztheit geschehen, wie zum Beispiel in einem Flugzeug über den Wolken zu schweben oder sich in einem Schiff auf dem offenen Meer zu befinden. Eine solche

Vorstellung der Weite des Universums bleibt bei solchen Menschen meistens im Unbewussten.

Diejenigen, die eine psychotische Episode oder eine Posttraumatische Belastungsstörung erlebt haben, sind auf eine Version des Universums gestoßen, von deren Existenz sie nichts wussten und die sie nicht leicht interpretieren können. Sie haben mit anderen, nicht materiellen Dimensionen des Seins Bekanntschaft geschlossen. Außerkörperliche oder Nahtoderfahrungen, bei denen Menschen von oben auf ihren eigenen Körper hinabblicken oder durch einen Tunnel hindurch zu einem weißen Licht gehen, können nach Überfällen, Unfällen, Operationen oder in jeder Situation, in der das weitere Überleben infrage gestellt wird, auftreten. Drogenbedingte Halluzinationserfahrungen, bei denen sich feste Objekte wie Wände oder Böden auf einen zuzubewegen und ihre Form zu verändern scheinen oder bei denen Musik in sichtbaren Wellen fließt oder Teile des eigenen Körpers mit der Umgebung verschmelzen, können unser Verständnis davon, wie die Welt konstruiert ist, untergraben. Begegnungen mit Geistwesen aus anderen Dimensionen des Bewusstseins oder mit toten Menschen, deren Geist nicht hinübergeht, führen die Vorstellung eines Universums mit einer Vielzahl von möglichen Identitäten neben dem physischen Körper ein. Je mehr wir in diesem Leben mit unserer Identität verbunden sind, desto größer ist die Gefahr, dass Todesangst und Panik entstehen, wenn etwas sie bedroht. Die Frage lautet: »Woher weiß ich, ob die Person, die ich als ›ich‹ kenne, in diesem erweiterten Universum mit diesem größeren Gefühl von ›selbst‹ noch existieren wird?«

Im Falle von Nachtpanik treten die Bilder, die sich dem Bewusstsein im Schlaf präsentieren, zu einem Zeitpunkt auf, an dem das Chakra-System am weitesten geöffnet ist. Nachts erlebt eine Person mehr, als tagsüber auf einer bewussten Ebene zugelassen oder anerkannt werden kann, während die Zensurprozesse des Geistes aktiv sind. Betroffene finden es verwirrend und beunruhigend, aus einer schrecklichen Panikattacke aufzuwachen, ohne zu wissen, was genau sie eigentlich erschreckt hat.

Schließen der Chakras

Was bestimmt, dass das Chakra-System einer Person als Reaktion auf Panik geöffnet oder geschlossen wird? Diejenigen, die sexuell, körperlich oder emotional missbraucht wurden, haben oft die Fähigkeit (unbewusste Weisheit) entwickelt, als Schutzstrategie ihre Chakras zu schließen, um sich vom Trauma abzuschirmen. Der Einstrom von Sinnesreizen, ob bei Vergewaltigung, wiederholten brutalen Schlägen oder Ablehnung, wird minimiert, indem die eingehende Energie abgeschaltet wird. Auf diese Weise muss nur noch der Körper mit alldem fertigwerden, und später, wenn es sicher ist, können sich die Chakras wieder öffnen. Das Schließen Ihres Energiesystems ist wie das Verriegeln der Fenster und Türen und das Herablassen der Jalousien, um zu verhindern, dass Licht eindringt. Wann immer Ihnen später eine Erinnerung an den vergangenen Missbrauch in den Sinn kommt, wird Ihr System reflexartig wieder geschlossen, zum Beispiel, wenn jemand Sie schikaniert oder aggressiv behandelt. Andere Menschen würden sich vielleicht gar nicht weiter darum scheren, aber bei Ihnen führt ein solches Verhalten zu einer Chakraschließung und einer Panikreaktion, ohne dass Sie so genau wissen, warum. Ein solches Muster deutet in der Regel auf eine verschüttete Erinnerung hin.

Wenn Ihre Chakras geschlossen sind, fühlen Sie sich isoliert und allein. Der Puls der Lebenskraft-Energie, diese Ausdehnung und Kontraktion, wenn die universelle Energie in Sie hinein- und aus Ihnen herausfließt, wird vermindert. Sie haben dann das Gefühl, dass Sie nicht atmen können, denn die Synchronisation von Körper und Atem definiert das menschliche Leben. Ist dies unterbrochen, haben Sie kein Ortsbewusstsein und fühlen sich nirgendwo zugehörig. Genau das, was Sie daran erinnert, dass Sie am Leben sind, fehlt, also denken Sie, dass Sie sterben werden. Ohne Verbindungen nach außen wird das, was Sie denken, wirklich lebendig. Sie sind gefangen in all den furchtbaren Bildern oder Denkformen der Vergangenheit und erleben sie erneut. Sie fühlen sich wie gelähmt und sind nicht empfänglich für beruhigende Rückmeldungen anderer Menschen.

Energetisches Arbeiten mit Panik

Die frühen Anzeichen einer Veränderung in Ihrem Chakra-System zu erkennen, ist eine wesentliche Fähigkeit. Am häufigsten geht es um das dritte Chakra, das zuerst die Signale einer bevorstehenden Attacke auffängt, da es die stärkste Verbindung zur Kampf-oder-Flucht-Reaktion hat. Körperlich kann sich dies als Übelkeit oder Unwohlsein im Magen manifestieren. Auf der emotionalen Ebene kann es sein, dass Sie anfangen, sich hilflos und außer Kontrolle zu fühlen, und mental können sich Gedanken wie »Ich kann damit nicht umgehen« einstellen.

Übung 1 – Die Energie erden

Es gibt einen großen energetischen Kanal, der durch den Körper verläuft und uns ein Gefühl dafür gibt, wer wir in diesem Leben sind. Er verläuft von der Spitze der Zunge den Körper hinunter bis zu den Genitalien und in das erste Chakra. Dieser Kanal funktioniert wie ein »Ein«-Schalter, um Körper und Geist zu einem Ganzen zu verbinden und das »überlebende Du« zu stimulieren, welches wusste, dass es hierher auf diesen Planeten kommen konnte und widerstandsfähig und zäh genug sein würde, um mit allem fertigzuwerden. Es ist dieser Beschützerteil Ihrer Identität, der sich mit der vorgesehenen Lebenszeit, dem zu bewältigenden Karma und den damit verbundenen Problemen im Voraus beschäftigt und sagt: »Ich kann damit umgehen, das liegt nicht außerhalb meines Einflussbereichs.«

Mit dem Beginn der Panik geht die Verbindung zu dieser stabilen Identität verloren, und es existiert kein Gefühl für ein »Selbst«, das mit der problematischen Situation oder dem Stress umgehen kann. Diese erste Übung stimuliert deshalb diesen Kanal.

Legen Sie die rechte Handfläche auf das vierte Chakra und die linke Handfläche auf das dritte. Platzieren Sie die Zungenspitze hinter den Vorderzähnen und schieben Sie sie dorthin, wo das Zahnfleisch in die Schleimhaut des harten Gaumens übergeht. Hier gibt es einen Auslösemechanismus, der diesen Kanal öffnet, wenn Sie ihn stimulieren oder mit der Zunge daraufdrücken. Atmen Sie ein und drücken Sie dann beim

Ausatmen Ihre Zunge auf diesen Punkt. Stellen Sie sich dabei vor, wie Ihr Atem durch die Mitte des Körpers in Ihre Genitalien, Beine und in die Erde fließt. Diese Anwendung leitet die überschüssige Energie auf das untere Ende des Chakra-Systems um. Aus diesem Grund eignet sie sich ausgezeichnet bei Paranoia und wenn der Geist überreizt ist.

Übung 2 – Der Klang von Sicherheit

Die Stimme und die Anwendung von Klang, der eine reine energetische Form ist, kann Ihr bester Vertreter des gegenwärtigen Moments während einer Panikattacke sein, da Ihre Gedanken durch die Konditionierung vergangener Erfahrungen belastet sind.

Legen Sie die linke Hand auf den Bauch auf das dritte Chakra und die rechte auf das zweite Chakra und singen Sie »oh ah, oh ah, oh ah, oh ah, oh ah, om«. Richten Sie dabei das »oh« auf das dritte Chakra, das »ah« auf das zweite und das »om« auf den Bauchnabel. An diesem Nabelpunkt findet die Integration der physischen und nicht-physischen Bereiche statt. Dies hat den Effekt, dass all die chaotische Energie aufgenommen und ein wenig Ordnung hineingebracht wird. Die Übung erlaubt Ihnen, auf Ihre eigene Stimme zu reagieren, ein Zentrum zu schaffen, im zweiten Chakra die Emotionen zu beruhigen und im dritten Chakra das hilflose Verlangen zu lindern, dass »alles einfach aufhören« soll. Sie beschwichtigt und richtet Sie neu auf Ihre Umgebung aus. Das ist, als ob jemand seinen Arm um Sie legt und sagt: »Ich bin hier bei dir – du hast eine Panikattacke, aber keine Angst, auch wenn sie sich erdrückend anfühlt, sie ist es nicht, du kannst damit umgehen.«

Übung 3 – Hilfe ist da

Nun folgen zwei Anwendungen, um jemandem zu helfen, der eine Panikattacke erleidet:

- Legen Sie Ihre Handflächen auf beide Seiten des dritten Chakras der betroffenen Person. Eventuell spüren Sie, wie die Hitze abfällt, an der

Person herabströmt und in die Erde eindringt. Die Anwendung sollte deshalb nur von jemandem durchgeführt werden, der nicht durch die Panik verunsichert wird und neutral bleiben kann, wie ein Therapeut oder ein Familienmitglied, das geerdet ist. Diese Person versucht, eine dominantere, sicherere Realität aufrechtzuerhalten, als die, die der Panik-Betroffene wahrnimmt. Ein Betroffener braucht diesen Schutz, damit er sich sicher fühlen kann. Es ist eine direkte Kommunikation mit der Kampf-oder-Flucht-Reaktion, und sie sagt: »Ich bin hier bei dir« und durchbricht damit das Gefühl von Verletzlichkeit und Einsamkeit.

• Legen Sie eine Handfläche auf das sechste Chakra der betroffenen Person und die andere entweder auf das Herz oder das dritte Chakra und leiten Sie Energie hinein. (Um diese Anwendung durchführen zu können, müssen Sie das Bewusstsein dafür haben, dass Sie Energie kanalisieren können.) Wenn das System des Betroffenen geschlossen ist, führt der einfachste Weg, es zu beeinflussen, über das sechste oder vierte Chakra. Die Anwendung zielt auf die mentalen Prozesse des Betroffenen ab, wirkt dem Gefühl von Einsamkeit, Isolation und Überforderung entgegen und vermittelt ihm das Gefühl, dass jemand direkt bei ihm ist. Durch die Anwendung erreichen Sie mehr als nur mit Ihrer Stimme, denn der Betroffene fühlt buchstäblich energetisch »Ich bin in deinem Energiesystem präsent«.

Die Firma, in der Gerard arbeitete, führte Modernisierungsmaßnahmen durch, und im Alter von vierundfünfzig Jahren war er sich nicht sicher, ob er sich die von ihm jetzt geforderten neuen Computerkenntnisse noch aneignen konnte. Er hatte gedacht, er könnte die restlichen Jahre bis zum Ruhestand einigermaßen gemütlich absitzen, und war nun beunruhigt, dass er möglicherweise gebeten werden könnte, vorzeitig in den Ruhestand zu gehen, weil sein Wissen nicht mehr auf dem neuesten Stand war. Gerards wochenlange Schlaflosigkeit war Reizdarmsymptomen und dann den Panikattacken gewichen. Er fühlte sich wie gefangen, wurde depressiv, und sein Hausarzt schrieb ihn dann erst einmal krank, damit er sich erholen konnte.

Obwohl dies seit Jahren das erste Mal war, dass er der Arbeit krankheitshalber fernblieb, war ihm das Thema Krankheit nicht fremd. Zwei seiner Kinder hatten Mukoviszidose, und im Laufe der Jahre hatte er festgestellt, dass ständige Wachsamkeit und ein gesundes Misstrauen gegenüber Ärzten sein größtes Kapital für ihr Wohlergehen waren. Mehr als einmal waren von Ärzten und in Krankenhäusern Fehler gemacht worden, und eines der Mädchen wäre beinahe an einer allergischen Reaktion auf ein Antibiotikum gestorben. Bei den ersten Anzeichen einer Infektion bestand er immer auf einer schnellen Einlieferung des betroffenen Kindes und überwachte von da an dessen Genesungsfortschritte mit einer Intensität, die das Krankenhauspersonal oft befremdete. Er hatte keine Ruhe, bis sein Kind wieder zu Hause war, und selbst dann kreisten seine Gedanken immer weiter um die Kinder.

Er hasste es, sie leiden zu sehen, und machte ihre Heilung zu seiner persönlichen Verantwortung. Obwohl sie mittlerweile schon achtzehn und einundzwanzig Jahre alt waren, fühlte er, dass er es sich nie verzeihen würde, wenn ihnen etwas zustieße.

Jetzt, da die Panikattacken ihn erschöpft hatten, war er auf dem niedrigsten Energiestand aller Zeiten. Er wusste, dass er, wenn eine seiner beiden Töchter krank würde, nicht die Energie haben würde, bei ihnen im Krankenhaus zu bleiben, wie er es normalerweise tat. Er war sich dessen bewusst, dass er auf »dünnem Eis« ging, und es erschreckte ihn, sich so verletzlich zu fühlen.

Während seiner krankheitsbedingten Abwesenheit von seinem Arbeitsplatz beschloss er, die gleiche proaktive Haltung einzunehmen, wie er es immer bei den Krankheiten der Mädchen getan hatte, und suchte Hilfe wegen seiner Panikattacken. Unsere erste Sitzung konzentrierte sich auf seine Kindheit. Sein Vater war schwer herzkrank gewesen, sodass der Arzt häufig zum Hausbesuch kommen musste. Über der Familie hing immer eine Aura der Sorge. Als Ältestem fiel Gerard jeweils die Aufgabe zu, mit dem Fahrrad zum Arzt zu fahren und ihn zu benachrichtigen. Er wusste auch, dass seine Mutter heimlich trank, und fühlte sich mehr und mehr dafür verantwortlich, den Zustand seines Vaters zu überwachen. Es war ihm immer unwohl dabei, länger von zu Hause weg zu sein, da es mehr als einmal passiert war, dass er bei der Rückkehr den Vater in einem verzweifelten Zustand, mit Schmerzen und Atemnot, vorgefunden hatte.

In der Nacht, als sein Vater starb, hatte Gerard den Arzt nicht angetroffen, und war deshalb mit dem Fahrrad weitergefahren in die Stadt, um Hilfe zu holen. Diese Hilfe kam dann zu spät, und Gerard verzieh es sich nie, dass er nicht per Autostopp gefahren war, anstatt auf dem Fahrrad wertvolle Minuten zu vergeuden. Er stimmte zu, dass er sich in jungen Jahren zum Hüter der Gesundheit seines Vaters gemacht hatte. Die Krankheiten seiner Töchter hatten diese Identität unmittelbar genährt, als er auch ihr Hüter wurde.

So belastend die Situation auch war, gab er im Laufe der Jahre die Kontrolle nie aus der Hand. Trotz des hohen persönlichen Preises (er und seine Frau gingen sozusagen nie aus, um nicht lange weg von zu Hause zu sein), weigerte er sich, die Verantwortung zu delegieren. Die Mädchen selbst empfanden seine »Bevormundung« oft als aufdringlich und einengend und hatten vor Kurzem begonnen, sich dagegen zu wehren, aber er konnte einfach nicht loslassen. Jetzt, durch den Stress an seinem Arbeitsplatz, war er aber an seiner Belastungsgrenze angekommen. Etwas musste geschehen.

Betrachtete man Gerards Energiefeld, so war klar, dass die gesundheitlichen Bedürfnisse der Töchter durch eine Energieleitung mit seinem zweiten Chakra verbunden waren, wie es sie zwischen allen Kindern und ihren Eltern gibt und über die er ihre Notlage ebenso sicher registrierte, wie das Stethoskop des Arztes die Geräusche in ihrer Lunge aufnahm. Er hatte als kleiner Junge gelernt, sich durch diese Betreuerrolle zu definieren, und so war der »Hüter der Gesundheit anderer« in die Persönlichkeit seines zweiten Chakras und die Art und Weise, wie es sich ausdrückte, eingewoben. Die Reizdarmsymptome waren ein Zeichen des Ungleichgewichts, da der untere Darm der anatomische Bereich ist, der von diesem Chakra abgedeckt wird.

Sein drittes Chakra, der »Manager« und dasjenige, das Dinge in unserem Leben möglich macht, hatte für Gerard bis vor Kurzem immer effektiv genug funktioniert. Jetzt aber gab es zu viele Herausforderungen, die es zu bewältigen galt, und nicht genug Ressourcen dafür, und er wusste, dass er Gefahr lief, die Kontrolle zu verlieren. Energetisch gesehen sind Panikattacken Ausdruck des Kontrollverlustes, bei dem die Energie nicht eingedämmt und gesteuert wird und stattdessen in viele Richtungen abfließt.

Verschlüsselt in seinem ersten Chakra, in dem unsere Überlebensidentität wohnt, hatte Gerard ein Skript mit der Aufschrift »Ich höre auf, mich zu kümmern, und sie sterben«. Dieses Chakra erhielt dringende SOS-Nachrichten vom dritten Chakra, wenn es das Gefühl hatte, dass die Betreueridentität bedroht war, oder wenn es so aussah, als würde »Gerard, der Betreuer« bald überflüssig werden oder seine Arbeit einstellen. Da Gerard ohne diesen »Leitfaden« nicht in der Lage sein würde, sich stimmig zu fühlen, sah er sich effektiv der Vernichtung gegenüber, sodass die Kampf-oder-Flucht-Reaktion in Gang gesetzt wurde.

Es entsteht offensichtlich ein Ungleichgewicht innerhalb des Chakra-Systems, wenn das Überleben auf dem Spiel steht. Im Falle von Gerard bat ihn seine gegenwärtige Situation, die Chakraverbindungen mit den Mädchen zu lösen und zu akzeptieren, dass im Endeffekt niemand für das Leben eines anderen verantwortlich sein kann. Aber die ältere Schuld, seinen Vater im Stich gelassen zu haben, war letztendlich der Hintergrund des emotionalen Musters, und das musste verändert werden, damit es sich nicht in einer anderen Form neu erschaffen konnte, zum Beispiel, indem seine Mutter oder Frau krank wurde. Eine neue Identität, die die Verantwortung für die eigene Gesundheit und die Fähigkeit, ohne Schuldgefühle Aufgaben zu delegieren, beinhaltete, musste geschaffen werden. Gerards Krankenstand und die Psychotherapie boten eine solche Möglichkeit.

John war immer ein guter Kommunikator und ein Innovator gewesen. Schon als Junge hatte er Artikel für Schulzeitschriften und Theaterstücke geschrieben und Spots in Radiosendern gebracht. »Es anzupacken« war eine starke Triebkraft für ihn. Als Erwachsener wurden seine Interessen immer sozialer, wobei ihn Umwelt-, Politik- und Gesundheitsfragen beschäftigten. Er arbeitete für ein Computerunternehmen, hoffte aber, langfristig eine Anstellung in einem Verlag, als Journalist oder beim Radio zu finden, als Vehikel für seine weitreichenden Ideen. Er sah es fast als seine Pflicht an, die Menschen über all die aufregenden neuen Entwicklungen in den Bereichen Gesundheit, Wohnen, Bewusstsein und andere Themen zu informieren und aufzuklären, die im Mainstream noch nicht angekommen waren.

In seinem Gehirn herrschte niemals Stillstand, und er schien wie ein Leuchtfeuer Menschen anzuziehen, die an bahnbrechenden fortschrittlichen Projekten beteiligt waren. Sein Talent war es, Menschen zusammenzubringen und sie für Projekte zu begeistern. Als sich ihm keine Gelegenheit bot, in dem Bereich zu arbeiten, für den sein Herz leidenschaftlich schlug, beschloss er im Alter von 29 Jahren, den Stier bei den Hörnern zu packen und seine eigene Zeitschrift zu gründen.

Innerhalb weniger Wochen befand er sich mitten in einem Wirbelsturm von Aktivitäten. Er beaufsichtigte die Renovierung eines Gebäudes, von dem aus gearbeitet werden sollte, stellte neue Mitarbeiter ein und hielt in die frühen Morgenstunden Brainstormings über Zeitschriftenlayouts, Werbeflächen und all die Millionen von Details ab, von denen er vorher gar nicht gewusst hatte, dass sie bei der Herausgabe einer solchen Publikation zu berücksichtigen waren. Es gab ein wichtiges Element, das John fehlte – die Erfahrung. Er hatte nie wirklich im Verlagswesen gearbeitet und lernte dieses Handwerk nun quasi im »im Vorbeigehen«. Sein Talent war die Innovation und das Schaffen, nicht das Durchführen und die Betreuung des täglichen Kleinkrams der Produktion, wozu auch die finanziellen Fragen zählten.

Nach Monaten der Arbeit, in denen er so glücklich wie noch nie war, stand schließlich das Erscheinungsdatum des ersten Hefts vor der Tür. Doch je näher dieser Termin kam, desto ängstlicher wurde John. Wegen brennender Magenschmerzen suchte er den Arzt auf, der ihn auf ein Geschwür hin behandelte. In der Woche vor dem Termin durchlitt er eine Reihe schwerer Panikattacken. In den folgenden Monaten, in denen die noch junge Zeitschrift von einer unerwarteten Krise in die nächste schlitterte, als Kinderkrankheiten auf allen Ebenen auftauchten, von persönlichen Konflikten im Büro über Zahlungsprobleme bis hin zu subtilen Veränderungen im Zielmarkt, wurde Johns Traum zu einem Albtraum. Sein steigender Adrenalinspiegel erschwerte es ihm immer mehr, sich zu konzentrieren, Entscheidungen zu treffen, zu schlafen oder mit hartnäckigen Bankmanagern, Druckereien und Werbeagenturen umzugehen, die Geld sehen wollten.

Johns Sinn für den Lebensinhalt befindet sich in seinem fünften Chakra, demjenigen, das unsere Kreativität bestimmt, indem es »unsere Wahrheit spricht«, und auch unsere öffentliche Persönlichkeit. Sein ganzes Leben lang war er von dem Skript in seinem fünften Chakra angetrieben worden, das ihm sagte, er solle Informationen an die Menschen weitergeben. Jetzt war er endlich auf der Startrampe. Aber die vergangenen Wochen hatten ihm etwas offenbart, das bisher in seiner Welt noch nicht vorgekommen war: dass es einen großen Unterschied gibt zwischen der Märchenwelt des Idealismus und der Luftschlösser und der sehr konkreten Welt der Bankmanager, der Mitarbeitergehälter, der Drucktermine, der Urheberrechtsfragen, der Marketingstrategien und der unberechenbaren Temperamente der Mitarbeiter.

John begann zu zweifeln, ob sein Projekt funktionieren und er in der Lage sein würde, alle Variablen zu kontrollieren. Als sein drittes Chakra spürte, dass seine Fähigkeiten für die Situation nicht ausreichten, wurde es überwältigt, und er bekam ein Magengeschwür. Schließlich initiierte sein erstes Chakra, das die Botschaft erhielt, dass die gesellschaftliche Ächtung unmittelbar bevorstand, die Kampf-oder-Flucht-Reaktion, um die Situation zu retten. Es folgten Panikattacken. Was John brauchte, war die Wiederherstellung des Gleichgewichts in seinem Energiesystem. Dem idealistischen »Kopf-in-den-Wolken«-Ansatz, den er bisher immer verfolgt hatte und der den größten Teil seiner Energie in seinen oberen Chakras konzentrierte, musste durch eine Zunahme der Energie in seinen unteren, »bodenständigen« Chakras entgegengewirkt werden, die die Fähigkeiten zum Leben in der materiellen Welt beinhalten.

9

DURCH DROGEN AUSGELÖSTE PANIKATTACKEN

Leitgedanke: Eine Droge zu viel

Mit dem zunehmenden Konsum von Freizeitdrogen wie Ecstasy, Kokain, Speed, LSD, Marihuana und halluzinogenen Pilzen sind Panikattacken während oder nach einem Drogentrip häufiger geworden. Die Gründe dafür sind je nach Droge unterschiedlich, aber die Tatsache, dass der Drogenkonsum nur selten offenbart wird und die Panikattacken deshalb dann nicht adäquat behandelt werden, ist ihnen allen gemeinsam.

Erfahrungen von Grenzenlosigkeit

Das Konzept einer psychologischen Grenze ist wesentlich für das Verständnis dieser Art von Panik. Eine der frühesten Phasen im aufkommenden Bewusstsein eines kleinen Kindes ist das Gespür, dass es einen Unterschied zwischen dem »Ich« und dem »anderen« gibt. Unsere Haut vermittelt uns den grundlegenden Eindruck, dass wir nach außen begrenzt sind und dass alles, was außerhalb unser selbst liegt, zuverlässig dort bleibt und nicht in uns eindringen wird. Und dass umgekehrt unser Selbst nicht ins Außen gelangen kann. Nur Sie fühlen Ihren eigenen körperlichen Schmerz. Ihre Gedanken und Emotionen verstärken diese Trennung dann noch auf der mentalen und emotionalen Ebene. Nur Sie fühlen Ihre eigene Not, und die Privatheit Ihrer geheimsten Gedanken erlaubt es Ihnen, sich sicher zu fühlen und darauf zu vertrauen, dass es immer einen zentralen tiefen Kern gibt, der unantastbar ist, der nicht von außen durchdrungen werden kann und der nie verschwinden wird.

Diese Konzepte vermitteln ein Gefühl der Sicherheit, dass Sie immer Sie selbst sein werden, weil Ihre Identität als eigenständige Einheit intakt ist. Und auch, dass der Sitz Ihres Bewusstseins, das Ruder, das Ihr Schiff steuert, der Befehlsstand, von dem aus Sie die Operationen leiten, im Bereich Ihrer Kontrolle liegt. Dieses Gefühl der Eingrenzung ist eine wesentliche Quelle für Sicherheit und Kontinuität.

Stellen Sie sich nun ein Szenario vor, in dem das tägliche Leben von Angst, Druck oder Verwirrung geprägt ist. Wenn das »Leben in der eigenen Haut« bei Weitem keine angenehme Erfahrung ist, wenn die gegenwärtige Identität einen im Stich lässt und das nicht zu ändern ist. Wenn Sie in so einer Situation alles täten, um Ihrem Geist zu entkommen, weil er sich gegen Sie zu richten scheint, dann würden Sie wohl eine Pause vom eigenen Sein begrüßen. Chemische Substanzen ermöglichen es auf sehr effiziente Weise, vollkommen abzuschalten und negative Erfahrungen durch positivere zu ersetzen. Freizeitdrogen tun genau das. Für eine Weile entsteht ein neues Selbst, eines, das sich gut anfühlt, das Sie mögen und welches Sie mag, und für eine kurze Zeit erscheint das Leben wieder erträglicher.

Hauptsächlich verantwortlich für einen solchen Perspektivwechsel ist die *Fähigkeit der Chemikalie, in der Psyche das Gefühl zu erzeugen, dass sich die Eingrenzung des Selbst auflockert.* Dies wird erreicht, indem die Aura, das den Körper umgebende elektromagnetische Energiefeld, buchstäblich erweitert und die Chakras geöffnet werden. Der Vorteil ist ein Gefühl der Ausdehnung, mehr Flexibilität in den Ideen, weniger Starrheit in der Art und Weise, wie sie miteinander verbunden sind, die Schaffung körperlicher, emotionaler, mentaler, sexueller und spiritueller Freiräume. Durch halluzinogene Drogen wie LSD oder psilocybinhaltige »Zauberpilze« verändern sich die Wahrnehmungen radikal, in Bezug auf Tiefe, Farbe und Klang. Das gesamte dreidimensionale Erlebnis kann sich sogar auf andere Dimensionen des Raum-Zeit-Gefüges ausdehnen.

Auf der elektromagnetischen Ebene kann es so aussehen, als ob Sie mit der neben Ihnen stehenden Topfpflanze verschmelzen und sie »werden«, und der Klang aus der Stereoanlage nähert sich Ihnen von überall im Raum wie eine Welle am Boden, eine Flutwelle, die Sie sehen können! Die Erforschung psychedelischer Drogen wurde in den 1950er-Jahren von Timothy Leary und anderen eifrig betrieben, um die vielen Facetten des Bewusstseins zu erklären. Bei »Uneingeweihten« können solche Drogen jedoch grauenhafte Erfahrungen verursachen.

Der Nachteil jeder Beeinflussung dessen, was man früher als »Realität« kannte, besteht darin, dass einige Menschen dieses Gefühl von Grenzenlosigkeit als beängstigend empfinden. Unvorbereitet *kann eine solche dramatische Veränderung das Verständnis der Grundprinzipien, auf denen die Realität beruht, radikal untergraben und Angst statt Freude erzeugen.* Der Betroffene ist sich vielleicht nicht einmal bewusst, dass sein Verstand existenzielle Fragen stellt: Wenn sich meine Sinne, Gedanken und sogar mein körperliches Wesen so sehr verändern können, woher weiß ich dann, ob ich in der Lage sein werde, dies rückgängig zu machen? Wer hat die Zügel in der Hand, wenn die Person mit diesen Erfahrungen nicht mehr als »ich« erkennbar ist? Kann ich diesem Betrachter vertrauen? Wie zuverlässig ist die Realität überhaupt, wenn eine chemische Substanz das Ganze so anders aussehen und sich so anfühlen lässt? Wenn es keinen grundlegenden Unterschied zwischen mir und einer Topfpflanze gibt, warum soll ich dann noch arbeiten, zur Schule gehen oder sonst etwas tun? Wenn ich die Gedanken anderer auffangen kann, bedeutet das dann, dass sie auch meine Gedanken kennen?

Ein Großteil der Stabilität in Ihrer Weltsicht kann beim Konsum solcher Drogen verschwinden, und Sie erschrecken vielleicht vor der Aussicht, aufzuhören, als die Identität zu existieren, mit der Sie gelernt haben, sich selbst zu definieren. Im Wesentlichen fühlen Sie sich dann möglicherweise so, als sei Ihr Sinneswahrnehmungsmechanismus von Vernichtung bedroht, und als Folge davon setzt die Kampf-oder-Flucht-Reaktion ein. Einige Menschen haben sogar eine klare außerkörperliche Erfahrung, bei der sie sich selbst von einer Position aus »sehen«, die über ihrem physischen Körper liegt. Dieser sitzt weiter auf dem Stuhl, ohne zu wissen, dass all dies geschieht. Es scheinen zwei Ichs zu sein, eines beobachtet das andere. Daraus ergibt sich die offensichtliche existenzielle

Frage: »Wie definiere ich meine Identität jetzt – wer von den beiden ist ich?«

Wenn die anschließende Panikattacke noch während des Drogenrausches auftritt, kann sie mit einer Wirkung der Droge verwechselt werden. Passiert sie aber erst ein paar Tage oder Wochen später, könnte man *fälschlicherweise* annehmen (nicht ohne Schuldgefühle dafür, dass eine illegale und damit gefährliche Substanz verantwortlich ist), es sei dies ein Zeichen für strukturelle Schäden an den Neuronen. Dann läuft die Fantasie vielleicht Amok – ein Leben mit nur noch begrenztem Potenzial, da das Gehirn nicht mehr richtig funktioniert, erfolgreiches Studium oder berufliche Karriere ade, alle Chancen »weggeworfen«. Oder schlimmer noch: psychische Erkrankungen, Medikamente, psychiatrische Kliniken! Die Tatsache, dass die Symptome viele Wochen oder Monate später noch anhalten, »bestätigt« vielen, dass sie ihrem Nervensystem dauerhaften und wahrscheinlich irreparablen Schaden zugefügt haben – *glücklicherweise eine falsche Annahme.*

Bei einigen Menschen wird tragischerweise in diesem Stadium die falsche Diagnose einer »paranoiden Schizophrenie« gestellt. Solche drogenbezogenen Erfahrungen werden oft in dem Alter gemacht, in dem Schizophrenie am ehesten auftritt; und die beiden können verwechselt werden. Wenn ein Chakra-System vorzeitig durch eine Drogenerfahrung geöffnet wurde, können viele der folgenden extremen Bewusstseinsveränderungen schizophrenen Zuständen sehr ähnlich sein. Im Falle einer Dominanz der oberen Chakras kann es zu Halluzinationen, Paranoia, einer Abspaltung von der Außenwelt und dem In-die-Brüche-Gehen von Beziehungen kommen.

Viele Betroffene scheuen sich dann, sich den Eltern oder Ärzten anzuvertrauen. Sie fürchten, dass diese »ausflippen« und dass sie selbst ihnen unangenehme Fragen beantworten müssen – Freunde werden vielleicht bloßgestellt, andere Eltern kontaktiert, ihr gesellschaftlicher Umgang überwacht und kontrolliert. Eine solche Aktion könnte das Ende ihres sozialen Lebens bedeuten. Natürlich fragen sie sich: »Alle meine Kumpels rauchen regelmäßig einen Joint, warum passiert es nur mir, dass alles so aus dem Ruder läuft?« Vor allem Jugendliche in der Pubertät schämen sich, vor den anderen ihrer Clique zuzugeben, dass sie die Droge nicht »handhaben« können. Sie wissen sich dann nur dadurch zu helfen, dass sie alles geheim halten.

Währenddessen leiden sie unter den Panikattacken und haben Mühe, anderen zu erklären, warum es plötzlich eine Tortur für sie ist, im Klassenzimmer »eingesperrt« zu sein. Sie fangen an, Ausreden zu ersinnen warum sie sich nicht mit ihren Freunden treffen oder mit zu einem Konzert kommen – denn Menschenmassen sind inzwischen zu einem Problem geworden. Sie fühlen sich einsam, isoliert und depressiv. Und in dem Maße, in dem sich ihre Ängste aufbauen, vergrößert sich die Panik. Das Problem scheint die Kontrolle zu übernehmen.

Die psychotherapeutische Behandlung sollte in solchen Fällen idealerweise von jemandem durchgeführt werden, der oder die von den psychologischen und physiologischen Auswirkungen der verschiedenen Drogen Ahnung hat. Panik ist immer noch eine Reaktion auf eine Erfahrung, und es hilft, wenn der Therapeut weiß, welcher Art diese Erfahrung ist. Außerdem ist es bei einem Patienten, der bewusstseinsverändernde Substanzen konsumiert (hat), von Vorteil, wenn der Therapeut über Kenntnisse der transpersonalen und existenziellen Psychologie verfügt und der Vorstellung etwas abgewinnen kann, dass wir spirituelle Wesen in einer menschlichen Verkörperung sind. Viele dieser überpersönlichen Erfahrungen beziehen sich ja schließlich auf das große Ganze und unsere Reise aus der unendlichen Perspektive.

Aufputschmittel

Ecstasy, Kokain und Speed erhöhen die »Drehzahl« des Stoffwechsels. Sie tun dies, indem sie die Freisetzung von Serotonin stimulieren, das in den Nervenenden im Blutkreislauf gespeichert wird. Durch die Wirkung des Serotonins beschleunigt sich die Herzfrequenz, durch die erhöhte Körperwärme wird mehr Schweiß produziert, und die Muskeln werden unruhig und wollen bewegt werden. Für Menschen, die unbewusst unerklärliche plötzliche oder übermäßige körperliche Empfindungen wie diese fürchten, kann ihr Auftreten eine Panikattacke auslösen. Wenn sie zum ersten Mal Drogen konsumieren, können sie nicht wissen, dass das, was folgt, eine Panikattacke ist; sie halten es vielmehr für die normale Wirkung der jeweiligen Substanz.

Im Falle von Ecstasy wirkt sich die Droge sowohl im Körper als auch im Kopf aus. Die Erfahrung konzentriert sich auf das Herz, sowohl physisch als auch psychisch. Ecstasy wurde ursprünglich in den 1980er-Jahren in Kalifornien als Hilfsmittel in der Paartherapie verwendet und war ein verschreibungspflichtiges Medikament, bis es später vom Markt genommen wurde. Weil Ecstasy liebevolle, freundliche Gefühle gegenüber anderen verstärkt, war es bald unter dem Namen »Liebesdroge« im Umlauf. Außerdem ist es die Droge, die die Rave-Kultur beflügelte, denn ihre schnelle Schwingung und der daraus resultierende Impuls, den Körper zu bewegen, schienen dem Tempo der Musik zu entsprechen.

Wenn die Droge ihre Wirkung entfaltet und sich die Herzfrequenz beschleunigt, kann dies die Angst hervorrufen, dass ein Herzinfarkt unmittelbar bevorsteht. Bei Menschen, die bei unerklärlichen plötzlichen physiologischen Schwankungen schnell in Panik geraten, stellt sich dann möglicherweise eine Panikattacke ein.

Auf der Ebene des Energiesystems öffnen sich alle Chakras und nehmen viel mehr Energie als sonst aus der Umgebung auf, was für die meisten Drogenkonsumenten eine erwünschte Erfahrung ist. Bei anderen, die keinen Filter zur Abschirmung unerwünschter Eingangsfrequenzen haben, kommt es zu »Überflutungen«, die sie als unangenehm empfinden. Der Zustrom von Energie aus dem Außen, insbesondere wenn es in der Umgebung Variablen gibt, die außerhalb ihrer Kontrolle liegen, wie Gewalttätigkeit oder Aggressionen oder Befragungen durch die Polizei oder Sicherheitspersonal, kann extrem verunsichern, zu einer Paranoia führen und eine Panikattacke auslösen. Mit der Öffnung des sechsten Chakras werden die Urteile anderer registriert und auf einen selbst projiziert, damit sind die Bedingungen für panische Ängste hinsichtlich der Akzeptanz als Teil der Gruppe geschaffen.

Alkohol

Für viele Menschen ist Alkohol ein leicht verfügbares, wirksames und kulturell verträgliches Anästhetikum bei seelischen Belastungen. Diese können aus einer Vielzahl von Lebensproblemen herrühren, von Beziehungskonflikten, niedrigem Selbstwertgefühl, schmerzhaften Kindheitstraumata bis hin zum finanziellen Ruin, unerfüllten Erwartungen oder Trauerfällen. Während der Alkoholpegel hochgehalten wird, ist die Not weniger deutlich spürbar, und viele Panik-Betroffene missbrauchen Alkohol auf diese Weise. Am Tag nach einem Alkoholexzess, wenn der Körper versucht, das chemische Gleichgewicht wiederherzustellen, ist jedoch die Anfälligkeit für eine Panikattacke besonders hoch. Wie in jedem toxischen Zustand sind die Sinne nervöser, die Reserven niedriger, und der Abstand zwischen Wohlbefinden und Not ist gering. Die Betroffenen haben dann oft nicht die Energie, um die Attacke zu bekämpfen oder ihre gewohnten Taktiken effektiv anzuwenden. Wenn Sie Aufzeichnungen darüber führen, wann Panik bei Ihnen auftritt, werden Sie vielleicht ein ähnliches Muster feststellen.

Verschreibungspflichtige Medikamente

Antidepressiva wirken, indem sie Rückfluss bzw. den Abbau der Neurotransmitter (vor allem Serotonin und Noradrenalin) verhindern, dadurch deren Menge erhöhen und so die Stimmung heben. Wie Starthilfekabel bei einem Auto versuchen sie, das System in Gang zu setzen. Bei Personen, die bereits zu viel Adrenalin im Körper haben, können solche »Aufputschmittel« aber dazu führen, dass Angst in Panik kippt, dass sie Durchschlafprobleme bekommen und sogar dazu, dass sie auf Selbstmordgedanken verfallen.

TEIL ZWEI

NIE MEHR PANIK

————————

10

PANIK KONTROLLIEREN

Leitgedanke: Ein Werkzeugkasten voller Fähigkeiten

Mit am schlimmsten bei einer Panikattacke ist, dass sie Ihnen das Gefühl gibt, dass sie am Steuer sitzt, während Sie nur ein widerwilliger Beifahrer sind. Es fühlt sich an, als wäre ein riesiges Biest in Ihnen außer Kontrolle geraten. Ein Großteil der Angst rührt von dem Gefühl, dass man den Verlauf einer Attacke nicht beeinflussen kann. Wahrscheinlich entspricht das auch Ihren bisherigen Erfahrungen, aber es ist nicht generell so, dass sich Panikattacken nicht kontrollieren lassen. Sobald Sie die Mechanismen hinter einer Attacke verstehen, können Sie lernen, auf verschiedene Weisen einzugreifen, um Ihren Adrenalinspiegel zu senken und den Kreislauf der Angst zu beenden. In diesem zweiten Teil des Buches geht es um den Erwerb dieser Fähigkeiten. Unsere steinzeitlichen Vorfahren hätten keine solche Angst vor Raubtieren zu haben brauchen, wenn sie bereits die heutzutage erhältlichen Waffen besessen hätten. Auf ähnliche Weise stellt Ihnen Ihr persönlicher Werkzeugkasten das Handwerkszeug zur Verfügung, das Sie zur Verteidigung brauchen. In den letzten Jahren wurden in der Medizin große Fortschritte beim Verständnis und bei der Behandlung von Panikstörungen erzielt. Professor David Barlow vom Center for Anxiety and Related Disorders an der Boston University hat viele von Panikattacken betroffene Menschen erfolgreich behandelt – nach einem in seinem Buch *Mastery of Your Anxiety and Panic* beschriebenen Ansatz, auf den ich mich teilweise stütze.

Viele Betroffene haben bestätigt, wie es Ihnen geholfen hat, *dass sie gelernt haben, die Intensität ihrer schrecklichen Körperempfindungen schnell zu reduzieren*, anstatt sie über einen qualvoll langen Zeitraum ertragen zu müssen. Das gibt ihnen das Gefühl, mehr Kontrolle zu haben. Sie fühlen sich dann weniger abhängig von der Anwesenheit einer anderen Person und sind entspannter, weil sie *darauf vertrauen, dass ihre Symptome an sich gesundheitlich unbedenklich sind.*

Wenn ihnen klar geworden ist, dass viele der Panikattacken unter bestimmten Bedingungen auftreten – wenn sie sich zum Beispiel zwingen, über ihre Grenzen hinauszugehen, sich zu viele Sorgen darüber machen, was andere Menschen denken, oder ihre Energie zurückhalten –, verstehen sie, dass die Attacken gar nicht so unvorhersehbar und aus »heiterem Himmel« kommen, wie sie dachten, sondern ziemlich zuverlässig bestimmten Denk- oder Verhaltensmustern folgen. Dieses Bewusstsein lässt Attacken weniger unerklärlich und geheimnisvoll erscheinen. Die Betroffenen *lernen, die Auslöser vorherzusehen* und entsprechend zu handeln, um die Attacken abzuwehren.

Fähigkeiten zur Kontrolle können auf drei verschiedene Arten erlernt werden, auf der Ebene von:

1. Gedanken

- beobachten
- angstvolle Gedanken ersetzen
- Informationen korrigieren

In mancher Hinsicht ist Ihr Körper wie ein Fernsehapparat: Sie wählen einen Kanal, und er liefert ihn. Der Körper wählt nicht selbst, und er hält sich auch nicht an ein vorgegebenes Programm, wann Sie ruhig und wann Sie angespannt sind, sondern er folgt nur Befehlen aus Ihrem Gehirn. Sie müssen also bewusst entscheiden, dass Sie den »ruhigen Kanal« wählen und nicht den »Panikkanal«, und Ihre Gedanken in diese Richtung lenken (so wie Sie sonst mit der Fernbedienung den gewünschten Kanal wählen). Menschen, die im Zustand der Wachsamkeit gefangen sind, haben Gedanken wie: »Es kann jederzeit etwas Schlimmes passieren, und ich weiß nicht, ob ich damit umgehen kann, aber wenn ich es vorher abpasse, habe ich eine bessere Chance, es zu kontrollieren.« Diejenigen, die tatsächlich eine Panikattacke erleiden, denken vielleicht eher etwas wie: »Ich werde verrückt/habe einen Herzinfarkt/ersticke/mache mich zum Narren.«

Dieses Kapitel konzentriert sich auf die Entwicklung der Fähigkeit, sich selbst zu beobachten. Erfahren Sie mehr über Ihre Panikreaktion, indem Sie Bewusstsein und Aufmerksamkeit als Ihr Hauptwerkzeug zur Vertiefung Ihres Verständnisses der Ursprünge der Panik einsetzen.

2. Körperliche Empfindungen

- Bauchatmung
- Entspannungstechniken

Indem Sie lernen, Ihr Atemmuster und Ihre Muskelspannung zu steuern, bewegen Sie zwei der Kampf-oder-Flucht-Variablen in Richtung Ruhe. Und da diese Variablen immer als Komplettpaket funktionieren, beeinflussen Sie auch alle anderen Symptome zum Besseren. Auf diese Weise werden die Reaktion des Sympathikus (Notfall-Nervensystem) gedämpft und die Reaktion des Parasympathikus (Wiederherstellungs-Nervensystem) angeregt. In den nächsten beiden Kapiteln erfahren Sie, wie Sie dabei am besten vorgehen.

3. Verhaltensweisen

- Vermeidung durch Annäherung ersetzen
- die Empfindungen als »sicher« und nicht als »gefährlich« erleben

Mit der Zeit nehmen die Betroffenen in der Regel eine bestimmte Haltung zur Bewältigung ihrer Panikattacken ein. Sie weigern sich entweder, ihnen nachzugeben und bleiben jeweils einfach an Ort und Stelle, oder sie suchen sofort einen Ausgang und rennen hinaus, ohne abzuwarten, ob die Attacke noch schlimmer wird oder ob sie sie nicht einigermaßen unter Kontrolle bringen können. Eine weitere Möglichkeit zum Umgang mit der Panik besteht darin, von vornherein Orte zu meiden, an denen nach der Erfahrung Attacken auftreten könnten, wie zum Beispiel überfüllte Einkaufszentren oder Kinos. Oft werden unbewusst sehr subtile Flucht- oder Vermeidungsmuster eingesetzt, um die Wahrscheinlichkeit des Auftretens der gefürchteten Körperempfindungen zu reduzieren. Manche versuchen, ein Umfallen zu verhindern, indem sie sich immer in die Nähe einer Wand stellen oder sich irgendwo anlehnen. Oder sie vermeiden Streit, indem sie entweder schweigen oder den Raum verlassen. Solche Verhaltensweisen halten die Panikgefühle auf einem Minimum unten und sorgen dafür, dass die jeweilige Person sich ständig in ihrer »Komfortzone« befindet. Das bringt kurzfristig Vorteile, aber wenn der Mensch dann wieder in die »Risikozone« zurückkehrt, ist das Problem genauso schlimm wie zuvor. Der Ansatz, den dieses Buch vertritt, basiert darauf, *Vermeidungstendenzen durch solche der Annäherung zu ersetzen*, um den Irrglauben zu entkräften (und letztendlich zu zerstören), dass nur Vermeidung Sicherheit bietet.

Zurückverfolgung – die Auslöser erkennen

Wenn Sie jedes Mal nach dem Genuss von indischem Essen einen rot-fleckigen Ausschlag bekommen oder wenn die Sicherungen durchbrennen, nachdem Sie die Waschmaschine eingeschaltet haben, würden Sie jeweils eine Verbindung zwischen beiden Ereignissen herstellen, und es wäre schnell eine Lösung für das Problem gefunden.

Es gehört zu den Grundannahmen meines in diesem Buch vertretenen Konzepts, dass alle Panikattacken einen Auslöser haben. Auch wenn Sie diesen Auslöser bisher vielleicht noch nicht kennen, werden Sie mit der Zeit lernen, auf Zeichen zu achten, die eine Attacke ankündigen könnten.

Die Suche nach zugrunde liegenden Mustern ist der erste Schritt, um zu lernen, dass *Panik eine Reaktion auf etwas ist, nicht die Ursache. Sie ist das Endergebnis oder die Auswirkung.* Eine Kette von Ereignissen geht ihr voraus. Die Auswirkungen dieser Erkenntnis sind tiefgreifend: Solange Sie eine Panik als automatische Reaktion betrachten, über die Sie keine Kontrolle haben und die Sie zur Geisel macht, fühlen Sie sich ohnmächtig und verletzlich. Je öfter dann Panikattacken auftreten, desto düsterer erscheint Ihnen Ihre Zukunft, und dann kann sich manchmal sogar der verstörende Gedanke aufdrängen, sich ganz auszuklinken.

Wenn Sie andererseits einsehen, dass Panik eine Reaktion ist, der Endpunkt einer Reihe von inneren Vorgängen, dann können Sie – sofern Sie wissen, um welche Vorgänge es sich dabei handelt – lernen, anders darauf zu reagieren. Mit anderen Worten: Sie können die Kontrolle über den Ablauf übernehmen – entscheiden, ob eine Panikattacke stattfindet oder nicht. So wie der Explosion einer Bombe vorausgeht, dass jemand die Zündschnur anzündet und die Flamme nach kurzer Zeit den Sprengstoff erreicht, so hat eine Panikattacke Anfang, Mitte und Ende.

Wenn Sie den Weg vom Moment der Explosion zurückverfolgen, also sozusagen gedanklich an der Zündschnur entlang zurückgehen, erkennen Sie, was sie ausgelöst hat. Sie müssen lernen, wachsam wie ein Detektiv zu sein, auf subtile Veränderungen in Ihrem Körper zu achten und nach Hinweisen in den Details Ihres Lebens, Ihrer Gedanken, Gefühle und Verhaltensweisen zu suchen. Das ist wie beim »Rätselmalen«, wo man Punkte verbindet, bis ein Bild entsteht. Eines ist sicher: Wenn die Bombe explodiert ist und Sie eine Panikattacke haben, muss etwas die Lunte angezündet haben; es geht nur darum herauszufinden, was es war.

Die drei Bereiche

Sie erleichtern sich das Sammeln von Informationen über Ihre Panikreaktion, wenn Sie sie in *drei verschiedene Bereiche unterteilen – Gedanken, Körperempfindungen und Verhaltensweisen.* Angenommen, Sie halten das schnelle Durchkommen beim Einkauf und das Finden der kürzesten Warteschlange für den besten Weg, um eine Panikattacke zu vermeiden (Gedanke). Im Supermarkt schnappen Sie sich einen Einkaufswagen und versuchen mit zusammengebissenen Zähnen, Ihre Liste so schnell wie möglich abzuarbeiten. Die Fleischtheke ist jedoch unterbesetzt, und eine gesprächige Nachbarin irritiert Sie, indem sie Sie für ein paar Minuten festnagelt. Verspätet bricht Ihnen nun der kalte Schweiß aus, und Sie können Ihren Puls in den Ohren spüren (Empfindungen). Als Sie es

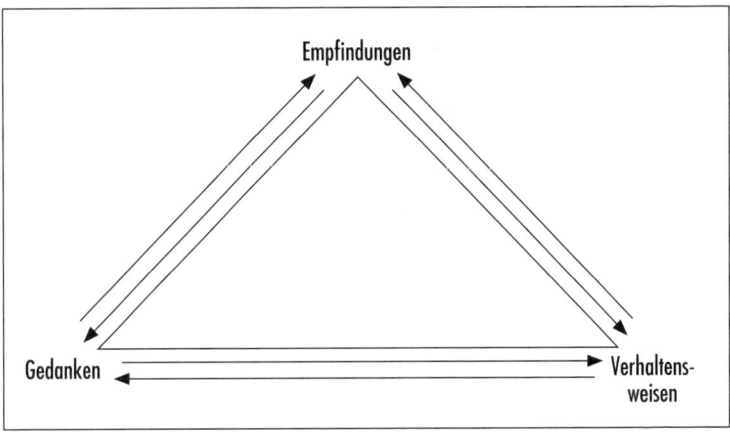

schließlich bis an die Kasse geschafft haben, verlieren Sie fast die Nerven, weil die Kassiererin erst noch die Bonrolle wechseln muss. Einen Fluch unterdrückend und mit zitternden Händen fummeln Sie das Geld aus Ihrem Portemonnaie und rennen zum Ausgang (Verhaltensweisen).

Nehmen wir jetzt an, Sie denken etwas anderes, und zwar, dass die Vermeidung einer Panikattacke davon abhängt, dass Sie entspannt bleiben und sich nicht unter Druck setzen lassen. Dann würden Sie zuallererst darauf achten, die Muskeln locker zu lassen und langsam und tief zu atmen, während Sie den Einkaufswagen füllen. Jedes Mal, wenn Sie eine leichte Anspannung Ihrer Muskeln oder eine Beschleunigung Ihres Atems spüren, halten Sie inne und konzentrieren sich darauf, den Atem wieder zu verlangsamen, um sich selbst zu bestätigen, dass alles in Ordnung ist. Wenn Sie an der Kasse ankommen, haben Sie das Gefühl, alles unter Kontrolle zu haben, sind ruhig und fühlen sich sicher.

Jeder Bereich hat Auswirkungen auf die anderen und beeinflusst die Erfahrung als Ganzes. Im ersten Beispiel beherrschten die Gedanken das Szenario, wie es bei Panik oft vorkommt, und der Fokus auf der Geschwindigkeit beeinflusste den gesamten Ablauf negativ. Zu anderen Zeiten könnte ein Verhalten als »Auslösetaste« fungieren, wie zum Beispiel, dass man nicht Nein sagen kann, wenn man um etwas gebeten wird, und dann letztendlich überlastet ist. Umgekehrt können Sie Ihre

Achterbahn fahrenden Gedanken und Ihren angespannten Körper (Empfindung) schnell beruhigen, indem Sie ein heißes Bad nehmen (Verhalten). Oder Sie finden Ruhe, wenn Sie Auto fahren und dabei Ihr Lieblingsmusikstück laufen lassen (Empfindung). Ebenso könnten Sie feststellen, dass wenn Sie am Ende einer anstrengenden Woche von einem überheblichen Chef Ihres Erachtens schikaniert werden (Gedanken), Ihnen der Anruf eines Freundes, der Sie zum Lachen bringt (Empfindung) und der Sie überredet, mit ihm ins Kino zu gehen (Verhalten), wieder Auftrieb gibt.

Sie können lernen, Panikattacken zu kontrollieren und zu minimieren, indem Sie in allen drei Bereichen aktiv werden. Das erste wesentliche »Instrument« ist das Bewusstsein – es öffnet Ihnen die Augen für die Vorgänge in Ihrem Inneren.

Sie können nichts ändern, dessen Sie sich nicht bewusst sind

Manchmal wollen wir die Art und Weise unseres Vorgehens optimieren, um bessere Ergebnisse zu erzielen und effizienter zu werden. Manchmal erkennen wir zwar deutlich, dass wir irgendetwas falsch machen, wissen aber nicht genau, was. Und manchmal haben wir die berühmten »Tomaten auf den Augen« und merken es nicht einmal, wenn wir einen Fehler machen.

Bei solchen Gelegenheiten ist es nützlich, Rückmeldungen von jemandem zu erhalten, der als Spiegel fungiert und uns unsere Fehler zurückreflektiert. Der Lernprozess setzt ein, wenn wir die neuen Informationen aufnehmen und die notwendigen Veränderungen umsetzen. Stellen Sie sich vor, Sie wären zu einem Interview oder einem Vorsingen eingeladen und fragen sich jetzt, ob Ihr Auftreten den Anforderungen entspricht. Sie könnten einen Freund oder eine sachkundige Person bitten, sich als Probezuhörer(in) zur Verfügung zu stellen und Ihnen Feedback zu geben, damit Sie wissen, an welchen Schwächen Sie noch arbeiten müssen. Ein solcher Beobachter würde auf alle Aspekte Ihrer Präsentation achten – Körpersprache und -haltung, Stimmvolumen und die Angemessenheit der Inhalte. Wenn er Ihren Auftritt idealerweise sogar mit einer Videokamera filmt, könnten Sie sich das Video mit ihm zusammen ansehen und würden dabei wahrscheinlich vieles bemerken, was Ihnen vorher gar nicht bewusst war. »Laufe ich denn immer mit so hängenden Schultern herum?«, denken Sie vielleicht. »Was für eine dumme Antwort auf diese Frage, und wieso stoße ich dieses nervöse Lachen aus?« Erst jetzt fallen Ihnen all diese Angewohnheiten auf, und diese Wahrnehmungen können Ihnen langfristig sehr nützlich sein.

Warum Beobachten so wichtig ist

Ein Zeuge ist jemand, der »sieht, wie etwas passiert«. Zeuge zu sein, bedeutet, zurückzutreten und aus der Ferne zu beobachten. Die Person, die Opfer eines Autounfalls wird, befindet sich direkt im Inneren des betroffenen Autos, hat die Körperempfindungen, denkt, spielt die Rolle. Die Erfahrung eines Unfallzeugen ist nicht so intensiv. Mit einem gewissen Abstand kann er Anfang, Mitte und Ende des Dramas besser erkennen.

Indem Sie die Fähigkeit entwickeln, Zeuge Ihrer eigenen Panikattacken zu werden, einen Schritt zurückzutreten und das Geschehen aus der Distanz, aus einer objektiveren Position heraus zu betrachten, können Sie viele hilfreiche Informationen erhalten. Sie nutzen Ihr eigenes Feedback – Ihre Empfindungen, Gedanken und Verhaltensweisen. Beobachten hilft Ihnen also zu sehen, was vor sich geht und mindert auch die Intensität der unangenehmen Emotionen.

Diese fundierten Beobachtungen sind der erste Schritt, um das Muster der Panik zu durchbrechen. Durch sie lernen Sie, proaktiv und systematisch Ihre Reaktionen zu verändern, anstatt als hilfloses Opfer auf die nächste Attacke zu warten. Stellen Sie sich vor, Sie stehen am Bahnsteig und warten auf eine U-Bahn. Sie kennen den Fahrplan nicht und sind unkonzentriert. Plötzlich bemerken Sie, dass ein Zug angekommen ist, Sie aber gar nicht wissen, ob Sie am richtigen Bahnsteig stehen und wohin diese U-Bahn eigentlich fährt. Und dann sind Sie auch noch zu langsam, und bevor Sie Ihre diversen Einkaufstaschen zusammengerafft haben, um sich zu einer Waggontür zu begeben, fährt die Bahn schon wieder ab. Stellen Sie sich nun dagegen vor, Sie wissen, dass die Bahnen werktags alle acht Minuten und am Wochenende alle fünfzehn Minuten verkehren, dass Bahnsteig 2 für Bahnen in nördlicher Richtung und Bahnsteig 3 für die in der Gegenrichtung bestimmt ist und dass ein Luftzug und ein Fahrgeräusch die Ankunft eines Zuges ankündigen. Außerdem beachten Sie die Ansage, die Sie über das Ziel des einfahrenden Zuges informiert, und haben ausreichend Zeit, sich in aller Ruhe zum richtigen Bahnsteig zu begeben und einzusteigen. Im zweiten Szenario sind Sie effizient, kontrolliert und ruhig, einfach, weil Sie aufgepasst haben.

Sie können nichts ändern, was Ihnen nicht bewusst ist. Es kann sehr frustrierend sein, wenn Panikattacken trotz aller Bemühungen, sie zu kontrollieren, immer noch auftreten. Viele Ihrer Bemühungen scheitern möglicherweise, weil Sie sich *nicht vollständig über alles im Klaren sind*, was während einer Attacke genau vor sich geht. Sie richten Ihre Aufmerksamkeit auf bestimmte Aspekte, wie zum Beispiel Atemnot oder Schwindel, und sind dann jeweils überzeugt, dass Sie ohnmächtig werden oder ersticken, wenn Sie nicht schnell an die frische Luft kommen. Diese Schlussfolgerung (falsch, aber verständlich) erhöht Ihre Angst und Ihren Adrenalinspiegel, wodurch Ihre Symptome noch intensiver werden. Sie haben voreilige Maßnahmen ergriffen (Verhalten), die auf falschen Informationen und einem nur teilweisen Verständnis dessen, was vor sich geht (Gedanke), basieren. Die Handlung mag Ihre Atmung (Empfindung) entspannt haben, aber nicht aus den von Ihnen vermuteten Gründen, und sorgt letztendlich nur für das Fortbestehen der falschen Überzeugung, dass »hinausrennen das Beste ist, um einer Ohnmacht vorzubeugen«. Damit verstärken Sie langfristig Ihren Drang, immer sofort wegzulaufen.

Indem Sie sich ausschließlich auf Ihre Atmung konzentrieren und die möglichen Ereignisse schwarzmalen, versagen Sie sich die Chance, im Jetzt etwas auszuprobieren. Im obigen Beispiel könnten Sie sich dadurch, dass Sie ruhig bleiben und langsam tief durchatmen, die Möglichkeit eröffnen, eine neue Überzeugung herauszubilden.

In der Gegenwart bleiben

Voraussetzung für Veränderungen jeglicher Art ist, dass man *dem Geschehen keinen Widerstand entgegensetzt*. Doch oft ist die sofortige Reaktion auf das erste Anzeichen einer Panikattacke »Oh nein! Nicht schon wieder, ich will nicht!«, und jede Faser Ihres Wesens widersetzt sich ihrem Entstehen. Indem Sie versuchen, sie zu vermeiden, greifen Sie verzweifelt zu jeder schnellen Lösung, die Ihnen in den Sinn kommt.

Eine notwendige Voraussetzung für die Beseitigung von Problemen ist, dass Sie ihnen als Erstes *Ihre volle Aufmerksamkeit schenken*. Sie sind »anwesend«, ganz »da«, mit allen Sinnen konzentriert, mit Ihren Gedanken, die ganz auf den gegenwärtigen Moment ausgerichtet sind, und mit großer Offenheit, um neue Tatsachen zu erfassen, das ganze Problem wahrzunehmen, um maximale Informationen über eine Lösung zu erhalten.

Ein Tonbandgerät kann im Schnellvorlauf nichts Neues aufnehmen, vor dem Aufnehmen muss zuerst die Stopp-Taste gedrückt werden. Auch Sie sollten erst einmal *innehalten und nichts anderes tun, als beobachten*, wenn Sie eine neue Sichtweise auf Ihre Panikattacken finden wollen.

Die Konzentration der Aufmerksamkeit nur auf die Gegenwart ist unerlässlich. Nur so können Sie sich mit dem vertraut machen, was gerade vor sich geht, anstatt zu versuchen, etwas zu verhindern, das *Ihrer Meinung nach* in fünf Minuten passieren wird. Unsere Gedanken sind ja generell sehr oft nicht ganz bei dem, was wir im gegenwärtigen Moment tun. Wir fahren Auto, kochen Mahlzeiten, führen Gespräche und machen sogar Liebe, während wir mit den Gedanken woanders sind. Diese Angewohnheit ist insbesondere bei Panikattacken fatal. Sie müssen Ihr Bewusstsein schulen, um sich auf all die Empfindungen und Gedanken konzentrieren zu können, die in Ihnen hochsteigen. In dem Strudel überbordender Emotionen und dem physischen Erdbeben einer Panikattacke liegt Ihre Lösung. Wenn Ihr Verstand woanders weilt, entgeht Ihnen das. In jeder Phase gibt es Entscheidungen, die besser funktionieren würden als andere. Man kann sie aber nur erkennen, wenn man die einzelnen Phasen auseinanderhält.

Werden Sie Ihr eigener Detektiv und lassen Sie Ihr mentales Video erneut ablaufen, um nach wichtigen Hinweisen zu suchen.

• Der Anfang. Treten die Panikattacken nur auf, wenn Sie alleine sind? Oder nur bei der Arbeit? Nur an stressigen Tagen? Geht ihnen eine bestimmte Art von Anspannung voraus, wie zum Beispiel Zeitdruck, Überforderung oder Frustration? Vielleicht wird Ihnen bewusst, dass Sie vor einer Attacke in eine lebhafte Auseinandersetzung verwickelt waren oder ein Sportereignis im Fernsehen angesehen haben. Fühlten Sie sich unbehaglich, als Sie ein überfülltes Lokal betraten? War Ihnen heiß, in der Sauna oder einem Auto mit aufgedrehter Heizung? Gibt es ein körperliches Symptom, auf das in der Regel einer Panikattacke folgt?

• Die Mitte. Welche Gedanken überfluteten Ihren Geist als Nächstes? Wie haben Sie darauf reagiert? Hat sich die Situation verschlechtert oder verbessert? Beruhten Ihre Entscheidungen auf Informationen oder waren sie auf Informationen oder waren sie chaotisch? Ein Beispiel: Es kann bei einer Panikattacke hilfreich sein, sich bestimmte beruhigende Sätze vorzusagen; dies ist aber nicht sonderlich effektiv, wenn Sie gleichzeitig hektisch zu einem Ausgang rennen! In so einem Fall sagt Ihnen der Verstand das eine (»Du bist sicher«), während Ihr Körper das andere tut (»Lauf um dein Leben!«).

• Das Ende. Was hat die Attacke schließlich beendet? War es ein äußerer Faktor, wie eine Tablette, ein Telefonat oder die Ankunft einer hilfreichen Person? Oder war es die Tatsache, dass Sie an einem »sicheren« Ort waren, zu Hause oder außerhalb des Besprechungsraumes? Sollten dies die Lösungen gewesen sein, werden Sie immer verwundbar sein, wenn sie aus irgendwelchen Gründen nicht infrage kommen oder nicht umsetzbar sind, weil diese »Lösungen« von äußeren Umständen abhängen. Indem Sie die Kontrolle in sich selbst einpflanzen, können Sie das Gefühl hinter sich lassen, ein Opfer Ihrer Panik zu sein.

Wie funktioniert das mit dem Beobachten?

Ich empfehle Ihnen, die beiden folgenden Seiten (Aufzeichnung einer Panikattacke) mehrfach zu kopieren. Nachdem Sie *fünf bis zehn* Attacken sorgfältig beobachtet haben, werden Sie wahrscheinlich gewisse Muster wahrnehmen können. Sollten Sie nur alle paar Wochen oder gar Monate davon heimgesucht werden, verfolgen Sie stattdessen Ihr Angstniveau zwischen den Attacken und notieren Sie, was es hoch und runter gehen lässt, unter welchen Umständen etc. Wenn die Paniken nachts auftreten, schreiben Sie auf, was sich am Vortag ereignet hat. Solche Aufzeichnungen sind niemals Zeitverschwendung – Wissen ist Macht!

Füllen Sie den Vordruck *möglichst direkt/bald nach einer Panikattacke* aus. Wenn Sie zu lange warten, werden Ihre Angaben weniger genau sein, und da Erinnerungen bekanntlich von Stimmungen eingefärbt werden, blicken Sie vielleicht durch eine »Angstbrille« oder »Depressionsbrille« auf das Ereignis zurück, und es wird schlimmer erscheinen, als es tatsächlich war. Eine baldige Rückerinnerung ist vertrauenswürdiger.

Notieren Sie sich *Details* wie die Tageszeit, zu der die Attacke stattfand, wann Ihre Angst den Höhepunkt erreichte, welche Personen anwesend waren, und ob es eine Situation war, bei der Sie schon vorher Nervosität verspürten. Geben Sie an, ob die Attacke aus heiterem Himmel kam oder Sie sie eigentlich erwartet haben. Bewerten Sie ihre Intensität auf einer Skala von 0 bis 10.

Es hilft, das *erste Symptom* bewusst wahrzunehmen. Gehen wir zum Beispiel davon aus, es wären immer Atembeschwerden. Mit der Zeit wird Ihnen vielleicht klar, dass Sie nach dem Einsetzen solcher Beschwerden jedes Mal angstvolle Gedanken hegen, wie etwa »Ich werde nicht genug Luft bekommen, das wird gefährlich«. Sobald Sie das wissen, können Sie Ihre spezielle Aufmerksamkeit auf diese unbegründeten Sorgen richten. Und wenn Sie vielleicht bemerkt haben, dass die Atembeschwerden schon in einem sehr frühen Stadium der Panikattacke auftreten, wird Ihnen vielleicht auch bewusst, dass Sie eigentlich schon einige Stunden vorher schneller geatmet und so unwillentlich das ideale Binnenklima (ein hoher Adrenalinspiegel) für eine Attacke geschaffen haben.

Aufzeichnung einer Panikattacke

Datum: _____

Zeit: _____

Dauer: _____

Wo waren Sie und mit wem? (Familie, Freund oder Fremder?)

Waren Sie unter Stress oder entspannt? In welcher Stimmung waren Sie?
(unter Druck gefühlt, besorgt, deprimiert, verärgert?)

Hatten Sie erwartet, eine Panikattacke zu bekommen, oder waren Sie überrascht?

Waren Sie müde oder ausgeruht?

Hatten Sie geschlafen, bevor Sie in Panik gerieten?

War Ihnen heiß oder kalt?

Bewerten Sie Ihr Angstniveau: 1 – 2 – 3 – 4 – 5 – 6 – 7 – 8 – 9 – 10
                            Leicht   –   mäßig   –   groß

Kreuzen Sie die Symptome an, die Sie durchlebt haben, und kreisen Sie dasjenige ein,
das zuerst aufgetreten ist:

Atembeschwerden ❏

Taubheitsgefühl/Kribbeln ❏

Schwindel/Unruhe ❏

Gefühl der Unwirklichkeit ❏

Hitze-/Kältewellen ❏

Herzrasen/-klopfen ❏

Erstickungsgefühl ❏

Schwitzen ❏

Zittern	❏
Übelkeit/Flauer Magen	❏
Brustschmerzen/-enge	❏

Welche Ängste hatten Sie?

Todesangst	❏
Angst, die Kontrolle zu verlieren	❏
Angst, verrückt zu werden	❏
Andere Ängste	❏

Besondere Gedanken:	(zum Beispiel »Ich werde deswegen meine Stelle verlieren« oder »Was werde ich tun, wenn das nicht mehr weggeht?«)
Verhaltensweisen:	(zum Beispiel unruhiges Herumlaufen, Rauchen, verzweifelte Telefonate)
Sorgen im Hintergrund:	Zusätzliche Herausforderungen, Fristen, Aufgaben, Anforderungen

Stimmungen

Ein hohes Angstniveau und Gemütslagen wie Depressionen machen einen Unterschied bezüglich der Wahrscheinlichkeit einer Attacke. An manchen Tagen sind Sie vielleicht mehr mit ängstlichen, beunruhigenden Zukunftsgedanken beschäftigt, zum Beispiel, wenn mehrere Rechnungen in der Post sind oder Sie sich bei der Arbeit besonders überfordert fühlen, mit dringenden Terminen und dem Chef im Nacken. Zu anderen Zeiten kann die vorherrschende Stimmung Wut oder Frustration sein, wenn man sich ungerecht behandelt oder missverstanden fühlt, oder wenn trotz aller Bemühungen die Dinge immer noch nicht so laufen, wie man es geplant hatte. An anderen Tagen steht das Denken an die

Vergangenheit im Mittelpunkt, wobei Reue, Traurigkeit und Depression vorherrschen. All diese Gemütszustände versuchen, in Ihr Bewusstsein zu gelangen und Sie vielleicht dazu zu bringen, sich Hilfe bei der Lösung grundlegender emotionaler Probleme zu suchen.

Oft sagen Betroffene: »Aber ich habe an gar nichts gedacht, als die Attacke begann!« Damit meinen sie, dass sie sich ihres Denkens in dem Moment nicht *bewusst* waren – es gab vielleicht durchaus Eindrücke oder vage unterschwellige Wahrnehmungen, die flüchtig ihr Bewusstsein streiften, ohne dass sie sich dessen gewahr wurden. Ist es Ihnen nicht auch schon passiert, dass Sie Ihren Autoschlüssel nicht mehr fanden und auf die Bibel hätten schwören können, ihn auf den Flurtisch gelegt zu haben? Doch dann verfolgen Sie im Geiste Ihre Handlungen zurück und stellen fest, dass Sie den Kofferraum des Autos geöffnet hatten, um etwas herauszuholen, und den Schlüssel schlichtweg im Schloss stecken ließen, *ohne sich dessen bewusst zu sein.*

Ihr bewusstes Gedächtnis, das anfänglich jede Abweichung vom üblichen Ablauf der Dinge leugnete, musste angestoßen werden, um diese Informationen abzurufen. Bei einer Panikattacke nehmen Sie viele Gedanken, die Ihr Angstniveau erhöhen, vielleicht gar nicht bewuust wahr. Es hilft dann, diese Gedanken erkennen und wieder zu verscheuchen. Das Vorhandensein solcher »Fast-Gedanken« kann durch Übung offengelegt werden, und somit lässt sich ihr Beitrag zum Beginn von Panikattacken im Keim ersticken.

Viele Gemütszustände haben eine Angstkomponente, die das Adrenalin erhöht und Panik wahrscheinlicher macht. Zum Beispiel können Wut, Traurigkeit, Frustration, körperliche Erschöpfung oder Depressionen durch Angst verstärkt werden. Wenn Sie das Niveau dieser Emotionen auf einer Skala von 0 bis 10 erfassen, zeigt das eventuelle Verbindungen auf. Über einen Zeitraum von mehreren Wochen werden Sie Tendenzen erkennen, und das wird Ihnen helfen, die Ursprünge auszumachen.

Die Aufzeichnungen werden es Ihnen auch offenbaren, wenn Sie bei Panikattacken immer wieder ähnliche Gedanken haben, wie zum Beispiel »Ich habe einen Herzinfarkt«. Sie wissen dann, dass Sie sich klarmachen müssen, dass es sich dabei um Fehlinformationen handelt.

Wenn bestimmte destruktive Verhaltensweisen und Umstände, wie zum Beispiel ständig unter Zeitdruck zu stehen, Angst erzeugen, erkennen Sie anhand der Aufzeichnungen, dass Sie sich mit diesem Thema befassen und herausfinden sollten, warum es sich um ein wiederkehrendes Thema in Ihrem Leben handelt und ob Sie etwas tun können, um das Problem zu entschärfen.

Als Beispiel können wir die Aufzeichnungen von Deirdre heranziehen, einer 42-jährigen Mutter von drei Kindern, die Panikattacken heimsuchten, nachdem bei ihr ein gutartiger Brustknoten entdeckt und entfernt worden war. Die erste Attacke erfolgte am Tag vor ihrer Nachuntersuchung, einen Monat nach der Biopsie. Von da an hatte sie solche Attacken mehrmals in der Woche, meistens in der Öffentlichkeit. Ihre ersten Symptome waren immer Schwindel und »Gummibeine«. Sie bemerkte anhand ihrer Aufzeichnungen, dass es bestimmte Tage gab, an denen sie sehr viel an ihre Mutter dachte, die eineinhalb Jahre zuvor an Krebs gestorben war. Deirdre hatte sie die letzten zwei Jahre gepflegt, und ihr Tod hinterließ ein Vakuum bei ihr. Die Mutter war ihre engste Freundin gewesen, und mit der Fürsorge für sie schlüpfte sie noch einmal in eine Rolle, die sie zu Hause nicht mehr ausfüllen konnte, da ihre Kinder schon erwachsen waren und sie weniger brauchten. Die Krebsdiagnose war ein Schock gewesen, da es ihrer Mutter bis dahin immer gut gegangen war.

Deirdre bemerkte, dass sie an solchen für sie eher düsteren Tagen besonders häufig in Panik geriet. Schließlich erkannte sie, dass sie eine tiefsitzende Angst um ihre eigene Gesundheit hatte und befürchtete, dass ihre Symptome von Schwindel und Unsicherheit Anzeichen eines Hirntumors sein könnten, der sie ähnlich wie bei ihrer Mutter das Leben kosten würde. Sie hatte eine allgemeine Hintergrundangst, die zu Panik eskalierte, wenn ihr Adrenalinspiegel entsprechend angestiegen war. Nachdem Deirdre diese Verbindung hergestellt hatte, konnte ihr die Therapie helfen, ihre Ängste zu zerstreuen. Sie erhielt neue, richtige Informationen (ihr Schwindel deutet nicht auf einen Hirntumor hin) und wurde ermutigt, ihrer Angst vor dem Tod nachzugehen und ihre Befürchtungen bei jedem geringsten Anzeichen von Krankheit loszulassen.

Denjenigen, die schon jahrelang unter Panikattacken leiden und sich fast damit abgefunden haben, dass dies nun ihr restliches Leben so bleiben würde, möchte ich sagen, dass ich bisher keinen Zusammenhang zwischen der Anzahl der Jahre, in denen eine Person Panikattacken hatte, und einer etwaigen Unmöglichkeit ihrer Heilung feststellen konnte. Und diejenigen, die glauben, die Heilung ihrer Panik läge außerhalb ihrer selbst, die nach einer Pille gesucht haben, die ihnen hilft, oder nach dem richtigen Zeitpunkt für eine Veränderung, möchte ich dazu auffordern und anregen, das Warten seinzulassen. Diese Unselbstständigkeit sorgt dafür, dass Sie verwundbar und ohnmächtig bleiben. Wenn Ihre Einstellung lautet: »Heilen Sie mich, aber bitten Sie mich nicht, mich zu ändern«, passt mein Ansatz vielleicht nicht zu Ihnen.

Um die Panikattacken abzustellen, müssen Sie bereit sein, die Übungen zu machen, Ihr Denken zu verändern, einige (kalkulierte) Risiken einzugehen, Ihren Verstand zu erforschen und ein aktiver Wirkstoff bei Ihrer eigenen Heilung zu werden.

Sind Sie dazu bereit?

11

RUHIG ATMEN

Leitgedanke: Freundschaft mit dem Bauch schließen

Das Hauptziel im Kampf gegen die Panik ist zum einen die Beruhigung der Kampf-Flucht-Reaktion und zum anderen die Reduzierung der Anzahl der Adrenalinmoleküle in Ihrem Blutkreislauf.

Von allen physischen Komponenten der Kampf-Flucht-Reaktion – beschleunigter Herzschlag, flache Atmung, verstärktes Schwitzen und angespannte Muskeln – sind diejenigen am ehesten veränderbar, derer Sie sich am leichtesten bewusst werden können: Ihre Atemfrequenz und Ihre Muskelspannung. Techniken für Veränderungen in diesen beiden Bereichen sind relativ einfach erlernbar, und Sie schaffen damit die Voraussetzungen, um sich auch andere Kontrollfähigkeiten anzueignen.

Hyperventilation

Fünfzig bis sechzig Prozent der Menschen, die in Panik geraten, fangen an zu hyperventilieren. Oftmals lassen sich Panikattacken schon allein dadurch kontrollieren, dass dieser wichtige »Stör-Faktor« eliminiert wird.

Sie hyperventilieren, wenn Sie die Empfindung haben, nicht normal atmen zu können, zu ersticken, wenn Sie ein Engegefühl oder sogar Schmerzen in der Brust haben oder nicht in der Lage zu sein glauben, ausreichend tief zu atmen. Dies kann ganz unabhängig von einer Panikattacke der Fall sein, wenn Sie sich gestresst oder verärgert sind. Oder es kann sich erst entwickeln, wenn bereits eine Panikattacke abläuft, als Teil einer insgesamt angstvollen Reaktion auf einen Gedanken (»Ich verliere den Verstand!«) oder auf ein anderes beunruhigendes Symptom, wie

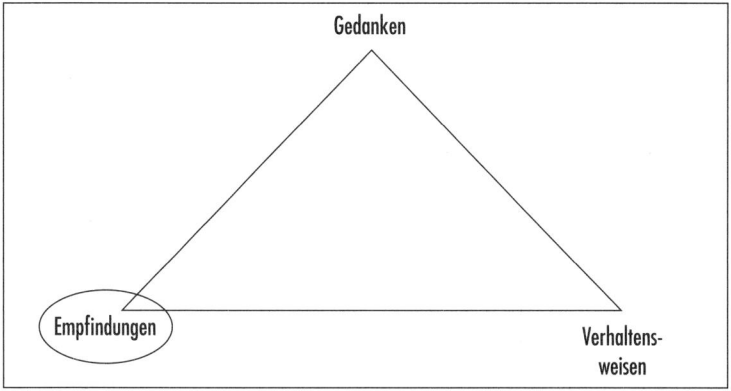

Herzrasen. Es ist daher wichtig, dass Sie sich jetzt Klarheit darüber verschaffen, ob Sie hyperventilieren oder nicht, denn wenn Sie es tun, haben Sie mit der Fähigkeit, Ihre Atmung zu verlangsamen, ein sehr nützliches Werkzeug an der Hand, um eine Panikattacke zu mildern. Wenn nicht, werden Sie von der Übung in diesem Kapitel trotzdem profitieren. Dies liegt daran, dass die langsame Atmung sich beruhigend auf die Herzfrequenz und alle anderen Aspekte der Panik auswirkt und jedem sehr gut dabei hilft, die Reaktionen seines vegetativen Nervensystems zu dämpfen.

Hyperventilation ist an sich nichts, worüber man sich Sorgen machen müsste. Es ist einfach eine schlechte Angewohnheit – Sie atmen zu schnell und zu flach. Das Problem ist dann, dass Sie zu viele Atemzüge pro Minute machen, wobei aber keiner Ihre Lunge vollständig füllt. Flache Atmung ist eine Störung von Atemfrequenz und -rhythmus; mit der Lunge selbst hat sie gar nichts zu tun. Deshalb findet Ihr Arzt beim Abhören Ihrer Brust nichts Ungewöhnliches, denn wenn er Sie bittet, tief einzuatmen, klingt alles normal für sein Stethoskop. Er kann ja nicht wissen, dass Sie normalerweise nicht so atmen. Auch eine Röntgenaufnahme führt nicht weiter, denn dort würde sich nur eine echte Erkrankung des Lungengewebes zeigen. Dies kann Missverständnisse hervorrufen, und viele Menschen fragen sich vielleicht, ob ihrem Arzt nicht etwas entgangen ist.

Neigen Sie zur Hyperventilation?

- Haben Sie oft das Gefühl, dass Sie nicht tief genug atmen und Ihren Brustkorb nicht ausreichend füllen können?
- Wenn Sie besorgt oder verängstigt sind oder unter Druck stehen, halten Sie dann manchmal den Atem an oder atmen schneller und flacher?
- Hatten Sie schon Erstickungsgefühle?
- Leiden Sie gelegentlich an Brustschmerzen oder Gefühlen der Brustenge?
- Erleben Sie Taubheitsgefühle oder Kribbeln in Ihren Händen und Füßen?
- Haben Sie manchmal Wadenkrämpfe?
- Haben Sie in letzter Zeit viel gegähnt, lange tiefe Seufzer gemacht und/oder aufgestoßen?
- Wenn Sie mehrere dieser Fragen mit »Ja« beantwortet haben, dann neigen Sie zur Hyperventilation, und dieses Kapitel ist für Sie sehr relevant.

Hyperventilation kann akut oder chronisch sein. Die akute Form ist beunruhigend und unangenehm, sie tritt nur kurzfristig auf, zum Beispiel für ein paar Stunden, danach vergeht sie. Diese Erscheinung ist für Sie und manchmal auch für andere offensichtlich. Mit anderen Worten: Sie merken es, wenn Sie hyperventilieren.

Die chronische Form kann sich rund um die Uhr manifestieren, auch während Sie schlafen. Sie kann etwas unangenehm sein, aber möglicherweise ist es Ihnen kaum bewusst, dass Sie so atmen. Vielleicht besteht dieses Atemmuster bei Ihnen schon seit Jahren.

Wie viel trägt Hyperventilation zu Ihrer Panik bei?

Der folgende Test zeigt Ihnen, ob Hyperventilation zu Ihren Paniksymptomen beiträgt. Setzen Sie sich bequem hin, beginnen Sie sehr schnell zu atmen, als ob Sie joggen würden. Atmen Sie tief in Ihre Lunge hinein. Danach jeweils sehr kräftig ausatmen, als ob Sie jedes Mal Kerzen auf einem riesigen Kuchen ausblasen würden. Machen Sie das wenn möglich mindestens anderthalb Minuten lang, außer Sie bekommen das Gefühl, es nicht mehr auszuhalten. In diesem Fall zwingen Sie sich nicht, sondern hören Sie einfach auf.

Wenn die Zeit vorbei ist, schließen Sie die Augen und verlangsamen Sie Ihre Atmung bewusst, etwa zwei Minuten lang.

Traten während dieser Übung irgendwelche Symptome auf, wie Sie sie während Ihrer Panikattacken oder wenn Sie wirklich gestresst sind, ausbilden? Wenn Sie zu den Menschen gehören, die Angst haben, sobald ihre Atmung außer Kontrolle gerät, ist Ihr Angstniveau möglicherweise genauso hoch wie bei einer Panik. Vielleicht hatten Sie sogar Angst, die Übung überhaupt zu machen, oder haben sie schon früh abgebrochen.

Weil Sie ja wussten, dass Sie Ihre Symptome während dieses Experiments selbst hervorrufen, haben Sie sicherlich kein so hohes Maß an Angst erlebt, wie es der Fall wäre, wenn die Hyperventilation spontan eingesetzt hätte, zum Beispiel, wenn Sie in der Nacht nach Luft schnappend erwachen. Fragen Sie sich dennoch, ob die Symptome in irgendeiner Weise denen einer Panikattacke ähnelten. Wenn ja, dann spielt die Hyperventilation bei Ihren Panikanfällen eine Rolle, und es wird eine enorme Erleichterung für Sie sein, wenn Sie Ihre Atmung in ihren ursprünglichen langsameren, tieferen Rhythmus zurückbringen. Im Zweifelsfall wiederholen Sie die Übung, diesmal jedoch zwei oder drei Minuten lang.

Warum fängt es an?

Angenommen, Sie waren irgendwann in Ihrer Vergangenheit sehr ängstlich oder extrem gestresst. Ihr Adrenalinspiegel stieg, und die Atmung wurde schnell und flach. Vielleicht hat Ihr Verstand aus dieser Erfahrung eine konditionierte Reaktion abgeleitet, sodass jetzt jedes Mal, wenn sich Ihre Atmung beschleunigt, dies von Angst begleitet wird, genau wie beim ersten Mal. Die Angst wurde mit der schnellen Atmung gekoppelt, und seitdem geht möglicherweise das eine mit dem anderen einher.

Bei welchen Erfahrungen treten schnelle Atmung und Angst gemeinsam auf? Möglicherweise bei der Reise durch den Geburtskanal, bei einem Asthmaanfall oder einer Lungenentzündung oder nach einer Bauchoperation oder einem schmerzhaften Unfall, wenn das tiefe Atemholen zur Qual wird, und die Atmung kurz und keuchend ist. Oder irgendein Angsterlebnis zu ersticken, wie zum Beispiel wenn ein Kind spielerisch ein Kissen auf Mund und Nase eines anderen Kindes drückt oder seinen Kopf unter Wasser hält. Jede erschreckende oder traumatische Erfahrung, vor allem in der Kindheit, kann eine solche Erinnerungsspur hinterlassen, ohne dass man es merkt.

William war sechs Wochen lang krankgeschrieben gewesen. In der Zeit davor war es ihm immer schwerer gefallen, zur Arbeit zu gehen. Er war Kranführer und verbrachte den größten Teil seines Tages in der Kabine hoch über der Baustelle. In den letzten Jahren aber hatte ihn der Aufenthalt in der Kabine mehr und mehr gestresst; er fühlte sich gefangen und angespannt, weil man von dort oben nicht so einfach und schnell wieder nach unten kam.

Als er in meinem Praxisraum saß, war er blass, zitterte sichtlich und schaute ängstlich auf die Tür. Er atmete mühsam, wie jemand mit einem Emphysem, und musste immer wieder unwillkürlich tief seufzen. Er erzählte mir, er habe etwa dreizehn Jahre zuvor zum ersten Mal das Gefühl gehabt, dass etwas nicht stimme. Damals fühlte er sich schwindelig, desorientiert, irgendwie weggetreten, er schwitzte stark und glaubte, bald sterben zu müssen. Er war überzeugt, einen Hirntumor zu haben, weil fast alle seine Symptome mit seinem Kopf zu tun hatten. Sie kamen und gingen, und als er schließlich auch noch ein Kribbeln in den Händen und manchmal ein taubes Gefühl im Gesicht verspürte, eskalierten seine Ängste, woraufhin ihn sein Arzt zu einem Gehirnscan schickte, um ihn zu beruhigen.

Im Laufe der Jahre ließ William neun solche Scans machen, alle negativ. Da seine Symptome jedoch andauerten, blieb in ihm auch der Zweifel bestehen, dass immer etwas übersehen wurde.

William hatte Medikamente gegen seine Angst ausprobiert, merkte aber schnell, dass diese ihn »wirrköpfig« machten und die unangenehmen Empfindungen in seinem Kopf überhaupt nicht linderten. Seine Frau erzählte mir, wie er sich im Laufe der Jahre von einem geselligen, lebenslustigen Mann, der die Natur liebte und mit ihren Hunden Spaziergänge auf den Feldern unternahm, zu einem Stubenhocker entwickelt hatte, der selten ausging und seine eigene Gesellschaft zu bevorzugen schien. Ihrem Empfinden nach war er stark gealtert. Mit seinen gerade fünfzig Jahren hatte er die Ausstrahlung eines alten Mannes, der auf den Tod wartete. In den letzten drei Monaten war es immer schlimmer geworden. Er kam nach Hause und sah grau und erschöpft aus, nachdem er einen Tag lang den Drang bekämpft hatte, sich von der Baustelle davonzuschleichen. Seitdem er krankgeschrieben war, fand seine Frau ihn nachts oft in der Küche beim Teekochen vor, weil er nicht schlafen konnte. Sie war es, die darauf bestanden hatte, dass er zu mir in die Therapie kam, aber er war nicht wirklich zuversichtlich, dass es noch Hilfe für ihn geben könnte: »Dreizehn Jahre sind eine lange Zeit, Frau Doktor.«

Ich fragte ihn, ob er den Hyperventilationstest machen würde und erklärte ihm, dass ich das Gefühl hatte, seine Atmung könnte etwas mit seinen Symptomen zu tun haben. Aus purer Höflichkeit begann er wie angewiesen schneller zu atmen. Innerhalb einer Minute wurde ihm schwindelig, und das Zittern nahm zu. Erschrocken bestand er darauf abzubrechen. Dies zeigte mir, dass er hyperventilierte, und zwar wahrscheinlich seit dem Beginn seiner Nöte vor dreizehn Jahren. Ich erkundigte mich, ob in jenem Jahr etwas Ungewöhnliches vorgefallen sei, etwas besonders Stressiges oder Beunruhigendes. Ihm fiel auf Anhieb erst einmal nichts ein, was ich bei meinen Patienten öfter erlebe. Ich bat ihn, weiter darüber nachzudenken, und wies ihn an, seine Atmung in Zukunft nach Möglichkeit zu verlangsamen und sie bis in den unteren Lungenbereich hinein auszudehnen. Er fand dies schwierig, da er es gewohnt war, nur mit der oberen Brust zu atmen, ohne Bewegung in seinem Bauch. Und doch war er beeindruckt, wie sehr seine Paniksymptome den Empfindungen bei seinem absichtlichen Hyperventilieren ähnelten und stimmte zu, es zu versuchen. Außerdem schlug ich ihm eine Entspannungsübung vor, die er abends machen und die ihm helfen sollte, seinen Schlaf zu verbessern.

Eine Woche später saß ein anderer Mann vor mir. Das Zittern hatte völlig aufgehört. William hatte eine gesunde Gesichtsfarbe und lächelte breit. Er hatte täglich geübt und fühlte sich viel weniger schwummrig. Darüber hinaus erzählte er mir aufgeregt, dass er glaubte, der Ursache seines Problems nähergekommen zu sein. In dem Jahr, in dem die Probleme begannen, hatte er von kleineren Kränen zu den größeren gewechselt, weil die Bezahlung viel besser war. Er nahm seine Arbeit im März auf, und der Wind wehte damals so stark, wie er es überhaupt noch nie erlebt hatte. Nach ein paar Tagen sagte er seinem Chef, dass der Kran seiner Meinung nach unter diesen Bedingungen nicht mehr eingesetzt werden dürfte und die Gefahr eines schweren Unfalls bestünde. Als Antwort erhielt er nur den lapidaren Hinweis auf den unbedingt einzuhaltenden Termin, und so ertrug er die folgenden Wochen hoch oben in der schwankenden Kabine, in Angst und Stress, hatte keine andere Alternative, als weiterzumachen. Dies war eine echte Bedrohung seiner Identität; seinem Empfinden nach war sein Überleben gefährdet. Seine Frau erinnerte sich, dass er nach Beendigung dieses Einsatzes so aufgewühlt war, dass er seine Familie nicht in den Urlaub begleitete. Er war viel zu nervös, um zu fliegen (wieder ein geschlossener Raum ohne Fluchtmöglichkeit), so etwas hatte es bei ihm vorher noch nie gegeben.

Ich sah William noch zu vier weiteren Sitzungen, und jedes Mal berichtete er, dass er mehr und mehr zu seinem früheren Selbst zurückfinde. Indem er lernte, anders zu atmen, hatte er neue neuronale Verknüpfungen in seinem Gehirn gebildet. Er konnte nun wahrnehmen, wenn sich seine Atemzüge in der Frühphase einer Panikattacke zu beschleunigen begannen, ohne dabei automatisch Angst zu empfinden. Diese Änderung, zusammen mit der Gewissheit, dass er keinen Tumor hatte, durchbrach die konditionierte Reaktion, und ohne diese »Befeuerung« hörten seine Panikattacken bald auf. Beim letzten Besuch erzählte er mir voll Freude, dass er sich ein Mountainbike gekauft hatte und im Sommer eine Biketour machen würde, sein erster Urlaub seit Jahren.

Wissen ist Macht –
Was passiert beim Hyperventilieren?

Da Panik von Angst getragen und geschürt wird, ist es wichtig, unbegründete Ängste mithilfe der Atmung auszuräumen. Das Wissen darüber, was beim Hyperventilieren wirklich vor sich geht, kann eine bedrohliche Erfahrung in eine vorübergehende Unpässlichkeit verwandeln. Indem Sie auf der Basis der richtigen Informationen Ihre Ängste abbauen, reduzieren Sie die Anzahl der Adrenalinmoleküle in Ihrem Blutkreislauf und damit die Wahrscheinlichkeit einer Panikattacke. Und selbst wenn Ihnen Hyperventilationen gar keine Angst machen, kann das Wissen, wie Brustatmung durch die Veränderung Ihrer inneren Chemie Panikattacken fördert, Ihnen vermitteln, warum es wichtig ist, richtig zu atmen.

Wenn Sie einatmen, nehmen Sie den Stoff auf, der für unser Überleben so wichtig ist – Sauerstoff (O_2). Er gelangt in die Lunge und von dort in die Blutbahn, wo er im Körper verteilt wird. Die Hämoglobinmoleküle transportieren ihn dorthin, wo er gebraucht wird und geben ihn an Ort und Stelle zur Nutzung durch die Zellen frei. Alle Zellen brauchen Sauerstoff, und als Abfallprodukt seiner Aktivität, sei es in einer Hautzelle, einer Verdauungszelle im Darm oder einer Muskelzelle, entsteht Kohlendioxid (CO_2). Dieses wird von den Zellen ins Blut zurückgeschickt, wandert von dort in die Lunge und wird schließlich aus dem Körper ausgeatmet.

Wie bei jedem Ökosystem muss zwischen den aufgenommenen und verwendeten Materialien und den erzeugten Abfällen ein Gleichgewicht gewahrt werden. Unsere normale Atemfrequenz im Ruhezustand beträgt etwa 10 bis 14 Atemzüge pro Minute. Für jedes aufgenommene O_2-Molekül muss ein CO_2-Molekül ausgeatmet werden. Die erhöhte Durchlüftung beim schnellen Atmen führt nur zu einer geringen Mehraufnahme von Sauerstoff im Körper, da die Sättigung des Bluts mit Sauerstoff schon bei normaler Atmung etwa 97 % beträgt. Dafür kommt es aber zur vermehrten Abatmung des im Körper entstehenden Kohlendioxids. Umgekehrt akkumuliert sich das CO_2, wenn Sie langsamer atmen. Indem wir unsere Atmung verlangsamen oder beschleunigen, halten wir das Verhältnis von O_2 zu CO_2 auf einem angemessenen Niveau.

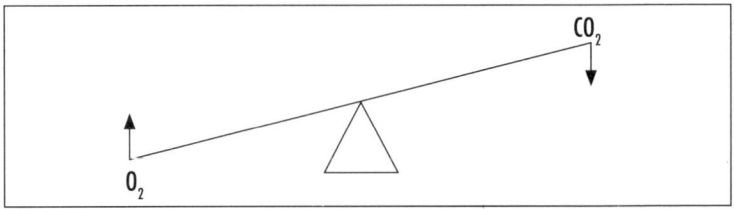

Hyperventilation ist definiert als »zu schnelle Atmung, bei der es zu einer Mehraufnahme von Sauerstoff im Körper kommt«. Es gibt Zeiten, in denen der Körper mehr O_2 aufnehmen muss und mehr CO_2 produziert, das eliminiert werden muss, wie zum Beispiel beim Sport, und in solchen Zeiten beschleunigt sich die Atmung, um dem gerecht zu werden. Wenn weniger O_2 benötigt und weniger CO_2 produziert wird, wie während des Schlafes oder in entspanntem Zustand, dann ist es sinnvoll, dass sich die Atmung verlangsamt.

Die meisten dieser Anpassungen erfolgen automatisch und unbewusst. Dasselbe gilt für die erhöhte Atemfrequenz aufgrund des in den Blutbahnen zirkulierenden Adrenalins. Sie atmen schneller, ohne es zu merken, denn Ihre Kampf-oder-Flucht-Reaktion bereitet Sie auf eine Herausforderung vor.

Da Hyperventilation eine Schutzreaktion ist, kann sie Ihnen nicht schaden und ist nicht gefährlich.

Anders als die Atemvorgänge bei sportlicher Betätigung kann eine Hyperventilation jedoch bewusst reguliert werden. So ähnlich wie Sie ja beispielsweise schneller atmen, wenn Sie einen Ballon aufblasen wollen, oder den Atem anhalten, wenn Sie unter Wasser tauchen.

Der geringe Anstieg des Sauerstoffgehalts in Ihrem Blut, der durch Hyperventilation verursacht wird, kann Ihnen nicht schaden. Der Rückgang des Kohlendioxids bewirkt jedoch, dass das Blut alkalischer wird, und genau das verursacht viele der unangenehmen (wenn auch harmlosen) Symptome. Dieser Zustand wird als »respiratorische Alkalose« bezeichnet. Sie ist durch folgende mögliche Symptome gekennzeichnet:

- Verengung der Blutgefäße, auch derer, die das Gehirn versorgen, sodass dort weniger Blut ankommt.
- Wenn weniger Sauerstoff Ihre Gehirnzellen erreicht, kann es bei Ihnen zu Benommenheit, Schwindel, Verwirrung, verschwommenem Sehen, Konzentrations- und Gedächtnisverlust, Entscheidungsschwierigkeiten und Gefühlen der Unwirklichkeit kommen.
- Das Hämoglobin gibt weniger Sauerstoff für die Verwendung durch die Zellen ab, wenn es sie erreicht. Dies wird als »Bohr-Effekt« bezeichnet, dieser führt dazu, dass wir uns schon bei den kleinsten körperlichen Anforderungen müde fühlen können. Wenn unsere Zellen nicht bekommen, was sie brauchen – Sauerstoff –, können sie ihre Arbeit nicht machen.
- Die Gehirnrezeptoren, deren Aufgabe in der Überwachung des Sauerstoffniveaus besteht, erkennen jetzt einen leichten O_2-Abfall und *intensivieren die Kampf-oder-Flucht-Reaktion*, damit die zu niedrige Sauerstoffversorgung ausgeglichen werden kann. Ergebnis? Eine Panikattacke.

Einige Fakten sind hier wichtig:

- Die chemischen Veränderungen sind völlig harmlos.
- Auch wenn Sie vielleicht Atemnot verspüren und dementsprechend den Zwang, tief durchschnaufen zu müssen, entspricht das nicht der Wirklichkeit. Die Realität ist, dass Sie durch die schnelle Atmung bereits zu viel »Luft« in sich haben.
- Sie werden immer in der Lage sein, genügend Luft aufzunehmen, auch wenn es sich in einem kurzen Moment vielleicht anfühlt, als täten Sie Ihren letzten Atemzug. Selbst wer ohnmächtig ist, atmet ja weiter (und sogar Menschen, die im Koma liegen).

Egal, ob Sie an einem chronischen Hyperventilationssyndrom leiden oder einfach zwischendurch immer mal wieder beschleunigt atmen, Sie werden die meiste Zeit müde sein. Betroffene verstehen oft nicht, warum sie so wenig Energie haben, und vergessen dabei all die zusätzlichen körperlichen Aktivitäten, die mit einer beschleunigten Atmung verbunden sind. So werden zum Beispiel zur Erhöhung der Atemfrequenz die Brustmuskeln zwischen den Rippen herangezogen und nicht das Zwerchfell, die Muskeln-Sehnen-Platte unter dem Brustkorb, die normalerweise die Hauptmuskelarbeit bei der Atmung verrichtet.

In der Folge können die Zwischenrippenmuskeln – wie jeder überarbeitete Muskel – müde werden. Dies kann sich als Engegefühl über der Brust oder als stechender Schmerz zwischen den Schulterblättern manifestieren. Es könnten sogar Brustschmerzen oder Schmerzen entlang des Arms auftreten. Dies wird als »Übertragungsschmerz« bezeichnet. Er hat nichts mit dem Herzen zu tun, aber weil Brust- und Armmuskeln dieselbe Nervenversorgung wie das Herz haben, wird der Schmerz bei Überlastung entlang der gemeinsamen Nervenbahnen gespürt.

Häufiges Gähnen und Seufzen (das zu peinlichen Situationen führen kann und den Gesprächspartner fragen lässt, ob er Sie langweilt oder von etwas abhält) haben einen chemischen Zweck: Der Körper versucht, auf diese Weise die veränderte Kohlendioxidkonzentration im Blut wieder auszubalancieren. Das Ganze ist harmlos und verschwindet, wenn das Gleichgewicht durch Atemtraining auf natürliche Weise wiederhergestellt wurde.

Wenn Sie schon seit Jahren hyperventilieren, sind Ihre Symptome vielleicht weniger offensichtlich. Ihr Körper hat subtile Möglichkeiten entwickelt, deutliche Kohlendioxidabfälle zu korrigieren und gleichzeitig den Blut-pH-Wert stabil und im Normbereich zu halten. Durch diese Kompensation werden weniger Symptome erzeugt – mit anderen Worten: Sie werden verdeckt. Ihr Körper ist gleich einem Thermostat auf einen niedrigeren CO_2-Wert eingestellt als ursprünglich. Wenn jetzt auch nur ein leichter Anstieg auftritt, wie zum Beispiel während eines Gähnanfalls oder in einer Situation, in der sich die Muskeln länger nicht bewegen, kann dies eine Phase der Hyperventilation auslösen, auf die möglicherweise eine unerwartete Panikattacke folgt. Das häufige Gefühl des »Eingesperrtseins« (Platzangst) in überfüllten geschlossenen Räumen könnte an der subtilen Veränderung Ihres Kohlendioxidspiegels liegen.

Den Atem beruhigen

Es kann einige Wochen dauern, bis man sich das Hyperventilieren wieder ganz abgewöhnt hat, aber die meisten Menschen spüren bereits in den ersten Tagen nach dem Beginn ihrer Atemübungen die ersten Auswirkungen. Wenn Sie in dieser Phase zwischendurch wieder hyperventilieren, sollten Sie dies am besten nur als ein kleines Ärgernis ansehen, das einen logischen Grund hat und bald wieder verschwunden sein wird. Indem Sie sich jede Angst vor einem etwaigen Hyperventilieren abgewöhnen, verhindern Sie, dass Ihr Adrenalinspiegel steigt und reduzieren dadurch die Wahrscheinlichkeit einer Panikattacke.

Gesundes Atmen ist langsam und tief, es füllt die Lunge bis in die Unterlappen hinein, wobei die meiste Bewegung im Bauch stattfindet. Gestresstes, ängstliches Atmen hingegen ist schnell und flach. Es füllt die Lungen nur zu etwa einem Drittel ihrer Kapazität, sie sind abgeklemmt von zu engen Bauchmuskeln, ehe der Atem die Brust richtig füllen kann.

Der Adrenalinspiegel lässt die Zwischenrippenmuskulatur zur Unterstützung aktiv werden, obwohl diese normalerweise keine große Rolle bei der Luftzufuhr in und aus der Lunge spielt. Diese Aufgabe übernimmt sonst eigentlich das Zwerchfell, dieser zwischen Brust und Bauch liegende Atemmuskel, der wie ein Kolben arbeitet und die Luft nach innen und außen bewegt.

Wenn wir über einen längeren Zeitraum gestresst sind, sind wir irgendwann gar nicht mehr an tiefes Atmen gewöhnt, und unser Zwerchfell wird faul – wie jeder selten benutzte Muskel. Auf der anderen Seite leiden unsere Brustmuskeln unter der ungewohnten Überbeanspruchung. Dieses Muster der »umgekehrten« (»paradoxen«) Atmung, bei dem die obere Brust überbeansprucht wird und die untere Brust unterfordert ist, lässt sich durch Atemtraining korrigieren.

Die tägliche Praxis erfordert Motivation, also denken Sie daran, warum Sie die Übungen durchführen:

- um körperliche Symptome, wie Atemnot und Schwindel, während Ihrer Panikattacken, besser kontrollieren zu können;

Atemtraining

- Einatmen und ausatmen und dabei jeweils bis vier zählen (wobei jede Zahl einer Sekunde entspricht).

- Ihre Atemzüge müssen nicht tiefer sein als normal; versuchen Sie, den Rhythmus gleichmäßig und flüssig zu halten. Stellen Sie sich vor, dass die Luft ein- und ausströmt, anstatt plötzlich eingesogen oder gewaltsam ausgestoßen zu werden.

- Lassen Sie den Bauch sich beim Einatmen sanft dehnen und beim Ausatmen abflachen, wobei Sie die Brust so ruhig wie möglich halten.

- Wenn sich dies alles angenehm für Sie anfühlt, verlängern Sie nach ein paar Tagen Ihre Atemzüge: Atmen Sie auf fünf ein und auf fünf aus, nach ein paar Tagen, wenn es sich gut anfühlt, auf sechs, dann sieben und schließlich sogar acht.

- Fahren Sie mit diesem Training fort, bis Sie sicher sind, dass Sie Ihr Atemmuster auf Bauchatmung geändert haben und die Atemzüge länger als früher dauern.

- um unbewusste Auslöser von Panikattacken zu beseitigen, auf die Sie empfindlich reagieren und vor denen Sie Angst haben;
- um den Adrenalinspiegel zu senken und Sie in einen Zustand der Entspannung und Ruhe zu versetzen.

Machen Sie die folgende Übung *zweimal täglich jeweils mindestens fünf Minuten lang und legen Sie sich zumindest an den ersten Tagen dazu hin.* Viele Menschen machen diese Übung gerne im Bett, morgens bevor sie aufstehen und abends vor dem Einschlafen. Egal, wo Sie es machen, ziehen Sie sich dafür auf jeden Fall an einen ruhigen Ort zurück, an dem Sie sich wohlfühlen und nicht gestört werden. Ob Sie sitzen oder liegen, durch Nase oder Mund atmen, spielt keine Rolle.

Manchmal stellen Übende fest, dass allein die Tatsache, dass sie sich auf ihre Atmung konzentrieren, die Atmung beschleunigt, was sich unangenehm anfühlt. So als würden sie ihrer Atmung als einer unkontrollierbaren und unvorhersehbaren Kraft gewahr, die sie dominiert und die bestimmt, wie gut oder schlecht ein Tag sein wird. Eine solche konditionierte Reaktion wird mit der Zeit verblassen, wenn Sie beim Einatmen »ruhig« denken und beim Ausatmen »entspannen«. Also etwa so: »ruhig 2, 3, 4, …«, »entspannen 2, 3, 4 …«

Es ist immer schwierig, sich ausschließlich auf den eigenen Atem zu konzentrieren. Wenn Ihr Geist also abschweift, geben Sie nicht gleich auf und seien Sie nicht sauer auf sich – so etwas ist ganz normal. Fangen Sie einfach noch mal mit dem Zählen an. Die Konzentration kommt mit der Übung.

Ihr Atemumfang sollte nicht größer als sonst sein. Denken Sie daran, dass Sie ja eigentlich bereits zu viel Luft aufnehmen! Einen »tiefen« Atemzug zu machen, bedeutet nicht, so viel Luft wie möglich einzusaugen, als würde man gleich für ein paar Minuten unter Wasser tauchen, und dabei wie beim Militär die Brust herauszustrecken und den Bauch einzuziehen. Es bedeutet vielmehr, dass der Atem bis ins untere Drittel der Lunge gelangt, aber auf natürliche Weise und ohne besondere Anstrengung. Ein Außenstehender merkt davon gar nichts.

Freunden Sie sich mit Ihrem Bauch an

Der Fokus Ihrer Aufmerksamkeit sollte auf Ihrem Bauch und nicht auf den Nasenlöchern oder der Brust liegen. Alle Profis, die ihre Atmung bei der Arbeit bewusst einsetzen, wie Opernsänger, Tänzer, Trompeter, TV-Moderatoren, Yogalehrer oder Kampfsportler, richten ihre Konzentration auf diesen Körperbereich. Schauen Sie sich die kleinen Dickbäuche an, die Kinderbeim Atmen haben, bevor Erwachsenensorgen ihre Atmung reaktiv und unregelmäßig machen, wie es bei der Brustatmung in der Regel der Fall ist.

So wie das Meer auch unter einer noch so bewegten Oberfläche einen sanft anschwellenden Sog hat, so können Sie unter der Unruhe Ihres denkenden Verstandes immer in das ruhige Zentrum in Ihrem Bauch zurückkehren, um Ihr Gleichgewicht wiederherzustellen. Auf diese Weise kann Ihr Atem als Anker dienen, der Ihnen erlaubt, in die Ruhe und Stille unter der Oberfläche zu gelangen. Die Sorgen mögen an der Oberfläche noch da sein, aber mit der folgenden Übung können Sie lernen, sie wie die Wellen mit Schaumkronen dort zu belassen und abzutauchen. Da unten ist es ganz anders; Sie sind dort nicht länger ein Spielball von Gedankenwellen. Wenn Sie etwas mit den Augen des ruhigen und gefestigten Teils Ihres Geistes betrachten (dem Beobachter), sehen Sie klarer und können von einem Punkt des Gleichgewichts aus handeln. Betrachten Sie Ihren Bauch deshalb als Verbündeten!

- Legen Sie eine Hand auf die Brust und die andere auf den Bauchnabel. Bewegt sich etwas unter Ihrer Bauchhand? Oder nur unter Ihrer Brusthand? Versuchen Sie zu verhindern, dass sich der Brustbereich mehr bewegt als der Bauch. Stellen Sie sich vor, dass Sie mit jedem Atemzug Luft einziehen und zusehen, wie sie sich durch einen Schlauch bewegt, der von der Mundhöhle aus unter Umgehung der Brust direkt in den Magen verläuft, wo sie einen Ballon füllt. Dies ist eine passive Übung, es wird keine Kraft benötigt. Die Luft sollte den Ballon wirklich ohne Ihre Hilfe aufblasen. Beim Einatmen erlauben Sie dem Ballon, sich zu füllen, und der Bauchdecke mit der Hand darauf, sich zu heben. Beim Ausatmen sehen Sie zu, wie der Ballon entleert wird und sich Ihre Hand auf der Bauchdecke wieder senkt. Die Brust bleibt die ganze Zeit so bewegungslos wie irgend möglich.

Die ganze Aktion ist dort, wo der Ballon gefüllt und entleert wird. Sie müssen zulassen, dass sich Ihre Bauchmuskeln lockern – denken Sie an den Kinderbauch! Angespannte Bauchmuskeln würden verhindern, dass sich der Ballon mit der einströmenden Luft ausdehnt (die Hauptursache für die zahlreichen Ohnmachten von Frauen im 19. Jahrhundert war die Enge ihrer Mieder, die sie daran hinderte, ausreichend tiefe Atemzüge zu machen). Indem Sie mehr Platz für Ihren Atem lassen, damit er bis in den unteren Bereich Ihrer Lunge strömt und diese nicht von angespannten Muskeln weiter oben abgeklemmt wird, dauern Ihre Atemzüge automatisch länger. Der gesamte Atemzyklus verlängert sich, und Sie werden weniger, aber dafür längere Atemzüge machen.

Wenn Sie die Brustatmung gewohnt sind, können sich die Entspannung der Bauchmuskulatur und die Verlangsamung des Atemrhythmus zunächst unangenehm für Sie anfühlen, und Sie werden vielleicht einen großen »Luftschluck« nehmen wollen. Genehmigen Sie sich dann diesen Schluck und kehren Sie danach zur Übung zurück. Dieser Drang wird im Laufe der Übung abnehmen. Sollten Sie stoßweise, unzusammenhängend atmen, dann liegt das einfach daran, dass Ihr Zwerchfell schon seit Langem außer Betrieb ist. Auch das wird sich mit fortdauerndem Training verbessern, Ihr Atem wird wieder freier fließen.

Wenn es Ihnen nicht gelingt, das Gefühl zu bekommen, dass Luft in den Bauch strömt, während Ihre Brust ganz ruhig bleibt, versuchen Sie es mit einer anderen Position: Legen Sie sich bäuchlings auf den Boden und legen Sie die Stirn auf den Händen ab. Das macht es einfacher, die Brust zu beruhigen. Es kann sich unnatürlich und mühsam anfühlen zu lernen, sich eines Prozesses bewusst zu sein, der unwillkürlich und automatisch ablaufen sollte. Manche finden es lästig und schwierig, für längere Zeit auf ihren Atem achtzugeben. Wenn Sie zu dieser Gruppe gehören, möchte ich Sie bitten, sich daran zu erinnern, wie es war, als Sie Autofahren gelernt haben. Ihre Aufmerksamkeit auf so viele Dinge zu verteilen, schien Ihnen anfangs schier unmöglich, aber innerhalb kurzer Zeit stiegen Sie ins Auto und merkten gar nicht mehr, worauf Sie beim Fahren alles achteten. Die Abläufe hatten sich automatisiert. Dasselbe gilt, wenn Sie das Atmen neu lernen. Eines Tages werden Sie ganz automatisch auf die neue Art atmen, ohne dass es Ihnen bewusst wäre.

Sobald Ihnen die Übung vertraut ist und Ihnen leichtfällt, können Sie sie bei allen möglichen Gelegenheiten machen, auch im Sitzen oder Gehen. In den Werbepausen beim Fernsehen oder an einer roten Ampel im Auto zum Beispiel. Achten Sie tagsüber immer wieder darauf, ob Sie schnell oder langsam atmen, wenn Sie bestimmte, regelmäßig anstehende Aktivitäten ausführen. Sie werden mehrmals täglich auf die Toilette gehen, beobachten Sie also Ihre Atmung, während Sie den Flur entlang dorthin gehen. Oder während der wenigen Minuten, die Sie brauchen, um sich eine Tasse Tee oder Kaffee zu machen. Atmen Sie in die Brust oder den Bauch? Lassen Sie das Telefon einmal mehr als üblich

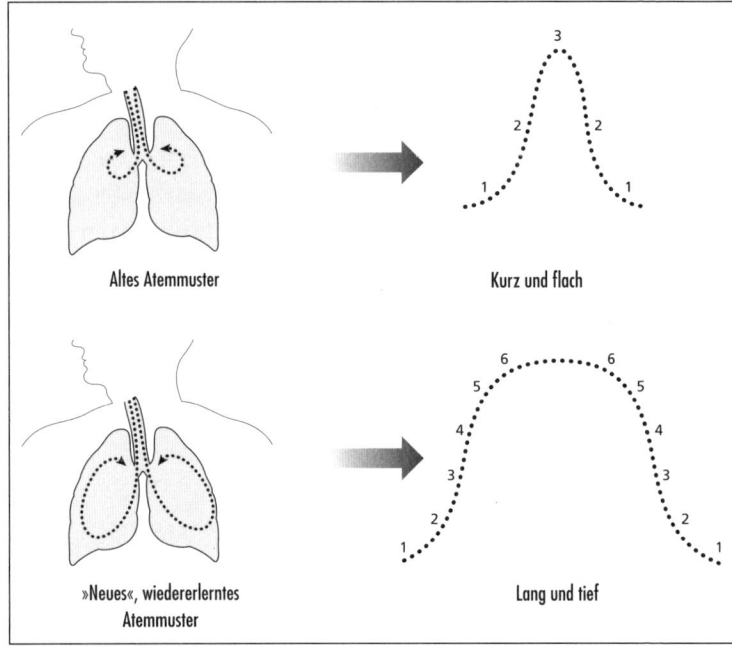

Abb. 11.2 Bauchatmung

klingeln und fragen Sie sich in diesen wenigen Sekunden, ob Sie flache Atemzüge gemacht haben. Wenn Sie feststellen, dass dies der Fall war, wechseln Sie zur Bauchatmung. Versuchen Sie, Ihrem Atem so oft und bei so vielen Alltagsaktivitäten wie möglich Aufmerksamkeit zu schenken, bis Ihnen zu einer selbstverständlichen Gewohnheit geworden ist.

Atmung während einer Panikattacke – lieber kämpfen als fliehen

Zusätzlich dazu, dass Sie den CO_2-Thermostat im Laufe Ihres wochenlangen Atemtrainings neu einstellen, wird Ihre neu erworbene Fertigkeit dann voll zur Geltung kommen, wenn Sie das nächste Mal von einer

Panikattacke heimgesucht werden. Anstatt dass Sie von allen möglichen Befürchtungen beherrscht werden, haben Sie jetzt ein »Werkzeug« zur Kontrolle der Symptome, vor denen Sie so viel Angst haben. Sie spüren, dass Sie sich auf etwas anderes konzentrieren können, wenn die Panik einsetzt, anstatt den alten Weg zu gehen und durch Ihre eigenen konditionierten, reflexartigen Reaktionen aus dem Gleichgewicht zu geraten. *Betrachten Sie Ihren Atem als einen Weg, dem Sie folgen können, um aus der Konfusion heraus in sichere Gefilde zu gelangen.*

Wenn die ersten Symptome auftauchen, konzentrieren Sie sich ausschließlich darauf, Ihre Atemzüge zu zählen und auf nicht sonst. Halten Sie sich daran fest, und Sie werden feststellen, dass die Symptome nachlassen. Und noch einmal zur Erinnerung:

- Auch wenn Sie vielleicht das Gefühl haben, nicht genug Luft zu bekommen oder zu ersticken, wird das nicht passieren. In Wirklichkeit haben Sie mehr als genug »Luft« in Ihrem Inneren.
- Sie werden immer in der Lage sein, Luft aufzunehmen, auch wenn es sich anfühlt, als wäre der Atemzug jetzt Ihr letzter. Selbst Bewusstlose oder sogar Menschen im Koma atmen. Das Schlimmste, was Ihnen passieren kann, ist eine Ohnmacht, aber auch dann werden Sie immer weiteratmen.
- Die chemischen Veränderungen beim Hyperventilieren sind völlig unschädlich.

Um mit der Bauchatmung wirklich erfolgreich zu sein, müssen Sie eine wichtige Vereinbarung mit sich selbst eingehen, die alles verändert. Die Entscheidung, *zu bleiben und der Panik zu begegnen*, ist ein wesentlicher Schritt. Sie ersetzt Ihre übliche Reaktion – wie zum Beispiel zum Ausgang zu rennen, hektisch auf und ab zu gehen oder nach Hause zu fahren. Sie bedeutet, dass Sie auf etwas vertrauen müssen, von dem Sie noch nicht sicher wissen, dass es funktionieren wird. Es gibt aber keine andere Möglichkeit, wenn Sie wirklich die Kontrolle über Ihr Leiden erlangen und nicht länger vor Angst wie gelähmt sein möchten. Betrachten Sie es mal so: Sie haben bisher Ihr Vertrauen in den Flucht-Teil der Kampf-oder

Flucht-Reaktion gesetzt, indem Sie immer aus der Situation herausgelaufen sind oder sie vermieden haben – und wohin hat Sie das gebracht? Ihre Panik ist immer noch da! Warum versuchen Sie es also nicht einmal mit etwas anderem – damit, sich fürs Dableiben und der Panik Standhalten zu entscheiden? Probieren Sie es wenigstens aus, Sie werden es nicht bereuen. Mit dieser Haltung erklären Sie Ihrem Inneren, dass Sie nicht mehr so viel Angst haben wie bisher, und allein dadurch wird weniger Adrenalin produziert.

Die Bauchatmung während einer Panikattacke zu praktizieren, wird Ihnen viel leichter fallen, wenn Sie sie bereits zu Hause öfter geübt haben und damit vertraut sind. Sobald eine Attacke beginnt, halten Sie einfach dort inne, wo Sie sich gerade befinden, und beginnen, mit einer Hand auf dem Bauch Ihre Atemzüge zu zählen, um sicherzustellen, dass Ihre Atemluft die ganze Lunge durchströmt und auch den unteren Teil erreicht. Wenn sich Ihre Brust immer noch hebt, bedeutet das, dass Sie nicht langsam genug atmen.

Bleiben Sie in der Gegenwart. Versuchen Sie, sich darauf zu konzentrieren, Ihre Atemzüge zu zählen. Sie sind mit den Gedanken in der Zukunft, wenn Sie sich Gedanken darüber machen, wo der Ausgang ist, ob diese Panikstörung Sie wohl ein Leben lang begleiten wird oder was die Leute denken werden. Indem Sie Ihr CO_2-O_2-Verhältnis verändern, senden Sie die wichtige Nachricht an Ihr Gehirn: »Alles ist in Ordnung, im Moment wird kein Adrenalin mehr benötigt«. Dann wird die Adrenalinproduktion gestoppt, und der Spiegel sinkt. Es ist kontraproduktiv für das Atemtraining, wenn man ängstliche Gedanken hegt, nach draußen eilt oder schnell nach Hause fährt, da all diese Verhaltensweisen die Freisetzung von Adrenalin ankurbeln, sodass die Atmung nicht viel bewirken kann. Nutzen Sie lieber Ihre Chance, bleiben Sie ruhig, atmen und zählen Sie und vertrauen Sie darauf, dass sich Ihre Chemie verändert und der »Spuk« bald vorbei ist. Das anschließende Erfolgsgefühl wird Ihre Moral heben und Sie viel optimistischer in die Zukunft blicken lassen.

Fügen Sie jeweils noch eine Affirmation hinzu – beim Einatmen könnten Sie sagen »Ich atme in aller Ruhe« und beim Ausatmen »Ich atme die Angst weg«.

12

DIE MUSKELN ENTSPANNEN

Leitgedanke: Mach dich locker und lass los!

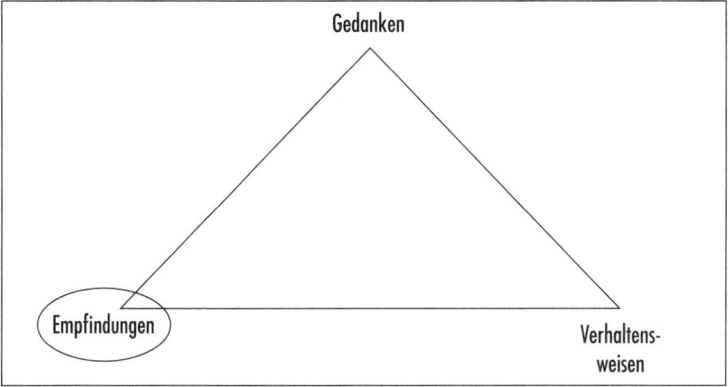

Es könnte auch sein, dass sich Ihr Atemmuster bei Panik gar nicht sehr stark verändert. Vielleicht sind Sie eher von anderen Symptomen betroffen, wie Herzrasen, Benommenheit, Zittern oder Schwitzen. Das Erlernen der Muskelentspannung ist eine sehr effektive Möglichkeit, den Sympathikus zu beruhigen und all diese Körperempfindungen zu reduzieren. Außerdem aktiviert sie die Entspannungsreaktion der parasympathischen Komponente des Nervensystems. Dies ist eine unmittelbare Hilfe bei Paniksymptomen, denn indem man einen einzelnen Aspekt der Kampf-oder-Flucht-Reaktion (die angespannten Muskeln) heranzieht und ihn beruhigt, verändert man gleichzeitig alle anderen Variablen im Paket (Atmung, Schweiß und Herzfrequenz). Da die Entspannungsreaktion auch Ihre Gedanken miteinschließt, werden diese ebenfalls besänftigt. Sie nehmen eine Perspektive größerer Besonnenheit ein, und die Nachrichten auf Ihrem inneren Bildschirm sind weniger furchterregend.

Zur Vorbereitung auf eine Aktion müssen die Muskeln aktiv werden. Dies wird als »Muskelspannung« bezeichnet und hat einen offensichtlichen Überlebenswert. Es ist ja kaum denkbar, dass sich Ihre Muskeln in einem entspannten Zustand befinden, wenn Sie um Ihr Leben laufen oder gegen Gefahren kämpfen. Ihre Muskeln stellen sich auf eine Bedrohung ein, sobald das Gehirn ihnen das entsprechende Signal gegeben hat. Wenn wir uns über etwas Sorgen machen, krümmen wir oft unsere Schultern, zappeln, laufen hin und her oder ziehen unsere Gesichtsmuskeln zu einem Stirnrunzeln zusammen. Ein Körper in Alarmbereitschaft sieht ganz anders aus als einer im Ruhezustand!

Ein ständiges Anspannen der Muskeln kann zu Kopfschmerzen, Kieferproblemen, Schulter- und Rückenbeschwerden und natürlich zu extremer Müdigkeit führen. Im Steinzeit-Szenario wäre der Kampf mit einem wilden Tier zeitlich begrenzt gewesen. Das in den Muskeln unseres Ur-Ur-Ahnen angesammelte Adrenalin wäre im Laufe der Verfolgungsjagd abgebaut worden, sodass er sich wieder entspannen konnte, als alles vorbei war. Da unsere heutigen Bedrohungen sehr viel komplexer sind, stehen wir häufig rund um die Uhr »unter Strom«, werden mit Adrenalin überflutet, wenn eine Krise in die nächste übergeht, und unsere Muskeln sind nie wirklich »außer Dienst«. Es ist schwer, in einem solchen Klima einen entspannten Muskel von einem angespannten zu unterscheiden, da sich die Muskeln die meiste Zeit im »Los geht's«-Modus befinden. Die Wahrnehmung, wie sich «entspannt« eigentlich anfühlt, geht verloren. Aus diesem Grund ist das Erlernen der Fertigkeit »Aus- und Abschalten« fast allen Menschen nützlich. Ganz besonders gilt dies aber für Panik-Betroffene, da sie ja nur dann von Panikattacken heimgesucht werden, wenn ihr Adrenalinspiegel bereits hoch ist. Mithilfe der Übungen in diesem Kapitel lernen Sie, *eine sich aufbauende Spannung wahrzunehmen.* Und dann haben Sie die Wahl: Wenn Sie sich schon ängstlich fühlen, bevor Sie die Schwelle zur Panik erreichen, können Sie Ihr Bewusstsein für die steigende Muskelspannung nutzen, damit diese Sie auf Auslöser aufgrund äußerer Einflüsse hinweist. So können Sie Attacken abwehren, indem Sie die Reaktion dämpfen, noch bevor sie sich festsetzt. Wenn der angespannte Muskelzustand seltener wird und Ihre Physiologie im Allgemeinen ruhiger ist, werden die von Ihnen gefürchteten Körperempfindungen, die die Panikreaktion auslösen, weniger oft auftreten. Wer noch mit einer konditionierten Reaktion aus der Vergangenheit zu kämpfen hat, die bewirkt, dass die Spannungssymptome auch ohne echte gegenwärtige Bedrohung immer mit einem Angstgefühl gepaart sind, kann neue neuronale Verknüpfungen im Gehirn ausbilden, indem er lernt, seinen angespannten Körper zu beruhigen.

Sich hingeben, fließen lernen

Es gibt viele Situationen, in denen wir die Oberhand nicht durch einen Kampf gewinnen können, da sich unser Gegner seiner Natur nach der Kontrolle entzieht. Schwierige Menschen, schlechtes Wetter und unvorhersehbare Ereignisse fallen in diese Kategorie. Fliehen können wir aus vielen Situationen ebenfalls nicht, egal, wie gerne wir es täten. Die geeignetere Taktik ist dann, sich nicht aufzulehnen, sondern mit dem Strom zu schwimmen und die Turbulenzen »auszusitzen«, bis sie vorbei sind. Den Körper halten Sie ruhig dabei, um Ihre Energie nicht für etwas zu verschwenden, das Sie sowieso nicht beeinflussen können.

Als Philosophie fördert die Entspannung eine Haltung, in der man sich manchmal dafür entscheidet, weder zu kämpfen noch zu fliehen, sondern sich hinzugeben.

Tiefe Muskelentspannung

Hier noch ein paar Hinweise, bevor Sie beginnen:

- Um eine neue Fertigkeit zu erlernen, ist es am besten, sich am Anfang optimale Bedingungen zu schaffen. Diese Übung dauert

193

15 bis 20 Minuten, also stressen Sie sich nicht, indem Sie sie zwischen zwei Terminen noch irgendwie hineinschieben. Wenn Sie während der Übung gedanklich schon beim nächsten Telefongespräch sind, verschwenden Sie nur Ihre Zeit und lernen rein gar nichts. Besser lassen Sie es unter solchen Bedingungen ganz sein, anstatt die Übung mit dem Gefühl zu beenden, dass »Entspannung nicht funktioniert« und dass Sie also wohl nie in der Lage sein werden, Ihren Stress zu kontrollieren. Sie können eine solche Opferhaltung von vornherein vermeiden, wenn Sie die Übung auf die richtige Weise durchführen.

- Machen Sie die Übung nicht, wenn Sie gleichzeitig noch mit etwas anderem beschäftigt sind. Sie kämen ja auch nicht auf die Idee, lernen zu wollen, wie man gleichzeitig Klavier spielt und telefoniert. Widmen Sie sich ausschließlich Ihrer Entspannung. Sie können dabei weder Auto fahren noch Kinder betreuen (vielleicht erscheint Ihnen das selbstverständlich, aber ich hatte schon eine Patientin, die die Übung mit Bügeln kombinieren wollte – deshalb betone ich diesen Punkt hier noch einmal). Am besten funktioniert es, wenn Sie sich dazu hinlegen oder zumindest auf einen bequemen Stuhl setzen, allein an einem ruhigen Ort hinter geschlossenen Türen, wo Sie nicht gestört werden.

- Die Haltung, die man einnehmen sollte, ist die des *passiven Zulassens, anstatt zu versuchen, etwas aktiv hinzubekommen.* Tief in Ihrem Inneren erinnern Sie sich daran, wie man sich entspannt, auch wenn Sie vielleicht in Ihrer Kindheit zum letzten Mal so richtig entspannt waren. Sie lernen also nicht wirklich eine neue Fertigkeit, sondern machen sich mit einer wieder vertraut, die Sie eigentlich schon beherrschen. Anstrengung macht Ihre Muskeln aktiv, und Sie suchen den gegenteiligen Effekt. Sollte Ihre Lebenseinstellung also »geht nicht, gibt's nicht« lauten – damit kommen Sie hier nicht weiter. Der passive Ansatz hilft auch bei der Bewältigung einer Panikattacke. Es geht eben nicht darum, wie ein Krieger eine Herausforderung anzunehmen, denn genau das erhöht den Adrenalinspiegel, das Gegenteil dessen, was Sie anstreben. »Zulassen« dagegen impliziert eine gewisse Akzeptanz oder Zustimmung, alles anzunehmen, was passiert, sich in die Erfahrung hineinzubegeben. Diese Haltung des Muts und der Sicherheit, zu wissen, dass man es aushalten kann, hält den Adrenalinspiegel im grünen Bereich.

- Wenn Ihr Körper für einen längeren Zeitraum, vielleicht sogar Jahre, angespannt, »immer wachsam« war, fühlen Sie sich möglicherweise nach der Entspannung der Muskeln erst einmal verletzlich und schutzlos. Es ist, als hätte Ihr Leibwächter Sie vorübergehend verlassen, und bei einigen Menschen kann das Angst hervorrufen. Wenn das passiert, halten Sie einfach eine Minute inne, erinnern Sie sich daran, dass Sie sicher sind und die Anspannung nur ein alter Schutzschild ist, den Sie bald nicht mehr brauchen. Dann fangen Sie noch einmal an. Mit der Zeit wird dies weniger oft passieren, weil Ihr Körper merkt, dass er sich auch im entspannten Zustand sicher fühlen kann.

- Viele finden es nützlich, die Übungsanleitung erst mal abzulesen, sie dabei aufzunehmen und sie sich später abzuspielen. Sie können sich besser entspannen, wenn ihre Augen geschlossen sind und sie einfach nur zuhören müssen. Außerdem können Sie eine solche Aufnahme überallhin mitnehmen und sie an einer Vielzahl von Orten, wie im geparkten Auto, im Flugzeug oder in der U-Bahn zur Entspannung nutzen. In Situationen mit besonderen Herausforderungen, wie zum Beispiel einer, der Sie bisher phobisch ausgewichen sind, kann die Aufnahme Ihnen wieder Selbst-Vertrauen und Ruhe zurückbringen, indem sie Sie daran erinnert, wie Sie Ihre Angst zu Hause bereits erfolgreich abgebaut haben. Wenn Sie den Text für sich selbst aufsagen, ersetzen Sie die »Sie«-Anrede natürlich durch die »Du«-Form.

- Bewerten Sie Ihre Anspannung auf einer Skala von 1 bis 10 (10 ist der höchste Wert), bevor Sie anfangen, und dann nach der Übung noch einmal. Durch die Quantifizierung können Sie besser differenzieren und verwenden seltener vage Begriffe wie »total hoch« oder »ganz schrecklich«.

Übung zur Muskelentspannung

Legen Sie sich hin oder setzen Sie sich auf einen bequemen Stuhl und schließen Sie die Augen. Machen Sie einen schönen tiiiiiiiiiefen Atemzug und lassen Sie dabei bewusst die Außenwelt hinter sich. Da Ihr Körper nicht mehr mit äußeren Dingen beschäftigt ist, können Sie jetzt nach innen gehen und sich von all dem verzweifelten Ringen und Streben, den Kämpfen in Ihrem Leben lösen. Geben Sie Ihren Gedanken die Erlaubnis, eine Pause vom Problemlösen einzulegen und stattdessen mit Ihren Muskeln durch diese Übung zu reisen. Atmen Sie noch einmal tief durch … Spüren Sie, wie Sie in das Bett oder den Stuhl unter Ihnen einsinken.

Richten Sie Ihre Aufmerksamkeit jetzt auf die Oberseite Ihres Kopfes und alle Muskeln um Ihre Kopfhaut herum. Stellen Sie sich vor, Sie lösen ein enges Stirnband und spüren, wie sich die Muskeln entspannen und ausdehnen, endlich frei! Nehmen Sie einen weiteren wunderbaren Atemzug … und beim Ausatmen lassen Sie etwas von der Anspannung herausströmen, unter der Sie die ganze Zeit gestanden haben. Es fühlt sich sooo gut an, sie gehen zu lassen.

Wenden Sie nun Ihre Aufmerksamkeit dem Bereich um Stirn und Schläfen zu. Spüren Sie, wie sich die Furchen in Ihrer Stirn entspannen und erkennen Sie, wie angenehm es ist, wenn die Augen geschlossen und die Lider schwer sind und sich die Augäpfel so anfühlen, als würden sie in den Kopf hineinfallen. Nehmen Sie einen weiteren befriedigenden tiiiiiefen Atemzug … und wenn Sie ausatmen, spüren Sie, wie Ihr Körper schwerer wird und sich immer mehr entspannt.

Gehen Sie jetzt zu den Wangen und den Gesichtsmuskeln hinunter, spüren Sie, wie sie locker werden und öffnen Sie das Kiefergelenk ein wenig, um jegliche Spannung darin zu lösen. Ein weiterer tiiiiiefer Atemzug … und während Sie den Atem wieder herauslassen, versenken Sie sich noch weiter nach innen, gehen Sie an den Ort tief in Ihnen, der immer in Frieden ist.

Widmen Sie Ihre Aufmerksamkeit nun den Nackenmuskeln, vor allem denen, die alle Ihre Lasten tragen; stellen Sie sich vor, ein Paar Hände massieren diese Stellen und arbeiten in tiefen, kreisförmigen Bewegungen. Atmen Sie wieder tiiiiief ein … und dann atmen Sie aus und spüren, wie diese Muskeln »butterweich« werden und alle Anspannung loslassen. Spüren Sie, wie die massierenden Hände sämtliche Knoten, in denen die Spannung gehalten wird, lösen. Es fühlt sich sooooo gut an, die Last für eine Weile fallen zu lassen. Spüren Sie, wie Ihr Körper schwerer und schwerer wird, wie Sie noch tiefer in das Bett oder den Stuhl einsinken.

Konzentrieren Sie sich nun auf die Arme und lassen Sie Ihre Muskeln so locker und schlaff werden, als wären Sie eine Stoffpuppe. Stellen Sie sich vor, wie die Luft durch Ihren Mund einströmt und dann durch beide Arme hindurchfließt. Ihre Arme sind jetzt völlig ohne Aufgabe und planen nicht, irgendetwas zu tun, sie sind schlaff und locker. Atmen Sie aus und dann noch einmal tiiiiief ein … und während Sie den Atem wieder herauslassen, versenken Sie sich weiter, hinein in das ruhige Zentrum, in dem immer Friede herrscht, wohin Sie sich zurückziehen können und wissen, dass Ihr innerer Wesenskern vollkommen ist.

Reisen Sie weiter nach unten zu den Händen und lassen Sie Ihre Handgelenke und Finger schwer und gleichzeitig locker werden. Spüren Sie das Gewicht, mit dem sie auf dem Bett oder Stuhl ruhen, und seien Sie sich bewusst, dass sie in diesem Moment keinerlei Spannung oder Aktivität brauchen. Sie haben nichts vor, sie haben Urlaub. Atmen Sie noch einmal tief durch … und nehmen Sie wahr, wie der Atem in Ihre Hände strömt, als wollten Sie damit ein Paar leere Handschuhe »aufblasen«. Ihre Arme fühlen sich von den Schultern abwärts schwer, entspannt und warm an.

Richten Sie Ihre Aufmerksamkeit auf Ihre Brust, und nehmen Sie beim Einatmen wahr, wie die Atemluft den oberen Teil der Lunge, dann den mittleren und schließlich den unteren Teil füllt. Die Luft strömt von ganz alleine in Ihre Brust ein, Sie brauchen sich nicht anzustrengen. Achten Sie ein paar Atemzüge lang auf den wunderbaren Rhythmus von »hinein und hinaus«, der Sie jeden Tag trägt und unterstützt. Eine ruhige Atmung ist langsam und befriedigend. Sie wird Sie an den Ort der großen Stille und des tiefen Friedens tragen.

197

Bewegen Sie Ihr inneres Auge jetzt nach unten zu Ihrem Bauch. Atmen Sie noch einmal wunderbar tief ein … und lassen Sie alles los – befreien Sie sich von allem, was Sie einengt und einschränkt. Spüren Sie, wie sich Ihr Bauch entspannt. Hier liegt das Zentrum, hier verarbeiten wir unsere Emotionen, und mit jedem Atemzug können Sie sich beruhigt und erleichtert fühlen. Lassen Sie den Atem wie ein heilendes Elixier sein, das Heilung und Trost in jeden Bereich bringt, der dessen bedarf.

Schenken Sie Ihre Aufmerksamkeit nun Ihrem Rücken und werden Sie sich bewusst, wie schön es ist, gestützt zu werden. Lassen Sie die Rückenmuskeln los, lassen Sie sie ganz schlaff werden, und spüren Sie, wie das Bett oder der Stuhl Ihr volles Gewicht aufnimmt, während Sie sich immer schwerer und entspannter fühlen. Ein weiterer angenehmer tiiiiefer Atemzug … Sie sind völlig losgelöst von allem.

Folgen Sie Ihrem Rückgrat den ganzen Weg vom Hals bis zum Becken und lockern Sie die großen Gesäßmuskeln. Konzentrieren Sie sich dann zuerst auf die Oberschenkelmuskulatur und lassen Sie den Atem durch die Knie hindurch in die Knöchel und Füße strömen. Spüren Sie nach, wie Ihre Füße auf dem Bett liegen oder den Boden berühren und wie erholsam es ist, überhaupt nirgendwo hingehen zu müssen. Atmen Sie noch einmal tief ein und nehmen Sie die Zufriedenheit wahr, die Sie durchströmt … Ihr Körper ist in vollkommenem Frieden und weiß, dass er loslassen kann.

Um dieses Gefühl zu intensivieren, sprechen Sie es aus:

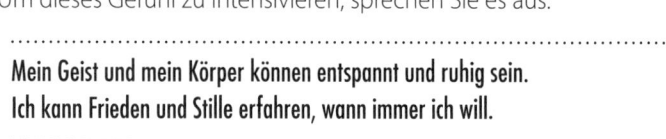

**Mein Geist und mein Körper können entspannt und ruhig sein.
Ich kann Frieden und Stille erfahren, wann immer ich will.**

Wenn Sie unterwegs sind und einen Moment der Anspannung erleben, die Sie auflösen wollen, können Sie eine abgekürzte Version dieser Übung durchführen:

- Beenden Sie das, was Sie gerade tun, und schließen Sie die Augen.
- Imaginieren Sie einen »Wasserfall« aus heilendem weißem Licht, der sich von einem Punkt über Ihnen auf Ihren Kopf ergießt. Während

das Licht Kopf und Gesicht bedeckt, spüren Sie, wie sich Ihr rasender Geist beruhigt und die Gesichtsmuskeln sich lockern. Stellen Sie sich dann vor, wie das Licht sich auf Schultern, Arme und Brust ausdehnt. Dabei lockern sich alle Muskeln, die von der »Lichtkaskade« berührt werden, und Ihr Atem verlangsamt sich. Das Licht erreicht auch Ihren Bauch, und angespannte Muskeln werden auf eine angenehme Weise schlaff. Dann fließt es an Ihren Beinen entlang nach unten, und alles, was davon berührt wird, entspannt sich. Wenn es schließlich Ihre Füße erreicht, nehmen Sie Ihren ganzen Körper als ruhig und friedvoll wahr.

Praktische Anwendung der Übung

Mit dieser Übung können Sie *Ihren Körper überall und jederzeit entspannen und zur Ruhe bringen* – mit anderen Worten, Sie können die Kontrolle erlangen. Durch das Training wird sie zu einem Werkzeug, das Sie immer dann einsetzen können, wenn Ihr Adrenalinspiegel ansteigt oder gar »durch die Decke geht«, entweder weil Sie gestresst und angespannt sind oder weil Sie gerade eines der frühen Symptome einer drohenden Panikattacke identifiziert haben.

Wie beim Erlernen jeder neuen Fertigkeit sollten Sie sich vorher darüber klar sein, dass der Lernprozess etwas andauern kann. Sie wären ja zum Beispiel auch nicht überrascht, wenn Sie nach Ihrer ersten Klavierstunde die Mondschein-Sonate noch nicht spielen könnten. Es wäre Ihnen vollkommen klar, dass bis dahin noch viel Unterricht und Übung notwendig sein würden. Entspannung scheint und ist im Vergleich zum Klavierspielen einfach, und vielleicht geben gerade deshalb manche Menschen schnell auf, wenn Sie es nicht gleich so hinbekommen, wie sie es sich vorstellen. Vergessen Sie nicht: Wenn Sie es schwierig finden, sich zu entspannen, ist das höchstwahrscheinlich nur ein Hinweis darauf, wie lange Ihr Körper schon angespannt war und wie tief diese Gewohnheit in ihm verankert ist. Oder vielleicht versuchen Sie, ein Ergebnis zu erzwingen, anstatt darauf zu vertrauen, dass es sich einstellen wird. (Dies kann ein Aspekt Ihrer Persönlichkeit sein, der Ihnen Stress erzeugt). Beides bedeutet aber keineswegs, dass Sie es etwa lernen können oder gar gleich wieder aufgeben sollten.

Sie sollten die oben beschriebene Übung *mindestens einmal täglich* durchführen, falls Sie unter schwereren Panikstörungen leiden, auch öfter. Nehmen Sie sich die Zeit. Wenn Sie der Meinung sind, keine fünfzehn Minuten Zeit zu haben, um etwas Wichtiges für Ihre Gesundheit zu tun, kann dies auch ein Indikator für Ihr Gesamtproblem sein. Je häufiger Sie in Ihre Mitte zurückkehren, desto weniger werden Sie bereit sein, sich von äußeren Umständen und Gedanken vom richtigen Weg abbringen zu lassen. Mit jeder Wiederholung werden Sie sich schneller entspannen können. Sobald Sie sich bewusst sind, wie es sich anfühlt, vollständig entspannt zu sein, werden Sie auch den gegenteiligen Zustand sofort erkennen, also wenn sich Anspannung in Ihnen breitmacht. Es ist also wichtig, dass Sie möglichst oft üben, damit Sie den Kontrast in aller Schärfe wahrnehmen und schon die allerersten Anzeichen von Spannungen erkennen und Ihnen nicht erst in letzter Minute klar wird, dass eine Panikattacke unmittelbar bevorsteht.

Kennen Sie die Geschichte vom Frosch im Topf? Wenn ein Frosch in einen Topf mit kochendem Wasser geworfen wird, springt er so schnell er kann wieder heraus. Vielleicht hat er sich dann nur ein paar Verbrühungen zugezogen, die ausheilen, vielleicht stirbt er aber auch daran. Wenn man einen Frosch jedoch in einen Topf mit kaltem Wasser gibt und das Wasser ganz allmählich erhitzt, bis es schließlich zu kochen beginnt, passiert etwas anderes. Der Frosch kämpft nicht. Zuerst ist er im Wasser noch quicklebendig, im nächsten Moment ist er tot. Der Siedepunkt war für ihn so plötzlich erreicht, dass er nicht mehr die Zeit fand herauszuspringen. Die Lehre daraus: Wenn der Anstieg der Hitze – oder der Anspannung – schleichend kommt, ist gar keine Option mehr vorhanden, etwas dagegen zu unternehmen. Plötzlich ist es zu spät – und Sie stecken mitten in einer Panikattacke! Der Sinn dieser Übung besteht darin, Ihr Bewusstsein zu schärfen, damit Sie frühzeitig handeln können, aus einer Position der bewussten Wahl heraus, und nicht in letzter Minute in völliger Verzweiflung.

Aus der ruhigen Sackgasse in den Stoßverkehr

Das Wenden in drei Zügen oder das Einparken lernen Fahrschüler am besten in einer ruhigen Sackgasse oder einem Parkhaus, bevor sie sich auf größere Straßen wagen und sich in den Trubel des Berufsverkehrs stürzen. Das gleiche gilt, wenn Sie Entspannung als Werkzeug zur Bekämpfung von Nervosität und Panik nutzen. Haben Sie ein oder zwei Wochen an einem ruhigen Ort geübt und wissen, dass Sie in der Lage sind, sich in einen entspannten Zustand zu versetzen, dann ist es an der Zeit, diese Fähigkeit im ganz normalen Alltag einzusetzen. Wenn Sie dies aber zu früh versuchen und es Ihnen dann bei der ersten Anwendung in der Praxis nicht gelingt, eine Panikattacke abzuwehren, könnte Sie das entmutigen. Gehen Sie daher den zweiten Schritt erst, wenn Sie den ersten gut beherrschen.

Natürlich kann der Grad der Entspannung, den Sie erreichen werden, wenn Sie an Ihrem Schreibtisch sitzen oder zu Fuß unterwegs sind, nicht derselbe sein, wie bei der Entspannungsübung im Liegen. Aber das Prinzip ist dasselbe: Sie senken Ihren Adrenalinspiegel, und das zählt, denn Sie halten ihn dadurch unterhalb der Schwelle für eine Panikattacke. Die Hauptsache ist, dass Sie sich überall und jederzeit *bewusst dafür entscheiden können, Ihre Muskeln zu entspannen*. Wenn Sie das tun, senden Sie eine klare Botschaft an Ihr Gehirn: »Hier unten in meinem Körper ist alles in Ordnung, es liegt kein Notfall vor, also schütte kein Adrenalin mehr aus.« Ohne kontinuierliche Versorgung fehlt der Treibstoff für eine Panikattacke.

Ihr Bewusstsein für das Niveau Ihrer Muskelspannung, wenn Sie mit geschlossenen Augen daliegen oder -sitzen, sollte sich ausweiten auf das Bewusstsein für Ihre Muskelspannung im Laufe des Tages, wenn Ihr Körper aktiv ist. Es kann ein bisschen anstrengend sein, wenn Sie immer wieder daran denken müssen abzuchecken, wie angespannt Ihre Muskeln gerade sind. Entspannung geschieht ja normalerweise automatisch, ohne dass dies überwacht werden müsste. Ihr Körper aber hat schlichtweg vergessen, wie er den »Ruhe-Modus« selbst aktivieren kann, und deshalb müssen Sie ihm das neu beibringen. Beobachten sie ihn immer wieder mal, während Sie mit Routinetätigkeiten beschäftigt sind, wie Zähneputzen, Tee- und Kaffeekochen, Telefonate führen, auf die Toilette gehen, an Ampeln warten, Werbung im Fernsehen ansehen. Nehmen Sie sich dann immer zehn Sekunden Zeit, um sich zu fragen: »Auf einer Skala von 0 bis 10 (wobei 10 der höchste Wert ist), wie angespannt war ich in der letzten Stunde?«

Sollten Sie feststellen, dass der Grad Ihrer Anspannung relativ hoch ist, dann tun Sie etwas dagegen. Nehmen Sie sich ein paar Sekunden Zeit, niemand muss es mitbekommen, und führen Sie die Kurzversion der Entspannungsübung durch, um Ihre Anspannung herunterzufahren. Sollten andere Personen anwesend sein, dann ziehen Sie sich mit einer Ausrede kurz zurück (gehen Sie nach draußen, weil Sie noch »etwas aus dem Auto holen müssen« oder verschwinden Sie ins Badezimmer). Überlegen Sie, wie Sie sich in der Zeit davor bewegt, was Sie gedacht, wie Sie geatmet haben, und sehen Sie zu, ob Sie das ab jetzt nicht auf eine gelassenere Art und Weise tun können. Mithilfe der Bewertung werden Sie vielleicht auch bestimmte Muster entdecken, wie etwa, dass die schlechteren Werte immer in bestimmten Zusammenhängen auftreten, in Anwesenheit einer bestimmten Person, wenn Sie nicht gut geschlafen oder wenn Sie einen Kater haben. Dies sind alles wichtige Informationen, die Ihnen eine gute Basis für Ihre Entscheidungen liefern. Vielleicht stellen Sie beispielsweise fest, dass Sie bei gesellschaftlichen Anlässen immer besonders angespannt sind. Und dann geht Ihnen ein Licht auf, wird Ihnen klar, weshalb Sie so oft spätabends, nach solchen Zusammenkünften mit anderen Menschen, Panikattacken bekommen. Diese Information – hohe Muskelspannung in Gesellschaft anderer – kann ein Antrieb für Sie sein, sich professionelle Hilfe zu suchen, um herauszufinden, warum alles, was mit Menschen zu tun hat, eine besondere Herausforderung für Sie darstellt. Außerdem gibt sie Ihnen die Möglichkeit auszuprobieren, ob das Verringern der Spannung in Ihrem Körper die Wahrscheinlichkeit einer Attacke verringern und Ihnen in Zukunft helfen könnte, außer Haus mehr Kontrolle über sich zu haben.

Denken Sie an den Grund, warum es wichtig ist, die Kontrolle über die körperlichen Symptome zu erlangen. Es geht darum, *die Intensität der*

Erregung des Nervensystems allmählich zu reduzieren, nicht darum, dass »es sofort aufhört«, oder zu verhindern, dass »schreckliche Folgen« auftreten. Das ist praxisfern, das sind sind krause Gedanken, die nichts mit methodischem Erlernen einer Fertigkeit zu tun haben. Wenn Sie die Übungen richtig, mit Ausdauer und Engagement ausführen, werden sich die gewünschten Ergebnisse einstellen.

13

KATASTROPHENDENKEN

Leitgedanke: Ein anderes Video einlegen

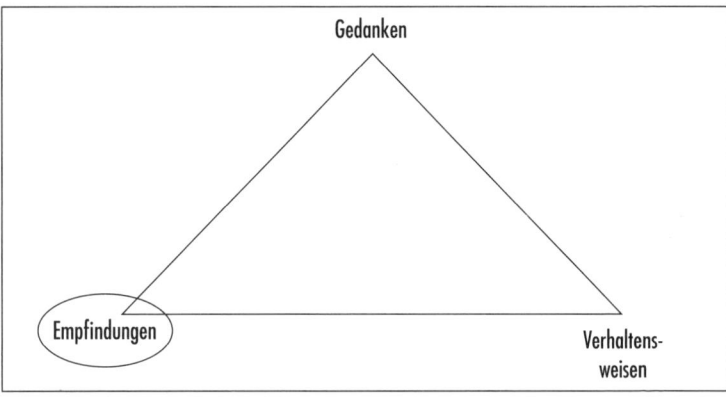

Anhand der Aufzeichnungen über Ihre Panikattacken werden Sie irgendwann Muster erkennen. So wird Ihnen zum Beispiel vielleicht klar, dass es zu einer Art »negativem Dominoeffekt« kommt, bei dem nach dem ursprünglichen Auslöser oder Stichwort, also zum Beispiel einem heißen, schwitzigen Gefühl oder Atemproblemen, eine Interaktion zwischen Ihren Gedanken, Körperempfindungen und Verhaltensweisen folgt, die Ihre Angst noch weiter in die Höhe schraubt. Jeder Gedanke hat einen Anstoßeffekt auf Empfindungen und Handlungen, was einen Ablauf in Gang setzt, bei dem jede Komponente auf die vorherige »noch einen draufsetzt«. Solche Sequenzen oder Muster sollen Ihnen vor Augen führen, dass *Panik eine Reaktion ist – kein Automatismus, über den Sie keine Kontrolle haben.* Wenn Ihnen das klar ist, können Sie analysieren, worauf Sie reagieren, und lernen, wie Sie den »Teufelskreis« unterbrechen oder den Negativ-Ablauf verhindern.

Eine beispielhafte Geschichte ist die von Tina. Sie hatte eine arbeitsreiche Woche im Büro, und heute kommt noch dazu ein wichtiger Kunde, der an einer Präsentation teilnimmt. In den letzten Wochen fühlte sich Tina angespannt und gereizt, weil es mit ihrem Freund nicht so gut lief. Er war viel mehr als sonst mit seinen eigenen Freunden unterwegs, was sie beunruhigt. Letzte Nacht hat sie gar nicht gut geschlafen, und als »Krönung« des Ganzen war der Zug heute Morgen völlig überfüllt, das hasst sie. Als die Zeit für das Treffen näher rückt, fragt ihre Chefin gespannt, ob sie alle Zahlen vorbereitet hat. »Diese Präsentation ist wichtig, Tina, also lass uns dafür sorgen, dass sie gut läuft.« Tina denkt: »Ich darf das auf keinen Fall vermasseln, sonst macht sie mir hinterher die Hölle heiß.« Kurz darauf, als das Treffen beginnt, wird ihr heiß, und sie beginnt zu schwitzen. Sie überlegt verzweifelt, wie sie aus der Nummer herauskommt, aber ihr fällt keine Entschuldigung ein, die nicht mit einem großen Gesichtsverlust verbunden wäre. Sie spürt Brustenge und Atemnot, als sei viel zu wenig Luft im Raum. Mit dem Gedanken »Ich muss hier raus, sonst werde ich ohnmächtig« stürmt sie zur Tür hinaus.

Sehen wir uns nun ihre Aufzeichnung über diese Panikattacke an. Wir wollen sehen, was wir aus der Abfolge der Ereignisse, die zu der Attacke geführt haben, schließen können und herausfinden, auf welche Weise die Situation zunehmend außer Kontrolle geraten ist.

Tinas aktueller Freund ist ihr erster seit vielen Jahren. In der Schule war sie unglaublich schüchtern und hatte nie so viel Spaß mit anderen wie ihre Schwestern. Sie ist der Meinung, dass diese Schüchternheit ihr die Kindheit geraubt hat. Im Laufe der Jahre schaffte sie es, etwas Selbstvertrauen zu erlangen und hatte auch einige Partner. Vor sechs Monaten hatte sie auf einer Party Dope geraucht, und in der Folge bekam sie mehrere Panikattacken. Seitdem ist sie nervös und hat Angst vor weiteren Attacken, weshalb sie nicht mehr gerne ausgeht. Das erinnert sie sehr an ihre Kindheit, an das Muster des Sich-Zurückziehens, um dann alles zu verpassen. Ihre zunehmende Gereiztheit wird von ihrem Freund so interpretiert, dass ihre Gefühle für ihn erkaltet sind. Sie hat sich bisher nicht

Aufzeichnung einer Panikattacke

Datum:	*10. November*
Zeit:	*11 Uhr*
Dauer:	*5 Minuten*

Wo waren Sie und mit wem?
(Familie, Freund oder Fremder?)

Bei einer wichtigen Sitzung mit meiner Chefin und einem neuen Kunden.

Waren Sie unter Stress oder entspannt? In welcher Stimmung waren Sie? (unter Druck gefühlt, besorgt, deprimiert, verärgert?)

Ich hatte das Gefühl, dass meine Chefin etwas ungehalten darüber war, dass ich die Woche zuvor wegen meines Unwohlseins ein paar Tage gefehlt hatte. Ich wusste, dass meine Anwesenheit bei dem Treffen sehr wichtig war, weil ich für die Präsentation der Zahlen zuständig war. Dadurch spürte ich einen großen Druck.

Hatten Sie erwartet, eine Panikattacke zu bekommen, oder waren Sie überrascht?

Ich war nicht überrascht, weil ich mich schon den ganzen Morgen sehr angespannt gefühlt hatte.

Waren Sie müde oder ausgeruht?

Müde. Ich habe in letzter Zeit nicht gut geschlafen.

Hatten Sie geschlafen, bevor Sie in Panik gerieten?

Ich war wach.

War Ihnen heiß oder kalt?

Seit dem Betreten des Büros am Morgen war mir heiß, und ich war nervös.

Bewerten Sie Ihr Angstniveau:

1 – 2 – 3 – 4 – 5 – 6 – 7 – 8 – 9 – 10
Leicht – mäßig – groß

Kreuzen Sie die Symptome an, die Sie verspürt/erfahren haben, und kreisen Sie dasjenige ein, das zuerst aufgetreten ist:

Atembeschwerden	❏
Taubheitsgefühl/Kribbeln	❏
Schwindel/Unruhe	❏
Gefühle der Unwirklichkeit	❏
Hitze-/Kältewellen	❏
Herzrasen/-klopfen	❏
Erstickungsgefühle	❏
Schwitzen	❏
Zittern	❏
Übelkeit/Flauer Magen	❏
Brustschmerzen/-enge	❏

Welche Ängste hatten Sie?	*Angst, ohnmächtig zu werden.*
	Angst, die Kontrolle zu verlieren.
	Angst, letztendlich alles zu verlieren (Arbeit, Freund etc.).
Besondere Gedanken:	*Ich werde ohnmächtig, wenn ich nicht gleich an die frische Luft komme.*
	Ich werde mich zu Tode schämen, wenn ich die Kontrolle verliere.
	Wegen dieser Geschichte werde ich jetzt meinen Job verlieren.
	Warum muss ausgerechnet mir das passieren?
Verhaltensweisen:	*Flucht. Dann warten, nach dem Meeting meiner Chefin gegenüberzutreten.*
Sorgen im Hintergrund:	*Beziehungsstress*

getraut, offen mit ihm über alles zu sprechen, weil sie sich im Grunde wegen ihrer Schüchternheit schämt. Der zusätzliche Druck heute Morgen ist nur die Spitze des Eisbergs.

Die Abfolge:

1. Zusätzliche Vorbereitungsarbeit für die Präsentation.   (Verhalten)

2. Angespannt, heiß und verschwitzt.   (Empfindung)

3. Denkt: »Ich darf jetzt auf keinen Fall Panik bekommen.« (Gedanke)

4. Engegefühl in der Brust.   (Empfindung)

5. Denkt: »Ich werde ersticken – ich muss raus.«   (Gedanke)

6. Flüchtet.   (Verhalten)

Dieses Kapitel befasst sich mit dem Beitrag, den angstvolle Gedanken oder Überzeugungen zu Panikattacken leisten. Wenn Tina in Schritt 3 oder 5 der Abfolge in der Lage gewesen wäre, anders zu denken, hätte der Ablauf genau dort enden können, und sie hätte mit dem Meeting fortfahren können. Hätte sie registriert, dass sie sich zwar unwohl fühlte und dies bedrückend war, dass es aber keine wirkliche Bedrohung für sie gab, dass sie sicher war, dann wäre die Adrenalinkaskade überhaupt nicht aktiviert worden und sie wäre etwas nervös gewesen, wie wir alle von Zeit zu Zeit, aber nicht panisch.

Wenn Tina gelernt hätte, ihre körperlichen Empfindungen zu kontrollieren, hätte sie die ganze Sequenz schon bei Schritt 4 stoppen können, weil sie in der Lage gewesen wäre, ihre Atmung zu steuern, um das Treffen zu überstehen. Ihre Lernaufgabe war es nun, ihre Ängste zu überwinden, indem sie ihr Verhalten änderte. Also nicht mehr automatisch weglaufen, sondern bleiben, standhalten und sich der Situation stellen, um neue, stärkende Erfahrungen und Überzeugungen entstehen zu lassen.

Angst einflößende Gedanken erkennen

Wenn Sie sich selbst falsche Informationen über Panik geben, werden diese Gedanken Ihnen Angst einjagen und die Paniksequenz in Gang setzen.

In diesem Kapitel werden Sie direktere Techniken zur Veränderung dieser »Selbstaussagen« lernen. Indem Sie Ihren Angstpegel senken, reduzieren Sie die Menge an in Ihrem System zirkulierendem Adrenalin, das der eigentliche Motor der Panik ist.

....

Die Korrektur dessen, was man sich sagt, zersetzt die Struktur, auf der Panik gründet.

....

Es ist wichtig, sich in Phasen der Ruhe mit den korrekten, beruhigenden Fakten vertraut zu machen. In Phasen der Panik fällt es den Betroffenen dann manchmal trotzdem schwer, diese Fakten zu glauben. Das Angst-Gefühl, jetzt gleich zusammenzubrechen, ohnmächtig zu werden oder vielleicht zu sterben, ist in solchen Momenten einfach übermächtig. Dies bezeugt die starke Verbindung, die zwischen Emotionen und Gedanken besteht. Wenn wir traurig und depressiv sind, ist es schwierig, uns glückliche Gedanken zu machen, und wenn wir Angst haben, können wir kaum glauben, dass wir sicher sind.

....

Der Grund dafür ist, dass sowohl Gedanken als auch Emotionen Teil einer hormonellen Reaktion sind, die in Ihrem Blutkreislauf stattfindet.

....

Hier eine Analogie: Wenn Sie Alkohol trinken und die Alkoholmoleküle Ihre Blutbahn überschwemmen, verändert sich Ihr Bewusstsein. Genau das ist ja für viele Menschen der Grund, zum Alkohol zu greifen. Das Leben scheint etwas weniger hart zu sein, und Belastungen sind plötzlich überschaubarer und weniger beunruhigend. Bei einer kleinen Menge, also einem oder zwei Getränken, bemerken Sie nur eine minimale Veränderung. Sie sind immer noch sehr in Kontakt mit der Realität, die jetzt lediglich durch eine entspanntere Geisteshaltung leicht rosarot gefärbt ist. Nach zehn oder gar zwölf Getränken jedoch wird sich Ihr Bewusstsein dramatisch verändern.

Wenn man mit einem Betrunkenen spricht, hat man das Gefühl, er käme von einem anderen Planeten, so völlig anders ist seine Perspektive. Ein Betrunkener glaubt ja wirklich, dass er immer noch in der Lage ist, sein Auto zu fahren, dass die attraktive Blondine quer durch den Raum mit ihm flirtet, dass seine Witze die lustigsten überhaupt sind oder dass ein anderer Kerl versucht, einen Streit anzuzetteln! Aus der Außenperspektive sehen wir natürlich, dass nichts davon wirklich wahr ist. Aus der Sicht des Betrunkenen ist jedoch absolute Realität, was auf dem Bildschirm seiner Wahrnehmung erscheint. Am nächsten Tag, wenn der Betreffenden wieder nüchtern ist, kann er es kaum glauben, wenn andere ihm berichten, was er Komisches erzählt und angestellt hat. »Wo hatte ich nur meinen Kopf?«, fragt er sich dann vielleicht. Er war schlicht und einfach an einer Ereigniskette auf molekularer Ebene beteiligt, die festlegte, welche Gedanken er haben würde und könnte.

Inwieweit lässt sich dies nun mit einem Panikzustand vergleichen? Der erste Unterschied besteht darin, dass bei der Panik Sie selbst die Quelle der Moleküle sind und sie nicht von außen kommen. Der zweite Unterschied ist, dass sich Ihr Bewusstsein eher in Richtung Angst als in Richtung Genuss bewegt. So bemerken Sie im Anfangsstadium nur wenige beunruhigende Gedanken und eine leichte Unrast, wodurch sich Ihr Körper etwas nervös und angespannt anfühlt. Im Grunde genommen ist die Realität aber immer noch die gleiche, wenn auch vielleicht nicht ganz so leicht zu handhaben. Sobald dann aber die Anzahl der Adrenalinmoleküle in Ihrem Blutkreislauf beträchtlich angestiegen ist, beginnen Sie, eine ganz andere Welt wahrzunehmen als die Menschen in Ihrer Umgebung. Sie fühlen sich unsicher, denken, dass alles, was sie anpacken, ja doch nichts wird, dass Sie dumm sind, Ihr Job auf dem Spiel steht, Ihre Zukunft düster aussieht, falls Sie nicht schon vorher an einem Herzinfarkt sterben etc. Für Sie ist das die unbestreitbare Wahrheit. Sie bleibt so lange bestehen, wie Ihr Adrenalinspiegel hoch ist. Und danach? Ist es Ihnen im Nachhinein nicht auch manchmal peinlich, dass Sie so lächerliche irrationale Gedanken gehegt haben, panisch zu Hause angerufen haben oder kopflos aus dem Raum geflüchtet sind? Das liegt daran, dass sich Ihre Perspektive mit sinkendem Adrenalinspiegel wieder normalisiert, genau wie bei dem Betrunkenen am Morgen danach.

Für Sie kommt es hier darauf an, zu lernen, weniger an solche Katastrophengedanken zu glauben, und sie nicht länger mit Wahrheiten zu verwechseln. Da sie in Abhängigkeit vom molekularen Zustand auftauchen und wieder verschwinden, kann man sich nicht auf sie verlassen. Echte Wahrheiten bleiben bestehen, egal, welche Moleküle sich gerade in Ihrem Blutkreislauf tummeln.

Den Täter aufspüren – Angstgedanken lokalisieren

Vielleicht meinen Sie: »Ich sage mir gar nichts, wenn ich in Panik gerate, ich frage mich nur, was um alles in der Welt mit mir gerade passiert!« Es gibt Situationen, in denen Sie gar nicht wissen, dass Sie Angst einflößende Gedanken hatten, weil diese von den gleichzeitig auftretenden Körperempfindungen überlagert wurden. Angestrengt durch die Bewältigung des Herzrasens oder des Schwindels waren Sie sich vielleicht gar nicht bewusst, welchen Einfluss Ihre Gedanken auf die Situation haben. Der Fachbegriff hierfür lautet »Automatizität«. Das bedeutet, dass sich Ihre Gedanken automatisch einstellen, genauso wie wenn Sie reflexhaft versuchen, einen Sturz abzufangen. Sie strecken den Arm nicht bewusst nach vorne, und merken es erst hinterher (wenn die Hand vielleicht verstaucht ist). Genauso verhält es sich mit den Gedanken, die versuchen, uns auf Gefahren hinzuweisen. So wie Sie nicht wollen, dass Ihr Arm in unangemessenen Situationen (bei Arbeitsbesprechungen oder gesellschaftlichen Zusammenkünften) reflexartig herausschießt, müssen Sie lernen, wie Sie Ihre angstvollen Gedanken kontrollieren können, damit diese keine Fehlalarme und Panikattacken in neutralen, nicht bedrohlichen Umgebungen auslösen.

Diese unterschwelligen Gedanken können je nach Situation variieren. Einmal versuchen sie vielleicht, Sie abzuhalten, in peinlicher Weise auf sich aufmerksam zu machen, ein anderes Mal können sie Sie vor der Gefahr warnen, auf sich allein gestellt oder zu weit von einer medizinischen Versorgung entfernt zu sein, falls Sie eine Panikattacke erleiden. Manchmal muss man also ziemlich intensiv nach dem spezifischen Inhalt der angstvollen Gedanken suchen. Durch Übung werden Sie lernen, »Ich habe an nichts gedacht« durch »Ich hatte Angst vor der Wut meiner Chefin« zu ersetzen, so wie Tina im obigen Beispiel. Auf diese Weise haben Sie dann eine konkrete Annahme oder eine Gedankenkette aufgedeckt und können daran arbeiten, diese zu verändern. Zum Beispiel kann Tina jetzt überlegen, warum es ihr eigentlich so wichtig ist, dass ihre Chefin nicht wütend wird. Und wie sie auf ihre Vorhersagen der nachfolgenden Ereignisse kommt. Vielleicht zieht sie dann eine Verbindung zu ihrer Schüchternheit in ihren frühen Jahren, aufgrund derer sie nie gelernt hat, sich durchzusetzen und ihren Standpunkt selbstbewusst darzulegen. Und vielleicht erkennt sie, dass ihre Chefin und ihr Freund sie wahrscheinlich unterstützt hätten, wenn sie ihnen von ihren Panikproblemen erzählt hätte. Sie könnte daraus lernen, dass es sicher ist, Verletzlichkeit zu zeigen und besser, als sie zu verbergen und sich zurückzuziehen (wie sie es in ihrer Kindheit tat), weil das nur zu Missverständnissen führt.

Grundüberzeugungen

Gleichsam als Detektiv in eigener Sache können Sie hinter die Fassade der Gedanken und Überzeugungen blicken, die dazu beitragen, dass Ihre Panikattacken immer schlimmer werden, und an die Quelle vordringen, zu Ihren fundamentalen Ängsten, die Sie sich vielleicht bisher noch nie eingestanden haben.

»Ich habe mich schrecklich gefühlt« ist eine viel zu allgemeine Aussage und nicht differenziert genug, um sie infrage stellen zu können. Gehen Sie ihr auf den Grund – was genau war so schrecklich? Welche Aspekte machten die Situation furchtbar? Was haben Sie sich vorgestellt, das passieren würde? Was ist für Sie so beängstigend daran, die Kontrolle zu verlieren? Indem Sie eine Oberflächenschicht nach der anderen abtragen und immer wieder nachfragen, gelangen Sie schließlich zum eigentlichen Übeltäter, der *Grundüberzeugung*, auf der alles andere basiert.

Fragen wir Tina

Tina: »Meine größte Angst war, das Meeting plötzlich verlassen zu müssen, das war mir nämlich schon einmal passiert.«

Frage: »Was wäre passiert, wenn Sie geblieben wären?«

Tina: »Ich versuche, nicht darüber nachzudenken, wahrscheinlich etwas Schreckliches, genau deshalb wollte ich ja fliehen, um das zu verhindern.«

Frage: »Um was genau zu verhindern?«

Tina: »Ich weiß es nicht, es macht mich unruhig, wenn ich überhaupt daran denke.«

Frage: »Stellen Sie sich vor, Sie wären wieder in der Besprechung, kurz bevor Sie gegangen sind. Sie fühlen sich verängstigt und gefangen, aber Sie können nicht weg. Lassen Sie den Film vor Ihrem inneren Auge ablaufen. Was passiert mit Ihnen?«

Tina: »Ich kann in diesem heißen, stickigen Raum nicht atmen, und das fühlt sich schrecklich an.«

Frage: »Was genau meinen Sie damit, wenn Sie sagen, dass es schrecklich ist, nicht atmen zu können? Was ist so furchtbar daran?«

Tina: »Nun, es würde mir Angst machen.«

Frage: »Warum?«

Tina: »Weil ich nicht genug Luft aufnehmen könnte, und …«

Frage: »Und was sehen Sie dann, was passiert?«

Tina: »Na ja, wenn man nicht genug Luft bekommt, erstickt man, oder nicht?«

Frage: »Ist es das, was Sie auf Ihrem inneren Film sehen?«

Tina: »Ja, ich stelle mir vor, wie ich mir an den Hals fasse, umkippe und meinen letzten Atemzug mache … sterbe.«

Frage: »Im Grunde stecken also hinter Ihrer Eigenwarnung, dass Sie sich ›schrecklich‹ fühlen werden, wenn Sie nicht hinauslaufen,

	Bilder von katastrophalen Ereignissen, die für Sie tödlich enden, für die es keine medizinischen Beweise gibt, und die Sie Ihrer Meinung nach durch Ihr Hinausrennen verhindert haben?« (Grundüberzeugung)
Tina:	»Nun ja, wenn ich aus dem Zimmer flüchte, dann lässt das alles nach, also funktioniert es.«
Frage:	»Was ist mit dem Gefühl, die Kontrolle zu verlieren? Was genau meinen Sie damit?«
Tina:	»Ich weiß nicht wirklich, was es bedeutet, nur dass alles Mögliche passieren könnte und ich keine Möglichkeit hätte, es aufzuhalten.«
Frage:	»Was könnte denn passieren? Lassen Sie den Film ablaufen.«
Tina:	»Na ja, dass ich nicht in der Lage sein würde zu verhindern, dass die Gefühle stärker werden, und sie mich überwältigen könnten.«
Frage:	»Und dann?«
Tina:	»Dann würde ich ausflippen, einen Hänger haben, wäre blockiert, und alle würden denken, dass ich mich äußerst merkwürdig verhalte. Danach würde ich nie wieder jemandem gegenübertreten können, und ich würde meinen Job verlieren.«
Frage:	»Wenn Sie sich also selbst davor warnen, die Kontrolle zu verlieren, machen Sie ziemlich genaue Vorhersagen darüber, was passieren würde, wobei diese keinerlei medizinische Grundlage haben (Grundüberzeugung). Beruht Ihr Fluchtverhalten vielleicht auf der Annahme, dass eine ausgeprägte Möglichkeit besteht, die Kontrolle zu verlieren, obwohl es in Wirklichkeit gar nicht so ist?«

Wie Sie sehen können, musste Tina herausfinden, mit welchen spezifischen Gedanken sie sich selbst Angst einflößte. Erst dann konnte sie sie infrage stellen und durch fundierte Tatsachen/Wahrheiten ersetzen, die ihr ein sichereres Gefühl gaben. In Kapitel 5, »Mythen über Panik«, geht es um die mit Bedrohungen behafteten Überzeugungen, die Menschen veranlassen, unfundierte Vorhersagen bezüglich der einzelnen Aspekte von Panik zu treffen, und um die wahren Fakten dahinter. Überlegen Sie einmal, ob die folgenden destruktiven Überzeugungen auch in Ihrem Denken eine Rolle spielen:

- Sie könnten einen Herzinfarkt bekommen.
- Sie könnten aufhören zu atmen.
- Sie könnten die Kontrolle verlieren und etwas Irrationales oder Gefährliches tun.
- Die Panikattacke könnte nicht mehr aufhören.
- Sie könnten verrückt werden oder den Verstand verlieren.

Behalten Sie im Kopf: Gedanken sind keine Fakten. Eine Überzeugung ist nur eine Meinung oder Präferenz, und das ist bei Weitem nicht das Gleiche wie eine Wahrheit. Nur weil sich etwas für Sie real anfühlt, bedeutet das nicht, dass es tatsächlich auf Fakten basiert. Es ist ein viel gesünderes Verhalten, sich mit der Wahrheit zu beruhigen, anstatt sich mit Irrglauben (Fehlinfomationen) Angst einzuflößen.

»Was wäre, wenn …« – Gefahr überschätzen und Schwarzmalen

Mit dem Ansteigen des Adrenalinspiegels in Ihrem Blutkreislauf wächst auch die Anzahl Ihrer Was-wäre-wenn-Gedanken, die Sie dazu bringen, die *Gefahr zu überschätzen* und Katastrophenszenarien zu entwerfen. Solche Übertreibungen können auch wirklich ein Überlebens-Grundprinzip sein, denn durch das Ergreifen überzogener Maßnahmen kann man seine Sicherheit natürlich besser gewährleisten. Schön und gut, wenn Sie aber stattdessen darauf vertrauen, dass Sie in einer viel sichereren Lage sind, als Sie gedacht haben, wird Ihre Schwarzmalerei unnötig. Ein Teil des Besänftigungsprozesses ist zu lernen, solchen Was-wäre-wenn-Gedanken keine Macht einzuräumen. So als wenn Sie einen versehentlich aktivierten Hausalarm durch Eintippen des richtigen Codes abschalten.

Übertreiben und Schwarzmalen sind normale menschliche Reaktionen. Wir alle tun das ab und zu und wissen gleichzeitig, dass das gefürchtete Ereignis meistens gar nicht eintritt oder wenn doch, nicht so schlimm ist. Fragen Sie sich selbst, wie viele der von Ihnen vorhergesagten Katastrophen jemals stattgefunden haben. Was sagt Ihnen die Antwort? Vielleicht argumentieren Sie, dass Sie danach zwar erkennen, dass diese Dinge wohl kaum passieren, aber dass Ihnen im Zustand der Panik die Möglichkeit viel wahrscheinlicher schien. Warum fürchten Sie immer noch, verrückt zu werden oder die Kontrolle zu verlieren, obwohl das schon Dutzende Male nicht passiert ist? Warum überschätzen Sie die Gefahr weiterhin, obwohl sich Ihre Befürchtungen noch nie bestätigt haben?

Vielleicht ist es ja in Ihren Augen reines »Glück«, dass bei der jüngsten Panikattacke das Schlimmste nicht passiert ist, und dass es trotzdem passieren könnte – beim nächsten Mal. Anstatt zu erkennen, dass Ihre Befürchtung einfach deshalb nicht wahr geworden ist, weil Ihre ursprüngliche Vorhersage (zum Beispiel ohnmächtig zu werden) einfach falsch war, konservieren Sie weiterhin den Irrglauben an das schiere Glück. Damit liefern Sie sich auf Gedeih und Verderb einer Kraft aus, die außerhalb Ihrer Kontrolle liegt, anstatt auf Ihre eigene Fähigkeit zu vertrauen, dass Sie Ruhe bewahren können, was eine stärkende (und wahre) Annahme wäre.

Hier sind einige Beispiele für falsche und schädliche Überzeugungen:

»Hätte ich es nicht rechtzeitig geschafft, meinen Mann anzurufen, wäre ich zusammengebrochen.«

»Ich weiß nicht, wie ich das überlebt hätte, wenn der Arzt nicht so schnell gekommen wäre; ich hätte wirklich fast aufgehört zu atmen.«

»Es war ein Wunder, dass der Zug im Bahnhof hielt, gerade als er es tat, sonst wäre ich mit Sicherheit ohnmächtig geworden.«

All dies sind typische Selbstfeststellungen, die reale Fakten ignorieren oder verzerren, um in die (nebulöse) Theorie zu passen, dass es eine echte Gefahr gab. *Auch wenn sich die Gefahr real anfühlte, sie war es nicht, und Sie haben nicht mit Glück oder durch die rechtzeitige Rettung überlebt, sondern weil Sie überhaupt nie wirklich in Gefahr waren.*

Ein weiterer Grund, warum die Angstbehauptungen trotz mehrmaliger Widerlegung fortbestehen, liegt darin, dass sie ein Teil der konditionierten Panikreaktion geworden sind, die sich als Teil dieses Pakets einschleichen, ohne dass Sie es überhaupt bemerken. Sie glauben ihnen vielleicht nicht mit klarem Kopf, wenn Sie sich sicher fühlen, aber sobald die Panik beginnt, scheinen sie Ihnen doch wahr zu sein. Um diese Gedanken vom Rest der Reaktion abzukoppeln, müssen Sie sie zuerst absondern und dann mittels einer logischen Analyse *kritisch hinterfragen*.

Nur weil Ihnen ein Gedanke in den Kopf kommt, muss er ja noch lange nicht stimmen. Wegen eines möglichen Kontrollverlusts besorgt zu sein, bedeutet nicht, auch wirklich die Kontrolle zu verlieren. Wer Angst vor dem Tod hat, stirbt deshalb ja auch nicht gleich. Die Beispiele ließen sich beliebig fortsetzen: Nur weil wir befürchten, dass wir eine Prüfung nicht bestehen, fallen wir nicht unbedingt wirklich durch, und die Sorge, eine Frist zu verpassen, hat an sich keinen Zusammenhang mit der Frage, ob dies passiert oder nicht – außer dass sie uns vielleicht dazu bringt, besonders sorgfältig darauf zu achten, dass wir die Frist einhalten.

Wir wissen zur Genüge, dass es in all diesen Situationen am besten ist, solche Gedanken zu ignorieren, nachdem wir die uns möglichen »Rettungsmaßnahmen« ergriffen haben. Zu lernen, Gedanken objektiv zu analysieren, bevor man sie automatisch glaubt, ist sehr hilfreich, um Panikattacken abzuwehren und auch die Sorgen im Allgemeinen zu verringern. Auf diese Weise stoppen Sie die Sequenz frühzeitig und verhindern, dass sich die Negativ-Spirale nach unten zudreht und alles eskaliert. Sie setzen dem einfach die Annahme entgegen, dass Sie sicher sind!

Als Tina sich bewusst gemacht hatte, dass ihre Angst vor den Empfindungen in ihrer Brust daher rührte, dass sie in Gedanken schon ihren Atemstillstand und Tod vorhersah, erkannte sie, wie haarsträubend diese Vorhersage war! Eine reine Übertreibung, denn keine ihrer Panikattacken hatte, wie bei den allermeisten Menschen mit Panik, bisher zu Atemproblemen geführt. Außerdem konnte sie nun erkennen, dass sie ihre Kindheitsangst, unangenehm aufzufallen, mit den möglichen Folgen einer Panikattacke verknüpfte und ihre Angst dadurch verstärkte.

Glauben oder nicht – die Theorien hinterfragen

Wenn Sie lernen, Ihre Reaktion auf Ihre ängstlichen Gedanken und die Glaubwürdigkeit, die Sie ihnen einräumen, zu verändern, konzentrieren Sie sich darauf, die »Beweise« infrage zu stellen, auf denen Ihre Überzeugungen basieren. Hier müssen Sie zwischen einer Wahrheit und einer Überzeugung oder einer Theorie unterscheiden. Eine Wahrheit basiert auf akzeptierten Fakten und beschreibt etwas so, wie es wirklich ist. Es ist also wahr, dass einige Kinder größer werden als andere. Jeder würde zustimmen. Behaupte ich jedoch, dass große Kinder besser sind als kleine Kinder oder dass »sie größer geworden sind, weil sie mehr Gemüse gegessen haben«, dann wären das Überzeugungen, die nicht jeder teilen könnte. Die Wahrheit orientiert sich an Fakten; Überzeugungen sind lediglich Meinungen oder bevorzugte Denkweisen.

Wenn Sie lernen, Gedanken als Vermutungen oder Theorien und nicht als solide Fakten zu betrachten, und sich entscheiden, vor ihrer Bewertung erst einmal die Annahmen zu überprüfen, auf denen sie basieren, dann verlieren die Gedanken ihre Macht.

Wie so mancher dogmatische Denker, dessen Theorien einer genauen Untersuchung nicht standhalten, erweisen sich ängstliche Gedanken als die Diktatoren, die sie sind – sie wollen Veränderung und Wachstum verhindern.

Vorhersagen – wenn zwei und zwei fünf ergibt

Um die Beweiskraft einer von Ihnen getroffenen Vorhersage zu bewerten, müssen Sie alle Fakten berücksichtigen und sich fragen: Wie groß ist die Wahrscheinlichkeit, dass dies tatsächlich geschieht? Ist es Ihnen oder jemandem, den Sie kennen, schon mal passiert? Wenn nicht, was bringt Sie dann auf den Gedanken, dass es dieses Mal anders sein wird? Ein Beispiel: Ein Freund verhält sich sehr abweisend, und Sie schließen daraus, dass er über irgendeine Ihrer Handlungen verärgert ist. Aber dabei haben Sie übersehen, dass sein Verhalten auch ganz andere Gründe haben könnte. Vielleicht ist er über etwas anderes verärgert und kann dies nicht abschütteln, oder er ist einfach nach einem langen Tag sehr erschöpft. Sie waren zu schnell mit Ihrer Schlussfolgerung und haben gar nicht alle Möglichkeiten in Erwägung gezogen. Sie liegen einfach falsch. Zwei plus zwei ergibt nicht fünf.

Während einer Panikattacke halten Sie Schwindel und Unruhe für Zeichen einer Gehirnerkrankung, blenden dabei aber die Tatsache aus, dass Ihr Gehirn abgesehen von diesen Symptomen normal zu funktionieren scheint und dass Sie diese Symptome schon seit Jahren immer mal wieder haben und dann wieder nicht, was für eine Hirnkrankheit völlig uncharakteristisch ist. Tina wiederum hat übersehen, dass keine ihrer bisher erlittenen Panikattacken je zu einem Atemstillstand geführt hat, und außerdem, dass sowohl ihre Chefin als auch ihr Freund normalerweise sehr verständnisvolle Menschen sind.

Negative Prophezeiungen werden manchmal auch auf der Grundlage einer begrenzten Anzahl von Beispielen aus der Vergangenheit gemacht. Nehmen wir an, Sie hatten bisher zwei Panikattacken, beide in Einkaufszentren. Daraus schließen Sie jetzt: »Ich weiß, dass ich in Panik geraten werde, wenn ich das nächste Mal ein Einkaufszentrum aufsuche.« Sie räumen einer bloßen Möglichkeit den Status einer Gewissheit ein. Dabei ist klar, dass Sie mehr Angst haben, wenn das Angstobjekt etwas Feststehendes ist und nichts Vages.

Die bloße Tatsache, dass Sie solche Theorien hinterfragen, bedeutet, dass Sie etwas verändert haben, den Zyklus der emotionalen Reaktivität durchbrochen haben. *Es ist weniger wahrscheinlich, dass Sie von der Furcht kontrolliert oder mitgerissen werden, wenn Sie selbst die Entscheidung treffen, ob Sie sich Angst einflößen lassen oder nicht.* Dadurch verhindern Sie auch, dass sich die Reaktion auf Körperempfindungen und Verhaltensweisen ausweitet, sodass diese nicht mit in die Negativ-Spirale einbezogen werden, die zu einer Panikattacke führen kann.

Ein solches Hinterfragen mag zunächst etwas künstlich erscheinen. Lassen Sie sich nicht abschrecken, wenn es nicht gleich beim ersten Mal zu einer Verringerung der panischen Gefühle führt. So wie Körper- müssen auch Denkübungen trainiert werden. Das Ersetzen einer alten Gewohnheit durch eine neue erreichen Sie durch das Anlegen neuer Pfade, und das erfordert Zeit. Ihr zehntes Klavierspiel wird besser klingen als Ihr erstes, und bei psychologischen Veränderungen ist dies nicht anders.

Vom Schwarzmalen zur Bewältigung – Adjektive und Angstniveau

Sie malen schwarz, wenn Sie ein Panikereignis in Ihrer Vorstellung als »unerträglich« bezeichnen, die Folgen davon als »katastrophal« und die Auswirkungen auf Sie als »unvorstellbar schrecklich, nicht behebbar«. Würde das Ereignis nämlich realistisch betrachtet, stellte sich sehr wahrscheinlich heraus, dass solche Zuschreibungen nicht der Wahrheit entsprechen. Sie werden diese Panikattacke genau wie alle noch folgenden, so unangenehm sie jeweils auch sein mögen, überstehen und sich wieder erholen. Der Punkt hier ist, dass *Ihr Angstniveau sich nach den Adjektiven richtet.* Je schrecklicher Ihre mentale Beschreibung dessen, was kommen wird, desto höher der Adrenalinspiegel, den Sie zur Bewältigung des Szenarios brauchen. So, als wenn man im Fernsehen immer nur Katastrophenfilme ansieht und sich dann beklagt, dass es generell in allen Filmen nur um Katastrophen geht! Sie könnten sich stattdessen aber auch für romantische Komödien entscheiden, Sie müssten einfach nur einen anderen Knopf auf der Fernbedienung drücken.

Vielleicht ist es Ihnen einmal passiert, dass Sie ausgerechnet beim Autofahren eine Panikattacke erlitten und Ihnen dabei schwindelig wurde oder Sie erbrechen mussten. Überlegen Sie nun, wie groß die Wahrscheinlichkeit ist, dass dies noch einmal passiert. Wenn Sie befürchten, dass sie 50 Prozent beträgt, dann überlegen Sie sich, ob Ihnen das bisher tatsächlich bei jeder zweiten Panikattacke passiert ist. In Wirklichkeit haben Sie eine solche Erfahrung nach bereits 20 durchgemachten Panikattacken zum ersten und bisher einzigen Mal gemacht, die Wahrscheinlichkeit ist also wesentlich geringer. Sie zahlen mit Ihrer Angst täglich einen hohen Preis für etwas, das sehr wahrscheinlich nicht noch einmal passieren wird.

»Ich habe solche Angst, dass es wieder so sein könnte wie vor einigen Monaten, als ich häufiger Panikattacken hatte – das könnte ich nicht noch einmal ertragen.« Dies ist eine ziemlich desaströse Aussage, und es ist nur natürlich, dass Sie düster in die Zukunft blicken, wenn Ihnen das ständig auf Ihrem inneren Bildschirm angezeigt wird. Auf der anderen Seite haben Sie die Option, sich auf die Tatsache zu konzentrieren, dass Sie jetzt viel seltener von Panikattacken heimgesucht werden als vorher, und sich heute generell sicherer und optimistischer fühlen. Denken Sie immer daran: Sie wählen den Fernsehkanal selbst aus!

Was wäre, wenn der für Sie schlimmstmögliche Fall einträte und Ihre Hände beim Eingießen einer Tasse Tee unkontrolliert zu zittern begännen oder Sie bei einer Präsentation einen Blackout hätten oder Sie aufstehen und einen Raum verlassen müssten, weil Sie sich eingesperrt fühlen? Sie denken vielleicht etwas wie »Das wäre katastrophal für mich«. Aber wenn Sie das Gesamtbild vor Augen haben, andere mögliche Folgen, dann relativiert sich die »Katastrophe« ziemlich schnell.

Überlegen Sie sich zum Beispiel, wie wichtig Ihnen die Meinungen Fremder sind. Glauben Sie nicht, dass diese Sie ebenso schnell vergessen haben werden wie umgekehrt? Und wenn die »Katastrophe« sich vor Freunden ereignen sollte, werden diese Sie danach immer noch mögen, vielleicht umso mehr, weil sie sehen, dass Sie wie jeder Mensch auch Ihre Probleme haben. Stellen Sie sich vor, Sie würden selbst Zeuge einer Panikattacke bei einer anderen Person. Dann würden Sie wie die allermeisten Menschen Mitgefühl empfinden und Ihre Hilfe anbieten und die andere Person weder meiden noch negativ beurteilen (ich habe es in meiner Praxis sogar erlebt, dass »Schwarzmaler« sich vorstellten, wie andere Leute auf ihnen herumtrampeln, während sie ohnmächtig am Boden liegen!).

Mit diesem Ansatz wird die Erfahrung in der Hierarchie von »fürchterlich« auf »unangenehm, aber beherrschbar« herabgestuft. Adjektive spielen im Bereich des Denkens eine große Rolle. Die einen stützen Ihre Überzeugung, die anderen widersprechen ihr und bringen sie letztendlich zum Verschwinden.

Ertappen Sie sich auf frischer Tat

Erinnern Sie sich, wie Sie als Kind bei etwas Verbotenem erwischt wurden, zum Beispiel als Sie etwas an die Wohnzimmerwand kritzelten? Ihre Mutter hat Ihnen wahrscheinlich die Stifte sofort weggenommen, Sie ausgeschimpft und Sie vielleicht auf Ihr Zimmer geschickt, wo Sie über Ihr unartiges Verhalten nachdenken sollten. Der erste Schritt, Ihre Angst einflößenden Gedanken über Panik zu ändern, besteht darin, sich beim Darandenken zu ertappen. Aber möglicherweise entwischen Ihre »Angstmacher« Ihnen, wenn Sie in Eile oder angespannt sind oder wenn Ihr Verstand sich immer mit der Zukunft beschäftigt. Es wird Ihnen nicht möglich sein, solche Gedanken wahrzunehmen und infrage zu stellen, während Sie gleichzeitig nach dem nächsten Ausgang suchen oder verzweifelt im Zimmer auf und ab gehen und über Ihr Smartphone jemanden zu Hilfe holen.

Wenn Sie also erste leichte Anzeichen von Panik bei sich wahrnehmen, können Sie Ihren Katastrophengedanken nur auf die Spur kommen, indem Sie mit Ihrem aktuellen Tun aufhören und ganz ruhig werden.

Dies ist das zentrale Thema des Achtsamkeitstrainings. Es bestärkt Sie darin, mit allen Aspekten Ihres Erlebens präsent zu sein – den Körperempfindungen, den Gedanken, dem Drang, bestimmte Maßnahmen zu ergreifen –, die Realität so zu nehmen, wie sie gerade ist, und nicht über Zukünftiges nachzugrübeln. Diese »Erdung« ist vor allem für Menschen wichtig, die zur Dissoziation neigen. Sie kann die Trennung aufheben, so wie die Schnur an einem Drachen verhindert, dass er wegfliegt. Die

Essenz bei dem Lernprozess, Katastrophengedanken zu entmachten, besteht darin, den Schwerpunkt von Angst auf Sicherheit zu verlagern. Auf diese Weise entziehen Sie den Angstgedanken die Lebensenergie. Es gibt mehrere Möglichkeiten:

1. Entschärfen Sie die Gefahr – Bewältigungsaussagen helfen

- Ich weiß, dass ich keine Angst haben muss, weil mein Herz stark schlägt.
- Meine Atmung ist nur wegen meiner Angst unangenehm, nicht weil etwas nicht stimmt.
- Wenn ich langsam atme, werde ich mich ruhiger fühlen.
- Ich bin jederzeit sicher.
- Die Meinung von Fremden kann mir egal sein, und denen, die mich kennen, kann ich die Situation erklären, also habe ich nichts zu befürchten.
- Das sind nur Gedanken – ich kann sie loslassen.
- Diese Empfindungen werden bald vergehen.

2. Na und?

Nachdem Sie sich mit einer »Was wäre, wenn …«-Frage Angst eingejagt haben, antworten Sie am besten mit: »Na und?« »Ich habe etwas gezittert, und mir war das peinlich – na und? Sonst hatte es keinerlei Folgen.« »Na und, wenn ich in der Besprechung ein bisschen wie ein Tölpel rüberkomme – es gefällt mir vielleicht nicht, aber ich werde es überleben.« Es geht nicht darum, dass Sie Ihre Angst leugnen sollen, indem Sie sie verharmlosen oder als Unsinn abtun. Sie sollen einfach den Versuch unternehmen, verschiedene Versionen eines möglichen Geschehens zu betrachten, das gesamte mentale Video ablaufen zu lassen und es nicht an der Stelle zu stoppen, an der die Katastrophe Ihren gesamten inneren Bildschirm einnimmt, als gäbe es keine Alternativen, als könnte die Geschichte nur dieses eine Ende nehmen.

Wenn Ihre einzigen Optionen »Plan A oder sterben« sind, dann ist klar, dass Ihr Angstniveau eskalieren wird, wenn Sie merken, dass Plan A (Panikattacke vermeiden) keine Option mehr ist. Sind Sie dagegen flexibel und haben noch einen Plan B in petto, reduzieren Sie Ihre Angst und beginnen, sich auf diese Option einzustellen, indem Sie sich selbst gegenüber betonen, dass es neben Plan A noch andere sichere Alternativen gibt. Für Tina hätte Plan B bedeuten können, dass sie dringend den Raum hätte verlassen müssen, aus Gründen, die sie später erklären würde, aber dass es nur für eine sehr kurze Zeit gewesen und sie schnell zurückgekehrt wäre.

Diese »Na und«-Antwort ist natürlich nicht in allen Fällen anwendbar. Zum Beispiel dann nicht, wenn Sie befürchten zu sterben, einen Herzinfarkt oder Atemstillstand zu erleiden. In einem solchen Fall wäre es weitaus sinnvoller (und hilfreicher), das ganze Ereignis infrage zu stellen, anstatt zu sagen, dass es keine Rolle spielen würde. Ihr Werkzeugkasten enthält viele Werkzeuge, wählen Sie einfach das jeweils passende aus.

3. Den Gedanken Einhalt gebieten

Rufen Sie sich deutlich in Erinnerung, dass das, was Sie tun, nur eine schlechte Angewohnheit und destruktiv ist. Tadeln Sie sich dann selbst und hören Sie auf. Auch Gedanken, die Sie schon seit Langem fast gewohnheitsmäßig hegen, können Sie wieder ablegen. Stichwort Katastrophenfilme – niemand zwingt Sie, sich solche Filme anzusehen! Sobald sich die Schwarzmalerei bei Ihnen bemerkbar macht, ersetzen Sie sie einfach durch andere Gedanken, und sei es nur, indem Sie überlegen, was Sie heute zum Abendessen kochen oder sich versuchen zu erinnern, wie Sie in den letzten fünf Jahren jeweils Ihren Geburtstag gefeiert haben. Als Alternative können Sie sich in eine Handlung begeben, die einen neuen Gedankengang auslöst, wie das Auftauen des Kühlschranks oder das Reinigen des Autos. Oder Sie könnten ein Gefühl in sich hervorrufen, das den beunruhigenden Gedanken zuwiderläuft, zum Beispiel durch Entspannen in einer Badewanne oder Hören von Musik.

Als Tina anfing, dies in die Praxis umzusetzen, konnte sie deutlich sehen, dass die »Was wäre, wenn«-Gedanken ihre Angst vergrößerten.

Sie fragte sich, was denn an einer Panik während einer Besprechung eigentlich so peinlich wäre, und erkannte, dass die Peinlichkeit für sie darin bestand, dass ihr jeder die Angst ansehen und dann denken würde, sie müsse ein sehr eigenartiger Mensch sein. Das war ihrer Meinung nach dieselbe Art von gesellschaftlicher Vernichtung, wie sie sie als Kind erlebt hatte, als sie auf schmerzhafte Weise von ihren Schulkameraden ausgegrenzt wurde. Ein Psychotherapeut konnte ihr schließlich helfen zu erkennen, dass sie die Wahrscheinlichkeit zu hoch einschätzte, dass andere Personen ihre Reaktionen überhaupt bemerken und wenn doch, sie dafür verurteilen würden. Tina verstand nun auch, dass sie kein machtloses Kind mehr war. Sie hatte jetzt Umgang mit erwachsenen Menschen, denen sie ihre Situation erklären konnte und die im Gegensatz zu ihren Altersgenossen in der Kindheit reif genug waren, um verständnisvoll und hilfsbereit zu reagieren. Außerdem könnte sie notfalls, wenn das Ihres Erachtens nötig war, immer noch ihren Job zu wechseln, eine Option, die ihr in jungen Jahren nicht zur Verfügung stand.

Bei alldem spielt die Identität eine zentrale Rolle. Es ist das Einzige, was unsere Persönlichkeit immer und um jeden Preis zu erhalten versucht. Auf der Überlebensebene war sich Tina eines möglichen Wechsels von »von der Gruppe akzeptiert« zu »abgelehnt, weil ich anders bin« bewusst, wenn sie während des Meetings eine Panikattacke erleiden würde.

Manche Betroffene stellen fest, dass ihre Angst zuerst sogar zunimmt, wenn sie anfangen, in tiefere psychologische Schichten vorzudringen. Dies kann darauf zurückzuführen sein, dass sie es bisher bewusst vermieden haben, zu intensiv über vergangene schmerzhafte Ereignisse nachzudenken – oder aber auch über zukünftige Ereignisse, die sie erschreckend finden (wie den Tod). Doch kann man eben nur durch das Ansehen der persönlichen Katastrophenfilme erkennen, was einen in der Vergangenheit wirklich belastet hat. Vielleicht ist es an der Zeit, mit einem Psychotherapeuten zusammenzuarbeiten, um einige der Probleme auszupacken. Es ist nie so ganz einfach, sich selbst schwierige Fragen zu stellen. Die Therapie bietet Ihnen außerdem Unterstützung, falls Sie mit Ängsten konfrontiert werden, die durch die Einsichten aufgewirbelt wurden.

Meditation –
Den Geist schulen, weniger reaktiv zu sein

Es gibt viele Arten der Meditation. Einige haben das Ziel, Ihnen zu helfen, Ihren Geist zu zentrieren, andere, ihn zu beruhigen. Man kann meditieren, indem man still in einer Position sitzt oder während man eine Aktivität ausführt. Das Ziel ist es in jedem Fall, den Geist zu trainieren, im Hier und Jetzt zu sein, ohne auf das zu reagieren, was möglicherweise im Außen geschieht. Das bedeutet, dass Sie auf Ihrem inneren Bildschirm erscheinende Gedanken durchgehen lassen, ohne sich emotional zu beteiligen oder zu planen, wie Sie sie später umsetzen werden, oder zu versuchen, sie zu stoppen. Diese Fähigkeit ist besonders nützlich für alle, deren Verstand immer sehr rege ist oder die sich übermäßig viele Sorgen machen.

Die folgende Übung können Sie, wenn Sie möchten, an Ihre Atemübung anhängen. Der Atem als Konzentrationspunkt wird dann einfach durch den Geist ersetzt. Sie können die Übung im Liegen oder Sitzen durchführen, mit geschlossenen oder offenen Augen und so lange Sie wollen. Natürlich wird Ihnen die Übung leichterfallen, wenn Sie sich in einem ruhigen, abgeschirmten Raum befinden. Planen Sie zehn oder fünfzehn Minuten für die Übungen ein, aber wenn Sie feststellen, dass Sie sie immer wieder verschieben, weil Sie die Zeit dafür nicht finden, dann sind sogar drei Minuten ein paarmal am Tag erheblich besser als gar nichts.

Sobald Sie anfangen, Ihr eigenes Denken zu beobachten, werden Sie schnell bemerken, dass die meisten Gedankenprozesse in chaotischen reaktiven Assoziationsmustern ablaufen. Fantasiewelten werden erschaffen, es werden endlos die eigenen Inhalte analysiert und bestimmte Gedankenstränge immer wieder neu durchgespielt. Emotional stark aufgeladene Gedanken haben am ehesten die Macht, Sie vom gegenwärtigen Moment weg hin zu nutzlosem Ärgern und Sorgen-Machen zu ziehen. Wenn Sie sich daran gewöhnt haben, solche Gedanken einfach anzusehen, ohne sich für ihren Inhalt zu interessieren, befreien Sie sich von diesem Sog und werden weniger oft davon absorbiert. Meditation bedeutet, sehen und loslassen, sehen und loslassen, sehen und loslassen – nichts weiter.

Meditation über den Atem

- Lenken Sie Ihre Aufmerksamkeit auf Ihren Bauch, spüren Sie, wie er sich mit dem Ein- und Ausatmen hebt und senkt.
- Halten Sie den Fokus Ihres Bewusstseins auf der Atmung und »beobachten« Sie sie den ganzen Weg von Ihrer Nase oder Ihrem Mund, die Luftröhre hinunter bis in den unteren Teil der Lunge. Versuchen Sie, mit jedem Atemzug ganz und gar »zusammen zu sein«, indem Sie die Luft spüren, die in die Nasenlöcher oder den Mund eindringt. Achten Sie darauf, wie sich Ihr Brustkorb bewegt, Ihr Bauch sich füllt und die Luft beim Ausatmen wieder austritt. Schwimmen Sie auf der Welle jedes einzelnen Atemzugs, und dann auf der des nächsten, der ihn ablöst.
- Jedes Mal, wenn Sie bemerken, dass Ihr Geist nicht mehr beim Atem weilt, geben Sie *dem Gedanken oder dem Gefühl eine Bezeichnung*, und richten Sie dann erneut ihre Aufmerksamkeit darauf, wie Ihr Atem ein- und austritt. Sie können die Ablenkung beispielsweise als »hungrig«, »zu heiß«, »ungeduldig« oder »zu tätigender Telefonanruf« bezeichnen. Lassen Sie sich nicht auf den Inhalt ein, wie zum Beispiel, was es später zu essen gibt, warum Sie ungeduldig sind oder was Sie am Telefon sagen werden.
- Egal, wie oft Sie mit den Gedanken abschweifen, Ihre Aufgabe ist es, sich immer wieder neu zu zentrieren. Setzen Sie sich nicht unter Druck. Selbst die Köpfe erfahrener Meditierender produzieren immer wieder Gedanken. *Ihr Ziel ist es nicht, Ihren Geist zu leeren, sondern zu lernen, ihn zu lenken.*
- Mit der Zeit werden Sie Gedanken nur noch als bloße »Ereignisse« in Ihrem Kopf sehen, mit denen Sie nach Beilieben interagieren können oder nicht. Dies verbessert Ihre Beobachtungsfähigkeit und gibt Ihnen die Kraft, sich von beunruhigenden Körperempfindungen oder Gedanken zu distanzieren und deren Intensität zu verringern.

Jon Kabat-Zinn beschreibt in seinem Buch *Gesund durch Meditation* noch viele andere Meditationsmethoden, die in der Stress Reduction Clinic im Massachusetts General Hospital in Boston eingesetzt werden. Kabat-Zinn behandelt dort jede Art von Stress, einschließlich Panikattacken, ausschließlich mit Meditation.

14

PANIK AUSLÖSEN

Leitgedanke: Durch Erfahrung lernen

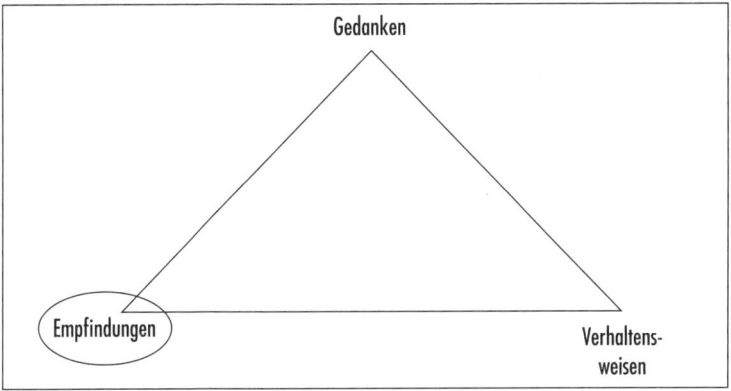

Sobald Sie etwas Vertrauen zu sich selbst haben, dass Sie die körperlichen Empfindungen der Panik kontrollieren können, indem Sie Ihre Atmung verlangsamen, die Muskeln lockern und beunruhigende Gedanken durch Sicherheit vermittelnde ersetzen, können Sie zu diesem nächsten sehr wichtigen Schritt übergehen. Manche Betroffene empfinden ihn als schwierig, deshalb ist er der letzte.

Wenn Sie versuchen wollten, ein wasserscheues Kind zum Schwimmen zu überreden, könnten Sie sich mit ihm an den Pool stellen, um es zu beruhigen. Sie würden ihm vielleicht sagen, es solle sich doch mal ansehen, wie viel Spaß seine Freunde hätten und dass sie sicher nicht so viel lachen würden, wenn Wasser schädlich wäre. Sie könnten seine Aufmerksamkeit auf die Tatsache lenken, dass keines von den anderen Kindern ertrunken ist, also gar keine Gefahr besteht. Und am Ende könnten sie es sogar dazu bringen, widerwillig zuzugeben, dass sein Glaubenssatz, »Wasser ist gefährlich für mich«, unsinnig ist und keine reale Grundlage hat.

Aber auch mit all diesen Einwänden würden Sie es nicht davon überzeugen können, dass es nicht ertrinken wird. Das könnten Sie nur schaffen, wenn Sie mit ihm ins Wasser gingen und ihm dort das Gefühl von Sicherheit vermittelten. Und zwar ein körperliches Sicherheitsgefühl, irgendein theoretisches Argument würde nicht helfen. *Der primitive Teil unseres Gehirns, der vor allem anderen unser Überleben zum Ziel hat, kann manchmal mehr durch das Erleben von Sicherheit als durch verbale Zusicherungen beeindruckt werden.* Wenn es um Leben oder Tod geht, wird die kalte Logik von unserem primitiven Gehirn oft ignoriert, zugunsten der reinen Empfindung, die intuitiv einen tieferen Nerv trifft. Wenn sich unser kleiner Schwimmer sicher fühlt, wird er glauben, dass er es ist.

Falls Sie ihn überzeugen können, sich in den Pool hineinzuwagen, wird er kooperativer sein, wenn er etwas mehr Kontrolle erhält, sodass er nicht gleich außer sich vor Angst ist. Sie würden sich also mit ihm in den flachen Teil des Beckens begeben und ihn dort erst einmal auf den Stufen sitzen lassen. Darüber hinaus würden Sie ihn mit einer Schwimmhilfe ausstatten, und so bestünde vielleicht die Chance, dass er etwas länger im Wasser bleibt. Der Schwimmreifen gibt ihm ein Gefühl der Sicherheit. Letztendlich, wenn die Angst einem neutraleren Gefühl und schließlich dem Spaß Platz macht, könnten Sie sogar noch einen draufsetzen und den Kleinen ermutigen, eine bessere Schwimmtechnik zu lernen, um sich ganz ohne Hilfsmittel selbstständig auch länger über Wasser halten zu können. Aber diesen Gedanken wird er nicht aufgreifen, wenn er sich tief im Inneren unsicher fühlt; er muss zuerst ein gewisses Maß an Vertrauen in seine eigene Erfahrung haben.

Auf diese Weise wird seine Ausgangsposition »Angst vor dem Wasser« allmählich abgelöst von »ich habe nichts gegen Wasser« und sich schließlich sogar zu »Wasser ist echt okay« wandeln. In diesem Kapitel geht es nun darum, Sie durch ähnliche Phasen der Angst vor bestimmten Paniksituationen zu geleiten.

Der »flache Teil« der Panik

Sie haben gelernt, dass Panik eine übertriebene, ängstliche Reaktion auf Körperempfindungen und Gedanken ist – ein falscher Alarm. In diesem Kapitel will ich Sie ermutigen, dies auszutesten, einen »Zeh ins Wasser zu stecken« und zu lernen, mittels Ihrer neu erworbenen Fähigkeiten die Reaktion zu dämpfen. Der Unterschied zu den vorherigen Kapiteln über Kontrolle besteht darin, dass Sie anstatt Ihre Empfindungen (der tiefe Teil des Schwimmbeckens) erst zu dämpfen, wenn eine Panikattacke beginnt, diese Empfindungen nun gezielt *selbst erzeugen, um sie dann zum Verschwinden zu bringen.*

Nachfolgend finden Sie eine Reihe von Übungen, die ähnliche Körperempfindungen hervorrufen, wie Sie sie während einer Panikattacke erleben könnten, wobei der Unterschied lediglich darin besteht, dass Sie sie jetzt aktiv selbst herbeiführen, anstatt darauf zu warten, dass sie »zuschlagen« und Sie aus dem Gleichgewicht bringen.

Ihr Ziel ist es, Ihre Angst vor körperlichen Empfindungen zu verringern oder zu beseitigen, indem Sie sich immer wieder den Empfindungen stellen, die Sie erschrecken. Auf diese Weise werden Sie endlich die konditionierte Reaktion aufbrechen, die bewirkt, dass bestimmte Gefühle in Ihrem Körper automatisch Angst zur Folge haben. Alle Ihre Ängste, ob vor Spinnen, großen Höhen oder Gewittern, lassen sich nur auflösen, indem Sie sich immer wieder mit der Angst konfrontieren, vorzugsweise in kleinen Schritten. Je intensiver Sie eine bestimmte Strategie üben, desto besser werden Sie sie beherrschen, und desto größer wird Ihr Selbstvertrauen, dass Sie sie nutzen können, wenn sich während einer Panikattacke das gefürchtete Gefühl bei Ihnen einstellt. Die Übungen in diesem Kapitel sind besonders nützlich für Personen, die

- gedanklich die Information aufgenommen haben, dass diese Empfindungen ihnen nicht schaden können, und die verstehen, dass Panikattacken keine mysteriösen, quasi aus dem Nichts heraus auftretenden Prozesse oder Krankheiten sind, die aber trotzdem immer noch intensive Angst davor haben. Durch das Ausführen dieser

Übungen stellen sie zweifelsfrei fest, dass sie selbst Panikattacken beginnen und beenden. Glück hat nichts damit zu tun. Erleben heißt glauben;

- so selten Panikattacken bekommen, vielleicht eine pro Monat, dass sie nicht viel Übung darin haben, die Empfindungen zu dämpfen. Deshalb waren sie bisher nicht in der Lage, sich selbst zu zeigen, dass sie ihre neu erlangten Werkzeuge erfolgreich anwenden können;
- besser lernen, wenn sie ihre Fähigkeiten zuerst in Situationen mit geringem Risiko testen können, und nicht gleich in der Praxis, wie bei einer »echten« Panikattacke. Die nachfolgenden Übungen werden in der Sicherheit des eigenen Zuhauses durchgeführt, sodass die Panik-Betroffenen die Grenze ihrer Komfortzone nach und nach verschieben können, denn sie wissen, dass sie jederzeit stoppen und sich ziemlich schnell wieder sicher fühlen können. Das Vorhandensein dieses Sicherheitsnetzes kann sie tatsächlich ermutigen, die schrecklichen Symptome zu ertragen und ihre Strategie mit den neuen Fähigkeiten länger weiterzuverfolgen;
- besondere Probleme mit einem Symptom haben, wie zum Beispiel Schwindel oder Herzrasen. Mithilfe dieser Übungen können Sie sich in Ruhe ansehen, was dieses Symptom bei Ihnen hervorruft, bis Sie sicher sind, dass Sie es kontrollieren können.

Ciara bemerkte zum ersten Mal während ihrer Schwangerschaft, dass sich ihr Herzschlag veränderte. Sie und ihr Mann Jeff hatten seit einigen Jahren versucht, ein Baby zu bekommen, und so war sie hocherfreut, endlich schwanger zu sein. Doch schon bei einer der ersten routinemäßigen Untersuchungen wurde festgestellt, dass ihr Herz übermäßig schnell schlug, was bei manchen Schwangeren vorkommt. Ab dem Zeitpunkt dieser Diagnose wurde Ciara immer ängstlicher, beschäftigte sich viel mit ihrer Gesundheit und grübelte darüber nach, ob es dem Baby gut gehen würde. Irgendwann musste sie eine Nacht im Krankenhaus verbringen, wo sie rund um die Uhr überwacht wurde, und es fiel ihr schwer, die Zusicherung zu akzeptieren, dass der schnelle Herzschlag nicht gravierend war und nach der Geburt verschwinden würde. Genau das trat letztendlich aber ein, und auch das Baby wurde gesund geboren.

Ciaras Sorge, dass etwas mit ihrem Herzen nicht stimmte, verließ sie aber nicht mehr. Immer, wenn sie aus irgendeinem Grund nervös war, bemerkte sie, dass es wieder schneller schlug und manchmal sogar stolperte. Es wurde ihr gesagt, dass ihre Sorgen und die Tatsache, dass sie sich ständig auf jede kleine körperliche Veränderung konzentrierte, im Grunde der Auslöser ihrer Beschwerden waren – nicht umgekehrt. Ohne Erfolg. Ciara begann sich beim geringsten Anzeichen von Unregelmäßigkeiten zu verkrampfen und war dann jeweils ganz wackelig auf den Beinen. Nach einer Weile suchte sie die erste ausgewachsene Panikattacke heim. Danach veränderte sich ihr Leben allmählich auf subtile Weise. Gesellschaftlicher Umgang wurde ihr zur Last, und sie igelte sich mehr und mehr zu Hause ein. Zuerst war ihre Standardausrede, dass es schwierig sei, einen zuverlässigen Babysitter zu bekommen, aber letztendlich musste sie Jeff ihr Problem offenbaren. Ihre Abhängigkeit wuchs, als er das Einkaufen übernahm und sie immer begleitete, wenn sie in die Stadt gehen musste.

Neben ihrem Bett stand ein fertig gepackter Krankenhauskoffer, für den Fall, dass sie nachts einen Herzinfarkt erleiden würde. Ferienziele wurden so gewählt, dass ein Krankenhaus nie zu weit entfernt war. Schließlich holte ihr Dilemma sie ein, als ihr inzwischen fünfjähriger Sohn seinen Radius erweitern und mit Freunden ein paar Straßen weiter spielen wollte. Dies war aber nur möglich, wenn sie ihn dorthin brachte und dann allein zu Fuß nach Hause zurückkehrte. Sofort begann sich ihre Angst zu melden: Was, wenn ihr auf dem Heimweg etwas zustieße? Ihr Wunsch, die Entwicklung ihres Sohnes zu fördern, überwog dann aber ihre Angst um ihr Herz, und sie beschloss, sich professionelle Hilfe zu suchen, um das Problem anzugehen.

Ciara durchlief schnell die Anfangsphasen des Erlernens von Entspannung und Bauchatmung und fühlte sich alsbald schon viel ruhiger. Sie verstand, dass all ihre Panikattacken durch einen Adrenalinschub ausgelöst wurden, und auch, welchen Effekt ihre Gedanken auf die Erhöhung ihres Angstniveaus hatten. Allerdings hatte sie allein immer noch viel mehr Angst vor einer Panikattacke, als wenn sie mit Jeff zusammen war oder andere Leute in der Nähe wusste. Sie empfand es als Sicherheitsfaktor, dass notfalls jemand den Krankenwagen rufen konnte. Offensichtlich musste sie ihre Reaktion auf das Herzrasen verändern, denn es bestand eine Diskrepanz zwischen ihrem intellektuellen Verständnis der Harmlosigkeit dieses Symptoms und ihrer emotionalen Reaktion mit schrecklicher Angst und dem »Wissen«, dass es sie töten könnte, wenn sie allein war. Vom Gegenteil würde sie nur durch eine sichere Erfahrung und der damit einhergehenden Widerlegung ihrer unzutreffenden Annahme überzeugt werden können.

Expositionsübungen (Konfrontation)

»Exposition« bedeutet, spezifische Übungen zu machen und sich mit dem Darauffolgenden zu konfrontieren. Das Ziel ist es, die durch die Übungen hervorgerufenen Körperempfindungen, wie zum Beispiel Schwindel oder Schwitzen, vollständig zu durchleben und dann die neu erworbenen Fähigkeiten anzuwenden, um sie zu dämpfen. Die ersten Übungen können Sie mit Unterstützung bzw. in Anwesenheit einer anderen Person machen, wenn Sie möchten.

Entscheidend ist, dass Sie die Übungen finden, mit denen Sie *Ihre Panikempfindungen am besten simulieren können*, da Panik sich bei jedem Menschen auf andere Weise manifestiert. Sie müssen sie alle ausprobieren und dann bei denen bleiben, mit denen die Simulation am genauesten gelingt, denn das sind diejenigen, mit denen Sie die beste Möglichkeit zum Lernen haben. Wenn mehr als eine Übung sehr ähnliche Ergebnisse wie bei Ihren Panikattacken erzeugt, fangen Sie mit derjenigen an, die die geringste Angst ausgelöst hat.

1. *Schwindelgefühl hervorrufen*

- Schütteln Sie den Kopf dreißig Sekunden lang von einer Seite zur anderen.

- Legen Sie Ihren Kopf dreißig Sekunden lang zwischen die Knie und heben Sie ihn dann schnell wieder in eine aufrechte Position.
- Drehen Sie sich sechzig Sekunden lang in einem Drehstuhl (Schreibtischstuhl) herum. Wenn jemand anders das Drehen übernehmen kann, ist das noch besser. Alternativ können Sie sich auch im Stehen schnell um ihre eigene Achse drehen, damit Ihnen schwindelig wird. In der Nähe sollte ein Stuhl mit weichem Kissen stehen, in dem Sie sich direkt im Anschluss ausruhen können.

2. Brustatmung hervorrufen

- Halten Sie den Atem für dreißig Sekunden an.
- Atmen Sie im Sitzen sechzig Sekunden lang kräftig, tief und schnell.
- Atmen Sie sechzig Sekunden lang durch einen Strohhalm in Ihrem Mund, während Sie sich gleichzeitig die Nase zuhalten.

3. Herzfrequenz erhöhen

- Machen Sie sechzig Sekunden lang Step-ups auf der untersten Stufe einer Treppe oder auf einem Hocker (aufgesetztes Bein strecken, um auf Stufe oder Hocker zu steigen; abwechselnd mit beiden Beinen durchführen). Sie sollten diese Übung so schnell ausführen, dass Sie merken, wie Ihr Herzschlag sich beschleunigt.

4. Schwitzen verstärken

- Setzen Sie sich sechzig Sekunden lang in ein heißes, stickiges Auto mit aufgedrehter Heizung oder aber vor einen eingeschalteten Haartrockner.
- Stellen Sie die Hitze hoch, bis Sie sich unwohl fühlen.

Diese Übungen *wiederholen Sie, bis Ihr Angstniveau sinkt und Sie die Kontrolle wiedererlangen und außer Gefahr sind*. Beachten Sie bei der Durchführung der Übungen Folgendes:

- Wenn Sie die ersten Körperempfindungen bemerken, ist es wichtig, die Übung noch mindestens zehn (Atmen und Kopfschütteln) beziehungsweise dreißig weitere Sekunden (Step-ups und Schwitzen) fortzusetzen. Denken Sie daran, zwischen einem unangenehmen Gefühl, das ohne Angst erlebt und toleriert werden kann, und echter Angst zu differenzieren.
- Als Nächstes *identifizieren Sie alle angstauslösenden Gedanken*, die Sie während der Übung haben. Schreiben Sie sie auf. Achten Sie besonders auf Gedanken wie »Ich muss aufhören, diese Gefühle geraten außer Kontrolle«. Dies ist eine Vorhersage, die Sie ausschließlich auf der Grundlage von Angst und nicht auf der Grundlage von Fakten abgeben (Sie können sie getrost tolerieren und die Übung fortsetzen). Jetzt ist die Gelegenheit zu zeigen, dass Sie selbst die Kontrolle übernehmen. Damit gewinnen Sie Selbstvertrauen.
- Beginnen Sie jetzt, alle *bisher gelernten Techniken* anzuwenden, um die Angstempfindungen und -gedanken zu kontrollieren – Zwerchfellatmung, Entspannung und beruhigende, Sicherheit vermittelnde Gedanken statt Katastrophendenken.
- Wiederholen Sie die Übung so oft wie nötig, bis Sie das Gefühl haben, dass Sie die Kontrolle wiedererlangt haben und jede Gefahr vorbei ist. Am Ende soll Ihre Bewertung Ihres Angstniveaus bei der Erfahrung auf einer Skala von 1 bis 10 bei einem Wert von 1 oder maximal 2 liegen. Bei jeder Wiederholung warten Sie, bis alle körperlichen Empfindungen abgeklungen sind und Ihre Angst nachgelassen hat, bevor Sie die Übung erneut durchführen.
- Wenn Ihre Angst nicht nachlässt und innerhalb von fünf Versuchen ein gewisses Sicherheitsgefühl nicht zurückkehrt, dann warten Sie bis zum nächsten Tag, um einen weiteren Versuch zu starten, sonst erschöpfen Sie sich. Sobald Sie dieses Sicherheitsgefühl erreicht haben, auch wenn dies mehrere Tage dauert, gehen Sie zur nächsten noch herausfordernderen Übung über, bis Sie auch dabei die Kontrolle über Ihre Angst erlangt haben.
- Sollten die Körperempfindungen weiterhin unangenehm, aber die Angst verschwunden sein, dann herzlichen Glückwunsch! Jetzt

reagieren Sie genauso wie jeder andere Mensch. Die Übungen sind nicht dazu bestimmt, alle Empfindungen zu beseitigen, sondern die Angst davor zu bändigen, sodass es für Sie nicht mehr so wie wichtig ist, sie mit aller Macht zu vermeiden.

- Es ist wichtig, dass Sie die Empfindungen *voll* erleben, bevor Sie beginnen, sie mit Ihren Strategien zu dämpfen. Nur indem Sie ihnen erlauben, auf ein für Sie ziemlich »heftiges« Niveau anzusteigen, lernen Sie durch Erfahrung, dass sie Ihnen nicht schaden werden. Wenn Sie schon aussteigen, bevor die Empfindungen für Sie bedrohlich werden, stärken Sie dadurch nur Ihre Überzeugung, dass sie unerträglich sind. Indem Sie die Übung bis zum Ablauf der empfohlenen Zeit durchhalten, beweisen Sie sich, dass Sie sie tolerieren können und in Zukunft nicht mehr in ein Katastrophendenken verfallen müssen, wenn Sie ihr Herannahen spüren.

- Seien Sie nicht zu vorsichtig bei den Übungen. Führen Sie sie energisch durch und versuchen Sie, eine deutliche Reaktion in Ihnen selbst hervorzurufen. Es kann nicht genug betont werden, wie wichtig es ist, die Empfindungen intensiv zu erleben. Zum Beispiel müssen Sie während der Step-up-Übung das Tempo so anziehen, dass bestimmte kardiovaskuläre Symptome auftreten. Beim Hyperventilieren sollten Sie so kraftvoll ein- und ausatmen wie beim Joggen. Das Um-die-eigene-Achse-Drehen muss kontinuierlich sein, wenn es Schwindel erzeugen soll, also bitte nicht zwischendurch innehalten.

Wenn keine der Übungen Angst in Ihnen hervorruft, obwohl die Empfindungen denen sehr ähnlich sind, die Sie bei einer Panik bekommen, dann trifft eines der folgenden Dinge zu:

- Sie fühlen sich zu sicher. Es wird nicht genügend Angst erzeugt, mit der Sie üben könnten. Wenn Sie die Übungen in Anwesenheit einer anderen Person durchführen und das Gefühl haben, dass Sie sie alleine nicht machen könnten, ohne sich sehr viel nervöser zu fühlen, dann haben Sie dadurch eine Ihrer unzutreffenden Annahmen offenbart: »Ich wäre in Gefahr, wenn ich die Empfindungen auslösen würde, ohne dass mir notfalls jemand helfen könnte.« Falsch. *Fakt ist, dass diese Übungen überhaupt nicht gefährlich sind, weder allein noch in Begleitung. Nur wenn Sie sie tatsächlich alleine praktizieren, können Sie sich beweisen, dass das wirklich zutrifft.*

- Die Empfindungen sind nicht so beängstigend, da Sie sie selbst erzeugt haben und ihren Ursprung genau kennen (Ihre eigenen Handlungen). Damit offenbart sich eine weitere Ihrer unrichtigen Annahmen, nämlich: »Spontane Panik ist gefährlicher, weil es keine spezifischen Auslöser dafür gibt.« Falsch. Jede Panik wird ausgelöst durch etwas, das Sie fürchten, entweder eine Empfindung oder ein schreckliches Bild oder einen Gedanken. Der einzige Unterschied besteht darin, dass Sie sich bei spontanen Panikattacken des Auslösers vielleicht nicht bewusst sind, was aber nicht bedeutet, dass es keinen gab.

Lesen Sie noch einmal den Abschnitt über die Wahrnehmung der Auslöser und stellen Sie sicher, dass Sie spontane Paniken nicht in eine andere und beängstigendere Kategorie einordnen als diese Übungen. Es läuft alles auf Ihre Reaktion auf die Empfindungen hinaus, und auch diejenigen, deren Ursprung Sie nicht erklären können, sind trotzdem nur Empfindungen und werden Ihnen als solche keinen Schaden zufügen.

Ciara fand, dass die Hyperventilationsübung sie ein wenig ängstlich machte, aber sie reduzierte ihre Furcht ohne große Schwierigkeiten, da sie schon früher festgestellt hatte, dass die Verlangsamung ihrer Atmung sie beruhigte, und das stärkte ihr Vertrauen. Jedoch dauerte es fast eine Woche, bis sie ihre bei den Step-ups hochsteigende Angst auf den Wert 1 auf der 10er-Skala herunterfahren konnte, obwohl sie immer Jeff an ihrer Seite hatte. Sie konnte sehen, dass sie bei dieser Übung den Entspannungs- oder Atemtechniken kaum eine Chance gab, ganz anders, als sie sie zum Spannungsabbau einsetzte. Beim ersten Anzeichen eines Anstiegs ihrer Herzfrequenz ließ sie sofort wieder ihr mentales Video von Zusammenbruch, Krankenwagen und Notaufnahme ablaufen. Jedes Mal, wenn sie die Übung machte, war es immer eine große Herausforderung, sie um weitere zehn Sekunden auszudehnen. Zuerst fiel es ihr schon schwer, sich nur vorzustellen, die Übung eine ganze Minute lang durchzuführen. Sie arbeitete daran, ihre Katastrophengedanken durch beruhigende Gedanken zu ersetzen, ohne ihre Gefühle des Unbehagens zu leugnen: »Das fühlt sich sehr unangenehm an, aber ich weiß, was zu tun ist, um es weniger unangenehm zu machen«; »Ich habe meinen Herzschlag selbst beschleunigt, und ich kann ihn selbst verlangsamen«; »Ich weiß, dass ich diese Übung zu Ende bringen kann, weil ich immer in Sicherheit bin.«

In ihrer zweiten Woche versuchte sie es allein, ohne Jeff im Zimmer. Am ersten Tag stieg das Niveau ihrer Angst auf 10, als sie sich ihrer schlimmsten Angst stellte. Sie erkannte wieder, dass ihr Verstand so sehr mit Rettungsplänen beschäftigt war, dass sie sich selbst eine deutliche Gefahrenbotschaft sandte, die den dämpfenden Effekt ihrer Techniken vollständig aufhob. Aber am dritten Tag lag der Wert nur noch bei 6, und am Ende dieser Woche betrug er 3.

In der letzten Phase machte sie die Step-ups, während Jeff nicht einmal im Haus war. Die größte Veränderung in ihrem Denken betraf ihre Erkenntnis, dass sie immer unterschieden hatte zwischen Panik, die sie in Gegenwart anderer Menschen bekommen könnte (unangenehm, aber nicht lebensbedrohlich), und Panik, die auftreten könnte, während sie alleine war (definitiv lebensbedrohlich wegen fehlender Hilfe und mutmaßlichem Tod). Sie konnte jetzt sehen, dass zwischen beiden eigentlich kein Unterschied bestand und dass sie eine Panikerfahrung alleine bewältigen konnte, auch wenn sie beängstigend war.

Mit regelmäßiger Praxis werden Sie in Ihrem Alltag feststellen, dass Sie aufgrund Ihrer Erfahrung mit diesen Übungen bei ungewollt auftretenden Symptomen weniger Angst haben werden. Dies wird zwei wichtige Resultate haben: Bei allen nachfolgenden plötzlichen Panikattacken werden die Empfindungen weniger intensiv sein, und Sie werden das Gefühl von stärkerer Kontrolle haben, einfach weil Sie das von Ihren Übungen her kennen.

So wie für den wasserscheuen Jungen ist es auch für Sie wichtig zu lernen, dass die Symptome zwar nicht gerade angenehm, aber erträglich sind, nicht unerträglich, wie Sie es sich möglicherweise eingeredet haben. Wenn Sie das durchschauen, bilden Sie eine neue neuronale Verknüpfung in Ihrem Gehirn – einen Pfad, der eher für Sicherheit als für Angst steht, was durch Ihre eigene Erfahrung bestätigt wird. Wer immer versucht, die frühen Symptome einer Panik zu unterdrücken oder davor wegzulaufen, redet sich auf diesem Weg ein, nicht damit umgehen zu können. Üben Sie möglichst jeden Tag, um von diesem »Trainingsprogramm« richtig profitieren zu können. Und denken Sie daran, zusammen mit den Atem- und Entspannungstechniken jedes Mal auch sämtliche Strategien für Ihre Selbstaussagen anzuwenden.

- Führen Sie alle Übungen durch und entscheiden Sie, welche davon in Ihnen Empfindungen erzeugt, die denen bei Ihren Panikattacken am stärksten ähneln.
- Beginnen Sie mit der Übung, die am wenigsten Angst in Ihnen auslöst (geringes Risiko). Während Sie zulassen, dass sich die Empfindung aufbaut, schreiben Sie alle spezifischen ängstlichen Gedanken auf, die Sie dabei hatten.
- Wenden Sie Ihre Atem- und Entspannungstechniken an, um die Kontrolle über die Empfindungen zu erlangen und Ihr Angstniveau auf unter 2 von 10 zu senken. Währenddessen stellen Sie Ihre Angstgedanken mithilfe von Fakten infrage und ersetzen sie durch beruhigende, Sicherheit vermittelnde Gedanken.
- Wiederholen Sie die Übung bis zu fünfmal pro Tag oder bis Sie die Empfindungen angstfrei erleben. Dann können Sie zu einer anderen Übung übergehen.
- Machen Sie die Übungen wirklich jeden Tag, und zwar jede, bis Sie sich nur noch 1 Punkt auf der Angstwert-Skala geben. Wenn das sehr bald der Fall ist, sagen wir innerhalb von drei Tagen, üben Sie sie trotzdem noch eine ganze Woche lang weiter, zweimal täglich.

15

WENN AUS DER PANIK EINE PHOBIE WIRD

Leitgedanke: Sicherheit geht über alles

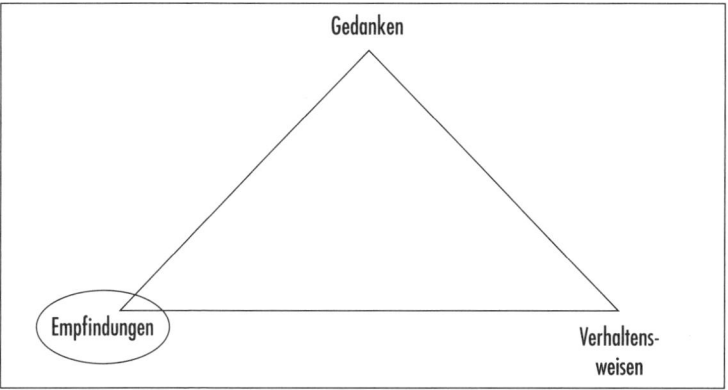

Eine Phobie ist eine Angststörung die sich auf konkrete Dinge richtet, Situationen oder Orte, auch wenn keine echte Gefahr besteht.

Die Entstehung einer Phobie

Als eine seiner vielen Funktionen beschäftigt sich Ihr Gehirn mit Ihrem weiteren Überleben. Da dies ein Primärziel ist, hält es, wie wir gesehen haben, ständig nach potenziellen Gefahren Ausschau, meist ohne dass Sie es merken. Eine schädliche Erfahrung, die ein- oder zweimal auftritt, kann noch ignoriert werden, aber sobald ein Muster auftaucht, so wie ein U-Boot mit einem nicht identifizierten Radarsignal, begibt sich Ihr Verstand auf die Jagd nach hilfreichen Hinweisen, um ein Profil des Problems zusammenzusetzen und eine Lösung zu formulieren. Wie ein hocheffizienter Computer arbeitet er mit Querverweisen, verknüpft Dinge, sucht nach Tendenzen, die für die Zukunft vorhersagbar sein könnten, und gibt gegebenenfalls Warnhinweise im Vorfeld eines Geschehens, damit Sie es umgehen können.

Leitlinien bilden sich schnell heraus: Ein paarmal Bauchgrimmen nach bestimmten scharfen Speisen, einige Enttäuschungen durch eine bestimmte Person oder eine mangelhafte Serviceleistung zu viel von einem bestimmten Reisebüro, und schon hat Ihr Verstand die Lösung – vermeiden. Um keinen Preis werden Sie sich noch einmal einer solchen Erfahrung aussetzen. Eine vernünftige Entscheidung, dem würden die meisten wohl zustimmen. Ein solches Vermeidungsverhalten bildet die Grundlage für die Entstehung von Phobien. Eine Panikattacke (oder sogar die ihr vorausgehende Angst) wird immer mehr fest mit einer bestimmten Situation oder einem bestimmten Objekt als Auslöser (Aufzugkabinen, Hunde, Spinnen, das Sehen von Blut, Zahnarztbesuch, große Höhen und so weiter) verbunden. Wenn sich die Negativerfahrung oft genug wiederholt, entwickeln Sie Angst davor, dass sie wieder eintreten könnte, und fangen an, die Welt in »sichere« und »gefährliche« Orte aufzuteilen, je nach Höhe der Wahrscheinlichkeit (nach Einschätzung Ihres Verstandes), dem Auslöser zu begegnen.

Untersuchungen zeigen, dass Phobien auf Arten entstehen können:

1. Direkte Konditionierung – Erfahrung aus erster Hand, wie immer wieder Angst vor Panikattacken, vor einem erneuten Hundebiss und dem Beinahe-Ertrinkungstod.
2. Stellvertretendes Lernen oder Beobachtungslernen – Zeuge gewesen sein, wie eine andere Person von einem Hund angegriffen wurde, oder wiederholt eine Person beobachten, die beim Anblick einer Spinne vor Angst wie gelähmt ist.

3. Informations-/Anweisungskonditionierung – Warnungen vor Gewittern oder vor heimtückischen Zecken, die im hohen Gras lauern, oder das Aufnehmen von Informationen, die besagen, dass Hunde manchmal auch ohne Grund Menschen attackieren.

Eine solche Programmierung, die suggeriert, dass »es bereits passiert ist und deshalb erneut passieren wird«, schreibt Erfahrungen fest, und die Erlebnisse der Vergangenheit (Atemnot, als ein Hund Sie anbellte oder Sie unter Wasser waren) bestimmen Ihr Verhältnis zur Gegenwart. Ihre Psyche zieht allgemeingültige Schlussfolgerungen – »alle Hunde sind gefährlich« – und Ihre Interpretationen werden unklar und ungenau bis zu dem Punkt, an dem Sie den Hund vor Ihnen wirklich fast bellen »sehen«, obwohl er es gar nicht tut. Nur der Hund in Ihrem Gedächtnis bellt, und Sie »sehen« sich ohnmächtig werden, auch wenn Sie hellwach sind.

Bei all diesen schrecklichen mentalen Szenarien beruhigen Sie sich mit dem Gedanken, dass Sie im schlimmsten Fall, wenn Sie der von Ihnen befürchteten Gefahr ins Auge sehen müssen, immer noch die Möglichkeit haben wegzulaufen. Aber was wäre, wenn Weglaufen nicht möglich ist? Dann ist Ihr schlimmster Albtraum eingetreten, und Sie spüren wie die Angst sich in Ihnen breitmacht, ohne die Hoffnung, den schrecklichen Empfindungen zu entkommen, und mit der noch düstereren Erkenntnis, dass Sie die Kontrolle verlieren. Für Sie könnte das bedeuten, dass Sie den »sicheren Tod« vor Augen haben und erwarten, bewusstlos zusammenzubrechen, weil Ihr »überlastetes Herz« schlappmacht. Oder Sie glauben, dass Sie von anderen gemieden werden, wenn diese Sie sehen, wie Sie vor Panik zittern – Ihre düstere Prognose und zugleich eine unerträgliche Demütigung.

Genau diese Situationen, aus denen ein Entkommen unmöglich oder schwierig wäre, werden jetzt bei Ihnen zur Besessenheit, und das Erreichen dieses Stadiums kann man als eine Weggabelung betrachten: Denn wenn eine Flucht ausgeschlossen ist, bleibt Ihnen nichts anderes übrig, als das einzig mögliche andere Manöver zu Ihrem Schutz zu unternehmen – die Vermeidung. So verwenden Sie gewaltige Mengen an

Energie für darauf ausgerichtete Planungen und Strategien. Bei manchen Betroffenen kann das dazu führen, dass sie jahrelang »sicher« hinter verschlossenen Türen hausen. Ein derart eingeschränktes Leben hat niemand verdient!

Außerhalb der Sicherheitszone

Die Intensität Ihrer Angst in bestimmten Situationen bildet die Grenzen Ihrer Komfortzone. Sobald Sie feststellen, dass Sie nicht mehr so sicher sind wie früher, läuten bei Ihnen die Alarmglocken. Es sind mehrere Faktoren, die bestimmen, wie ernst Panikempfindungen werden können, und daher geben sie die Sicherheits-/Risiko-Schnittstelle vor.

- Die Kontrollierbarkeit über Empfindungen ist für die meisten Menschen in ihrem eigenen Zuhause größer. Dort können sie sich hinlegen, das unterbrechen, was sie gerade tun, herumlaufen oder ihre Aufmerksamkeit auf andere Dinge lenken. Es ist schwieriger, sich auf seine Techniken zu konzentrieren, wenn man gleichzeitig versucht, schnell eine Rechnung zu bezahlen, sich »normal« zu verhalten, seine Reaktion vor anderen zu verbergen oder ein Gespräch fortzusetzen.
- Die Unvorhersehbarkeit ist in der Außenwelt höher. Sie wissen nie ganz genau, wie voll es irgendwo sein wird, wie viele Leute an einer Veranstaltung teilnehmen werden, wie langsam sich eine Warteschlange bewegt oder in welcher Stimmung Ihr Chef sein wird.
- Ihre Ressourcen in dem Moment, in dem die Panikattacke zuschlägt. Praktisch alle Panik-Betroffenen stellen fest, dass der Tag nach ein paar Drinks zu viel am Vorabend besonders schwierig ist. Der Grund dafür: Ihre Physiologie verändert sich, wenn der Körper den Alkohol aus Ihrem System ausscheidet, und solche winzigen Abweichungen vom Normalzustand, ein geringer Anstieg der Herzfrequenz, der Schweißmenge oder der Muskelspannung, werden von Ihrem paranoiden inneren Bodyguard sofort entdeckt. Das läuft natürlich alles unbewusst ab. Auch in Zeiten starker Emotionen oder von Schlaf-

mangel sind Sie vielleicht eher impulsgesteuert und haben weniger Lust, Ihre Techniken anzuwenden.

- Das Gedächtnis beeinflusst, wo Ihre Grenze liegt. Wenn Sie in einer bestimmten Situation schon einmal in Panik geraten sind oder sich geschämt haben (das kann sogar in Ihrer Kindheit gewesen sein, Ihr Gedächtnis vergisst nichts), werden Sie darüber nachgedacht haben, bevor Sie überhaupt aus dem Haus gegangen sind, oder vielleicht seitdem Sie am Morgen aufgewacht sind oder gegangen sind, oder gar seitdem die Einladung vor einem Monat in der Post war. Auf Ihren Adrenalinspiegel bezogen, bedeutet dies, dass Ihre Vorbelastung höher ist als sonst.
- Die Option der Vermeidung ist an vielen Stellen außerhalb Ihrer Sicherheitszone nicht möglich, sodass Sie angesichts einer Panikattacke eigentlich keinen Schutz haben (bis jetzt).

Die Erfahrung sagt Ihnen, dass Panikattacken, die außerhalb Ihrer Sicherheitszone auftreten, aufgrund der oben genannten Faktoren irgendwie ernster sind. Es hat sich eine unscharfe Logik eingeschlichen, weshalb Sie unzutreffende Schlüsse ziehen und »unechte« Verbindungen herstellen. Ja, Sie atmen wieder leichter, wenn Sie aus dem Bus steigen, wenn das Meeting vorbei ist, wenn der Laden nicht überfüllt ist. Aber nicht aus dem von Ihnen angenommenen Grund. Es liegt nicht daran, dass Sie dann sicherer sind, sondern daran, dass sich Ihre Gedanken verändern und dadurch weniger Adrenalin freigesetzt wird.

»Mir geht es gut jetzt, es ist vorbei, ich werde keine Panikattacke erleiden.« Im Gegensatz dazu hatten Sie während der Situation sehr wahrscheinlich den Adrenalinausstoß »befeuernde« Gedanken wie: Es sind viel zu viele Leute da, damit kann ich nicht umgehen/Ich kann nicht auf die Atmung achten, weil ich gleichzeitig durch die Kasse muss/Es gibt einfach nicht genug Sauerstoff, deshalb muss ich hier raus.

Es kommt zu einer Täuschung: Ihr Verstand bringt Sie dazu, die Logik nicht anzuwenden, die er nicht überzeugend genug findet. Das führt zu einer verfälschten Überzeugung, welche die die Gewohnheit aufrechterhaltende Konditionierung festigt. Er sagt Ihnen:

....

Eine Panikattacke in bestimmten Situationen hätte katastrophale Folgen, daher ist die Vermeidung der beste Weg, um sicher zu bleiben und alles unter Kontrolle zu behalten.

....

Eine falsche Überzeugung ist wie eine Pflanze – man kann sie regelmäßig gießen oder vertrocknen lassen. Wenn Sie jemanden treffen, der behauptet, Schweine könnten sprechen, werden Sie ihn vielleicht auffordern, mit Ihnen einen Bauernhof zu besuchen, um seine Behauptung dort zu überprüfen. Wenn die Person dann dort mit Ausreden kommt, wie »Das Schwein hat heute einfach keine Lust zum Sprechen« oder »Es hat Kehlkopfentzündung« oder »Ihm fällt nichts ein, was es sagen soll«, dann würde dies wohl Ihren Argwohn wecken. Doch Sie selbst machen es im Grunde nicht anders, wenn Sie Ihre Überzeugung, dass die Panikempfindungen Sie überwältigen und unerträglich sein werden, nicht auf die Probe stellen. Das ist der sicherste Weg, eine Fehleinschätzung nicht als solche zu entlarven und Ihre Überzeugung aufrechtzuerhalten.

Die Fähigkeit, sich sicher zu fühlen und das Heft in der Hand zu behalten, steckt in *Ihnen*, nicht im Außen. Wenn Sie aber den kniffligen Situationen aus dem Weg gehen, merken Sie das nie. Sollten Sie ein phobisches Element zu Ihrer Panik entwickelt haben, ist dies kein Hinweis darauf, dass die Sache jetzt noch ernster oder wahrscheinlich nicht mehr kurabel ist. Es bedeutet einfach, dass Ihr Glaubenssystem noch Fehlinformationen umfasst und Ängste vorhanden sind, die vielleicht nur in bestimmten Situationen auftauchen.

Angst vor Einengung –
Panik in verschiedenen Umfeldern

Klaustrophobiker fühlen sich im wahrsten Sinne des Wortes eingesperrt, wenn im Falle einer Panikattacke tatsächlich kein Fluchtweg vorhanden wäre, wie zum Beispiel in:

- Aufzügen

- Flugzeugen
- Bussen
- Zügen
- Autobahnen
- Autowaschanlagen

Andere fühlen sich in gesellschaftlichen Zwängen gefangen, aus denen ihnen eine Flucht nicht möglich erscheint, weil sie soziale Erniedrigung oder negative Folgen wie den Verlust des beruflichen Ansehens oder der guten Meinung anderer fürchten. Dahinter steht die Furcht, dass die potenziellen Zeugen einer Panikattacke einen als eine Person ansehen könnten, die sich nicht im Griff hat, die seltsam ist, die man im besten Fall bemitleidet oder im schlimmsten Fall lächerlich und peinlich findet. Dieser Zustand extremer Schutzlosigkeit und Verletzlichkeit kann auftreten in folgenden Lebenssituationen:

- Bürobesprechungen
- Persönliche Gespräche
- Essen in Restaurants
- Im Kino und Theater
- Gottesdienst/Hochzeiten und Beerdigungen
- An der Kasse im Supermarkt
- Beim Friseur
- Beim Zahnarzt
- Einkaufszentren
- Warteschlangen

All dies sind Umstände, wo man dem »Blick der anderen« ausgesetzt sein könnte. Es gibt dann noch einige ganz besondere Situationen, bei denen die gefühlten prüfenden Blicke eventuell noch intensiver sein können, wenn Sie nämlich einen bestimmten Auftrag zu erfüllen haben. Es ist eine Sache, innerlich mit panischen Empfindungen zu kämpfen, während man zum Beispiel im Flugzeug sitzt, aber eine andere, während man »auf dem Präsentierteller« sitzt, steht, und die ganze Konzentration für die fehlerlose Durchführung einer Aufgabe benötigt. Menschen mit einer sozialen Phobie meiden solche Situationen, in denen sie dem Urteil anderer ausgesetzt sind. Beispiele dafür wären:

- Halten von Reden oder Präsentationen
- Bühnenaufführungen
- Mündliche Prüfungen
- Urinieren im Beisein anderer in einer Herrentoilette
- Unterschreiben eines Formulars vor einem Bankangestellten
- Unter-Kontrolle-Bringen eines mit zittrigen Händen gehaltenen Glases während einer Mahlzeit
- Erfüllung von Aufgaben wie Brautjungfer oder Patenschaft
- Sex mit Erfolgsdruck

Diejenigen, die Schwierigkeiten mit den oben genannten Gegebenheiten haben, darf man nicht mit Menschen verwechseln, deren Persönlichkeit im Allgemeinen eine Tendenz zur Nervosität hat, wenn sie in irgendeiner Umgebung jemandem vorgestellt werden. Dabei ist ja eigentlich nicht viel mehr nötig, als Händeschütteln oder Hallo sagen, aber für eine Person, die von Natur aus eher scheu und zurückhaltend ist, kann dies bereits eine große Herausforderung darstellen. Im Gegensatz dazu waren die meisten Menschen, die aufgrund von Panikattacken sozial phobisch wurden, vorher durchaus in der Lage, auf normalem Wege soziale Kontakte zu pflegen (auch wenn sie möglicherweise bereits dann eher etwas introvertiert waren). Erst mit ihrer Panikerfahrung tauchte der Faktor Angst neu auf.

Nachdem die Panikattacken die Macht übernommen haben, ist Ihr Vertrauen in Ihre eigenen Fähigkeiten dadurch möglicherweise so stark untergraben worden, dass Sie die Person, die Sie geworden sind, kaum wiedererkennen. Ihre Psyche wird von Gedanken an Angst und Flucht und von Sorgen beherrscht. Dieser sozial isolierende Zustand wird häufig noch durch Depressionen verschärft, da sie die natürliche Reaktion auf jede Situation sind, in der man sich unkontrolliert, besiegt oder hilflos fühlt. Einen vertieften Blick auf die Zusammenhänge zwischen Panik,

Angst und Depression erhalten Sie in meinem Buch *Depression – An Emotion not a Disease* (Co-Autor ist Michael Corry).

Eine solche Reaktion medikamentös zu behandeln, kann zwar etwas von dem Gefühl auflösen, mit seinem Problem allein zu sein, hämmert dafür aber manchen Betroffenen den Gedanken ein, kein Mensch mit normalem Bewältigungsverhalten mehr zu sein, sondern einer, der nicht in der Lage ist, seine eigene Not ohne »Fremdhilfe« zu lindern. Das kann sein angeschlagenes Selbstvertrauen weiter verringern und dazu führen, dass er den Glauben an seine Selbstheilungskräfte verliert.

Bei den genannten Phobien besteht die Behandlung im Kern darin, einer Person zu helfen, auf effektive Weise mit ihren Panikattacken umzugehen, sodass sie sich sicher genug fühlt, sich den gesellschaftlichen Zusammenkünften auszusetzen, die sie auslösen.

Aileen war fünfzehn, als sie ihre erste Panikattacke bekam. Eines Morgens während des Mathematikunterrichts, einem Fach, in dem sie immer sehr gute Noten gehabt hatte, begann in ihrem Kopf plötzlich alles zu »verschwimmen«, und sie konnte die Ziffern auf den Schulbuchseiten nicht mehr lesen. Ihr war übel, und der kalte Schweiß brach ihr aus. Sie blickte umher, um zu sehen, ob es jemand bemerkt hatte, und bat dann die Lehrerin, auf die Toilette gehen zu dürfen. Kaum dort, bekam sie schrecklichen Durchfall, und es dauerte einige Zeit, bis sie sicher war, dass es vorbei war, und sie die Kabine wiederverlassen konnte. Mit Erleichterung hörte sie dann die Pausenglocke. Nun stand Englisch auf ihrem Stundenplan, ein Fach, in dem der Lehrer sie oft bat, etwas laut vorzulesen. Doch als sie wieder auf ihrem Platz saß, dachte sie daran, dass der Durchfall ja möglicherweise noch einmal auftreten könne. So packte sie ihre Sachen und ging nach Hause.

In den folgenden Monaten wurde Aileen zur Schulverweigerin, und sie verkam von einem geselligen, ausgeglichenen und sportlichen Teenager zu einer Einsiedlerin. Ihre Eltern versuchten es mit verschiedenen Ansätzen, wie zum Beispiel Sitzungen mit der Schulberaterin, um Mobbing, schulische Probleme oder Konflikte zu Hause aufzudecken. Schließlich wurde ein Gespräch bei einem Psychiater vereinbart, der Depressionen aufgrund eines »chemischen Ungleichgewichts« diagnostizierte und Medikamente verschrieb. Doch auch das brachte Aileen keine Besserung. Die Dosis wurde erhöht, dann ein anderes Medikament verschrieben, bevor Aileens Mutter nach weiteren sechs verschwendeten Monaten beschloss, die Medikamente auszuschleichen. Nun wurde Aileen in eine kognitive Verhaltenstherapie geschickt, und ihre Ernährung wurde angepasst. Danach gab es einen Versuch mit einem anderen Antidepressivum, was zur Folge hatte, dass Aileen fünfzehn Kilo zunahm, ein weiterer K.-o.-Schlag für ihr Selbstwertgefühl. Die Rückkehr ins Klassenzimmer verweigerte sie nach wie vor.

Allmählich waren die Eltern mit ihrem Latein am Ende. Zwei Jahre nach Aileens erster Panikattacke im Klassenzimmer rief ihre Mutter mich an. Allerdings lehnte Aileen ab, in meine Praxis zu kommen, da sie schlichtweg keine Lust mehr hatte, sich schon wieder ins Auto setzen zu müssen, um irgendwohin gefahren zu werden. Meine erste Frage nach der Geschichte dieser sogenannten Schulphobie war, ob Aileen jemals eine Anleitung für den Umgang mit Panikattacken erhalten hatte. Ihre Mutter zeigte sich überrascht und fragte, was Panikattacken denn seien und was sie mit Aileens Problem zu tun hätten?

Niemand hatte jemals mit Aileen über die körperlichen Symptome gesprochen, die sie beim ersten Mal erlebt hatte. Sonst hätte sie erzählen können, dass sie dabei an die Zeit etwa vier Jahre zuvor gedacht hatte, als ihre ältere Schwester einen fast tödlichen Autounfall erlitt und eine Woche im Koma auf der Intensivstation lag. Letztendlich hatte sie sich dann vollständig erholt. Aber während der schlimmsten Zeit wurde jeden Tag bei der morgendlichen Schulversammlung ein Gebet für ihre Genesung gesprochen. Ihre Klassenkameraden wichen Aileen aus, weil sie nicht so recht wussten, was sie sagen sollten. Es umwehte sie ein Hauch von Drama, und Aileen hatte sich wie ein Sonderling gefühlt. Dass die Nonnen sie ständig vor der Klasse fragten, wie es ihrer Schwester ginge, machte es noch schlimmer. Aileens hatte an jenem Tag die Befürchtung, dass sie wenn sie mehr als einmal um Erlaubnis für einen Toilettengang bitten müsste, die gleiche Art von unerwünschter Aufmerksamkeit erregen würde. Aileen hatte schon erlebt, wie andere Mädchen wegen viel weniger gehänselt wurden, und das wollte sie nicht riskieren.

Es war auch kein Zufall, dass ihre Panikattacke auf die Entdeckung eines Brustknotens bei ihrer Mutter folgte, der dann zwar als gutartig diagnostiziert wurde, aber Aileen einige Albträume beschert hatte. Ihre Eltern erinnerten sich daran, dass sie schon als Kind Trennungen immer als sehr beunruhigend empfunden hatte.

Jugendliche tun normalerweise alles, um sich anzupassen, aber Aileen wusste an jenem Tag schlichtweg nicht, wie sie mit dem umgehen sollte, was sie von anderen unterschied, die Panikattacken-Empfindungen nämlich. Das Problem wurde dann später noch dadurch verschärft, dass sie sich den Fragen ihrer Klassenkameradinnen stellen musste, die wissen wollten, warum sie nicht mehr in die Schule kam. Die Antwort »weil ich ein psychiatrisches Problem habe«, wäre einem Todesurteil für ihr bereits beeinträchtigtes Sozialleben gleichgekommen, und so hörte sie allmählich auf auszugehen, anstatt sich mit solchen Fragen und den unvermeidlichen Bewertungen ihrer Antworten zu befassen.

Jim war seit zwanzig Jahren Polizist und seit einiger Zeit Leiter der Polizeistation. Nachdem diese modernisiert worden war, erkannte er sie kaum noch wieder. Plötzlich standen überall Computer, und die jungen Polizisten waren im Gegensatz zu ihm alle sehr versiert im Umgang damit. Jim, der Mitte fünfzig war, versuchte sein Bestes, empfand diese neue Welt der Technologie aber als eher beängstigend. Sozialkompetenz und Menschenkenntnis schienen jetzt weniger wichtiger zu sein.

Noch dazu war in dieser Zeit auch sein Privatleben ziemlich anstrengend. Sein Vater hatte den Tod von Jims Mutter drei Jahre zuvor nicht verkraftet, und es stand die Frage im Raum, ob er eine Tagesbetreuung bräuchte. Jims ältester Sohn wollte in London studieren, was alleine wegen der Mietkosten eine große finanzielle Bürde bedeuten würde. Mit diesen Problemen im Kopf schlief Jim nicht gut, hatte kaum noch Lust, mit Freunden auszugehen, und verbrachte immer mehr Zeit vor dem Fernseher, um abzuschalten zu können.

Eines Vormittags, nach einer langen und intensiven Familienbesprechung am Vorabend, bemerkte er, wie seine Hand zitterte, als er sich in der Polizeistation eine Tasse Tee machte. Das irritierte ihn zwar, aber er schob es auf seine Sorgen und verdrängte es schnell wieder. Kurze Zeit später kam eine junge und noch ganz verstörte Frau an den Schalter, um einen Überfall zu melden. Ein Passant war ihr zwar zur Hilfe geeilt, aber der Angreifer hatte es davor geschafft, ihr die Handtasche zu entreißen, und war auf und davon gerannt.

Das Ganze war eigentlich Routine für Jim: Nach zwanzig Jahren im Umgang mit aufgewühlten Menschen wusste er, was zu tun war. Doch als er nach dem entsprechenden Formular griff und den Kugelschreiber aufnahm, um den Fall zu dokumentieren, bemerkte er zu seinem Entsetzen, dass seine Hand erneut zitterte. Schnell legte er alles weg. Innerhalb von Sekunden wurde er von allen möglichen Gedanken förmlich überflutet: Hat sie es bemerkt? Wie kann ich das Formular ausfüllen, wenn das Zittern weitergeht? Welche Entschuldigung gibt es dafür – ich, ein gestandener Polizeibeamter, der wie ein Greis zittert! Wenn es weitergeht, bleibt mir nichts anderes übrig, als an einen Kollegen zu übergeben, aber wie soll ich ihm das erklären?

Jim versuchte, sich nichts anmerken zu lassen. Mit dem Vorwand, dass der Kugelschreiber ausgetrocknet war, ging er langsam zu seinem Schreibtisch und blickte sich um, um zu sehen, wer für ihn einspringen könnte. Die junge Frau schluchzte leise vor sich hin, und er fühlte sich schlecht, weil er sich so gleichgültig gab, obwohl sie offensichtlich erschüttert war. Die anderen beiden diensthabenden Kollegen waren im Hof, und es fiel ihm keine glaubwürdige Ausrede ein, um sie zu holen. Er tat nun das Einzige, was ihm in den Sinn kam: Er versuchte, so autoritär wie möglich zu tönen und sagte, es sei ein sehr dringender Anruf in der Leitung, um den er sich sofort kümmern müsse, und er würde sie später in ihrer Wohnung aufsuchen, um die Anzeige aufzunehmen. Er fügte hinzu, dass nur sehr wenige Handtaschen in solchen Fällen wieder auftauchen würden, meistens würden die Täter sie irgendwo ins Gebüsch oder in einen Papierkorb werfen. Es sei also am besten, sie würde zusammen mit ein paar Freunden in der Nähe des Überfallorts danach suchen. Er rechnete darauf, dass sich jemand der nächsten Schicht mit dem Fall befasste, falls sie noch einmal anrief. Vielleicht würde sie den ganzen Vorfall ja auch einfach vergessen, wenn sie nach Hause kam und sich wieder besser fühlte.

An jenem Tag hatte Jim noch irgendwie einen Ausweg aus der Situation gefunden, aber sie sollte nicht die letzte dieser Art bleiben. Nach einigen Wochen war er erschöpft von den Versuchen, immer neue Vermeidungsstrategien zu entwickeln, und suchte Hilfe bei einem Psychotherapeuten.

Gefahrenstufen

In den obigen Beispielen entscheidet jeder Einzelne über den »Gefahrenfaktor«, basierend auf der eigenen Wahrnehmung seiner Fähigkeit, die schrecklichen Empfindungen zu ertragen und zu verhindern, dass sie außer Kontrolle geraten. Die meisten Menschen haben kein Problem damit, Auto zu fahren, wenn noch Passagiere dabei sind. Es gibt aber auch Leute, die fühlen sich dann regelrecht gefangen und fühlen sich nur frei, wenn sie alleine fahren und alles selbst bestimmen können, ohne jemandem eine Erklärung geben zu müssen – ob sie sich nun für eine andere Strecke entscheiden, an der nächsten Raststätte halten oder sogar die Fahrt ganz abbrechen.

Ebenso variiert das Ausmaß der Komfortzone. Für den einen ist ein an einem ruhigen Nachmittag nicht stark frequentierter Supermarkt oder eine fünf Kilometer lange Autofahrt gerade noch erträglich, während ein überfüllter Laden oder eine fünfzehn Kilometer lange Fahrt vollkommen ausgeschlossen sind. Das genau gleiche Szenario kann für den einen sicher sein, dem anderen jedoch (zu) gefährlich erscheinen. Mir fiel das mal in einer Gruppe auf, in der das Thema öffentlicher Verkehr diskutiert wurde. Eine Frau fürchtete sich regelrecht vor vollgestopften Zügen, fühlte sich unter Druck, je mehr Menschen da waren, die sie im Falle einer Panikattacke beobachten (und natürlich negativ beurteilen) würden. Eine andere Frau war ganz verblüfft über diese Aussage, denn sie selbst fühlte sich in einem leeren Waggon viel verletzlicher. Sie empfand die Anwesenheit anderer Menschen als beruhigend, weil diese gegebenenfalls Maßnahmen ergreifen könnten (Notbremse ziehen, den Rettungsdienst rufen etc.). Jeder hat seine ganz eigene Logik! Und jeder verfügt über eine klare Abgrenzung im Kopf, wo seine Sicherheit endet und das Risiko beginnt. Die Alarmglocken beginnen zu läuten, wenn im Außen »Beweise« dafür wahrgenommen werden, dass das Ausmaß der Bedrohung eine Stufe angestiegen ist, wie beim Übergang von einer Neben- auf eine Hauptstraße oder wenn sich die Aufzugstüren schließen. Und warum ist derselbe Streckenabschnitt, der auf der Hinfahrt Unbehagen hervorruft, auf dem Rückweg ein Kinderspiel? Weil auf der Zielgeraden weniger Risiken wahrgenommen werden und der Gedanke, bald zu Hause zu sein, Sicherheit gibt.

Agoraphobie (»Platzangst«)

Die Furcht vor einer Panikattacke, die so schlimm ist, dass das Herz »nicht in der Lage ist, sie zu ertragen«, oder dass man ohnmächtig wird und Hilfe nicht schnell genug verfügbar ist, kann bedeuten, dass es für Sie genauso bedrohlich ist, allein zu Hause zu sein wie im Haus mit einem Angreifer, der Ihnen eine Waffe an den Kopf hält. So mancher Mensch zahlt jeden Preis in einer Beziehung, nur um nicht verlassen zu werden. Manchmal ist dieser Preis außerordentlich hoch, was zu endlosen Konflikten und sogar zur Scheidung führen kann, wenn die Geduld des Partners abnimmt, weil sein Leben durch die Abhängigkeit des anderen zunehmend eingeschränkt wird.

Andere wiederum fürchten sich davor, die Sicherheit ihres Zuhauses zu verlassen, denn dort fühlen sie sich bei Auftreten von Symptomen in der Lage, damit auf ihre eigene Weise umzugehen, ohne sich der Beobachtung durch andere auszusetzen. Der medizinische Begriff dafür lautet Agoraphobie, was in etwa heißt: »Angst vor dem Verlassen eines sicheren Ortes oder dem Sich-Begeben in ein Menschengedränge«. Diese Definition steht im Einklang mit der ursprünglichen Ableitung des Begriffs vom griechischen Wort *agora* für »Marktplatz«, und ihre Richtigkeit hat sich selten so bewahrheitet wie heutzutage, da so viele der Betroffenen insbesondere Einkaufszentren und Supermärkte fürchten. Der Begriff kann jedoch irreführend sein, weil er den Eindruck erweckt, dass die betreffende Person generell Schwierigkeiten im öffentlichen Raum und Angst hat, dem Urteil anderer ausgesetzt zu sein, während es in Wirklichkeit um ihre generelle Angst vor möglichen Panikempfindungen geht, egal, wann und wo diese auftreten. Ihre Lösung besteht dann darin, dass sie dort bleiben, wo das Auftreten solcher Symptome am wenigsten wahrscheinlich ist, nämlich zu Hause.

Es wird heute anerkannt, dass der Kern der Agoraphobie und aller anderen Phobien auf eine Bedrohung von innen zurückgeht – die Angst vor dem Erleben der Angst, fachsprachlich »interozeptive Vermeidung« genannt. Eine übermäßige Konzentration auf den einen oder anderen externen Auslöser kann dazu führen, dass die Aufmerksamkeit von dem einen zentralen Punkt abgelenkt wird.

> **Phobiker tun alles, um das Spüren der Empfindungen zu vermeiden. Sie betrachten solche Erfahrungen als unerträglich, deshalb besteht die einzige Lösung für sie in der Vermeidung.**

Deshalb werden sie nicht nur vermeiden, ihren sicheren Ort zu verlassen, sondern es ist auch sehr häufig bei Agoraphobikern, dass sie Aktivitäten und Szenarien innerhalb ihres Zuhauses vermeiden, die die Erregung erhöhen, wie zum Beispiel aufgeheizte, wütende Debatten, spannende Filme oder Sportübertragungen, stickige Räume, das Heben schwerer Gegenstände, Sex, schnelles Aufstehen oder ein Badezimmer mit beschlagenen Spiegeln und Scheiben. Auch wenn nichts davon traditionell mit der »Platzangst« in Verbindung gebracht wird – der gemeinsame Nenner ist die Angst vor den Empfindungen, die ausgelöst werden. Diese Tatsache weist den Weg zum Ziel der Behandlung – die Symptome werden in der Realität »auf die Probe gestellt«, damit der Betroffene sie in die gleiche Kategorie einordnen kann, wie es Menschen tun, die nicht von Panikattacken heimgesucht werden: unangenehm, aber tolerabel und keineswegs gefährlich.

Phobien, die auf bestimmte Symptome oder Auslöser einwirken

Es kann vorkommen, dass man sich mit der Zeit von einigen Empfindungen stärker bedroht fühlt, während andere einen weniger stören. So mag beispielsweise die Benutzung öffentlicher Verkehrsmittel die üblichen unangenehmen Kampf-Flucht-Symptome hervorrufen, aber es sind vielleicht Bauchempfindungen – Krämpfe, Glucksgeräusche, etc. – oder Atembeschwerden, von denen Sie sich besonders einschüchtern lassen und auf die Sie sich konzentrieren.

Gerry war mit anderen Familienmitgliedern im Auto an der Spitze des Begräbniszuges für seinen Vater auf dem Weg zum Friedhof in einer kleinen Provinzstadt unterwegs. Ohne Vorwarnung wurde er sich bewusst, dass er sich ausgesprochen unwohl fühlte und Schwierigkeiten beim Atmen hatte und dass er dringend und unumgänglich seinen Darm entleeren musste. Als er merkte, dass es einfach nicht mehr anders ging, bat er den Fahrer anzuhalten, rannte trotz der wütenden Proteste seines Bruders hinter eine Mauer und erleichterte sich dort.

In den folgenden Monaten, mit der zunehmenden Abhängigkeit seiner Mutter und dem Gefühl, von den anderen Familienmitgliedern nicht unterstützt zu werden, erlitt Gerry weitere Panikattacken. Der beunruhigendste Aspekt dabei waren für ihn die Darmstörungen, die meist völlig unvermittelt auftraten. Wann immer sie auftauchten, machte er sich sofort auf die Suche nach der nächstgelegenen Toilette, und bei vielen Gelegenheiten, so sagte er, kam er gerade noch in letzter Sekunde dort an, bevor sich sein Darm geräuschvoll entleerte. Das einzige Umfeld, in dem es manchmal unmöglich war, ganz auf Sicherheit zu gehen und sofort ein WC aufzusuchen, war das Auto.

Im Laufe der Zeit fuhr er immer mehr nur ihm bekannte Strecken, solche, an denen es eine WC-Anlage gab. Er richtete alles darauf aus, die befürchtete »Darmexplosion« abzuwenden, die dann allerdings niemals stattfand, wie er bei der Therapiesitzung zugeben musste. Er glaubte aber unerschütterlich daran, dass sie »definitiv passiert« wäre, »wenn ich es nicht immer durch rechtzeitiges Erreichen der Toilette verhindert hätte«. Das Gefühl der Peinlichkeit und Scham, wenn ein solches Missgeschick in Gegenwart anderer passiert wäre, war unvorstellbar für ihn, und er unternahm große Anstrengungen, um diesbezüglich auch nur das geringste Risiko auszuschließen.

Er richtete es so ein, dass er nur mit Menschen aus dem engen Familienkreis unterwegs war, da Fremde und selbst Freunde und Bekannte es nur schwer verstehen würden, warum er plötzlich einen Umweg machen musste, um eine Toilette zu finden. Immer schnell Zugang zu einer Toilette zu haben, wurde zu einer regelrechten Obsession für Gerry, daher kamen öffentliche Verkehrsmittel wie U-Bahn oder Busse nicht infrage, während Flugzeuge und Züge kein Problem darstellten. Seine Frau scherzte, dass die Planung ihrer Ausflüge mehr von den stillen Örtchen als von der landschaftlichen Schönheit abhänge.

Gerry hatte eine feste, konditionierte Reaktion entwickelt, bei der »Zugang zu einer Toilette« gleichgesetzt war mit »Sicherheit«, und da »nicht rechtzeitig hinkommen« mit »Gefahr« gepaart war, wurde jedes mögliche Hindernis auf dem Weg dorthin zum Auslöser und deshalb umgangen. Starker Verkehr, enge Fristen, die keine Zeit für Umwege ließen, Fahren nach einer schweren Mahlzeit oder Taxifahrten zusammen mit anderen standen auf seiner Liste der zu vermeidenden Situationen.

Maggie wurde in einer Zeit größerer Veränderungen in ihrem Leben magersüchtig. Hinsichtlich ihrer Verhaltensweisen unterschied sich ihre Abneigung gegen das Essen kaum von der anderer Magersüchtiger. Ihr Hauptantrieb bestand jedoch nicht in einer Körperbildverzerrung, sie hatte vielmehr panische Angst vor Erbrechen, weshalb sie eine solche Situation phobisch vermied. Das Essen in ihrem Magen gab ihr ein »volles Gefühl«, für sie ein Gefahrenzeichen wegen ihrer Voraussage, dass der unkontrollierbare Impuls zu einem Brechanfall folgen würde, wenn sie es wagte, über diesen Punkt hinauszugehen.

Sie hatte keine traumatischen Erinnerungen an Erbrechen oder an das Gefühl, bei einer Krankheit, bei der sie starke Übelkeit verspürt hatte, in Gefahr zu sein. Es war einfach so, dass allein schon der Gedanke an ein mögliches Sich-Übergeben sie mit Angst erfüllte, auch wenn sie nicht genau sagen konnte, warum, abgesehen von den damit verbundenen

Unannehmlichkeiten. Sie rümpfte schon beim bloßen Gedanken, so außer Kontrolle zu sein, vor Ekel die Nase.

Medizinisch gesehen war ihr geringes Körpergewicht manchmal beunruhigend, aber wie alle Magersüchtigen war Maggie in einer Doppelbindung gefangen – psychologisch war Essen für sie mit Gefahr verbunden und das Vermeiden von Essen mit Sicherheit, aber körperlich war das Gegenteil der Fall. Wenn Maggie hätte wählen müssen zwischen ihrer emotionalen Identität, ihrem Selbstgefühl, und ihrer physischen Identität, ihrem Körper, dann wäre die Entscheidung klar gewesen: Sie hätte ihren Körper sterben lassen. Der einzig mögliche Therapieansatz war deshalb, die stark konditionierte Reaktion, die das Erbrechen aus irgendeinem Grund gefährlich erscheinen ließ, zu deaktivieren, und es wieder in die Kategorie zurückzustufen, in der es sich bei den meisten Menschen befindet: sehr unerfreulich, aber aushaltbar und im Wesentlichen harmlos. Dabei musste ihr geholfen werden, den »Verursacher«, das Bindeglied zwischen den beiden, zu beseitigen – den Irrglauben, dass ein volles Gefühl im Bauch ein Warnzeichen für ein nahendes Erbrechen ist. Mit anderen Worten, sie musste es darauf ankommen lassen und sich dem Auslöser der Phobie stellen, in einer Weise, bei der sie die Erfahrung machte, dass dies vielleicht Angst hervorruft und unangenehm ist, aber tolerierbar bleibt und keine Gefahr darstellt.

Jetzt oder nie?

Freedom is just another word for nothing left to lose (Freiheit ist nur anderer Begriff für »Nichts zu verlieren haben«) heißt es in Janis Joplins berühmtem, von Kris Kristofferson geschriebenen Song *Me and Bobby McGee*. Sobald Ihr Leben den Punkt erreicht hat, an dem Panik alle Ihre Bewegungen diktiert, entscheidet, wohin Sie gehen können oder nicht, mit phobischen Vermeidungsstrategien, sind Sie ein Sklave geworden. Die Panik scheint immer die Oberhand zu haben, und Sie fühlen sich praktisch machtlos, anders zu handeln, obwohl Sie es vielleicht wollen. Ein entscheidender Wendepunkt, um diese tyrannische Präsenz in Ihrem

Leben in den Griff zu bekommen, ist der Moment, in dem Sie anerkennen, dass der Preis, den Sie zahlen, wenn Sie die Kontrolle nur noch mithilfe von Vermeidungsstrategien aufrechterhalten können, viel zu hoch geworden ist und dies aufhören muss – egal, wie.

Dieses »egal, wie« ist ein Knackpunkt. Denn vielen kann die Vorstellung zu bleiben, wo Sie gerade sind, wenn die Empfindungen stark werden, und zu lernen, sie auszuhalten, anstatt »Sicherheit« zu suchen, als Wahnsinn erscheinen, der einen noch dazu gesundheitlichen Risiken und der möglichen sozialen Ausgrenzung aussetzt. Aber was ist mit dem Risiko, einfach immer so weiterzumachen? Ist das nicht viel größer? Wenn das Leben nicht richtig gelebt werden kann, wertvolle Gelegenheiten verpasst, Tage vergeudet werden, einfach nur, weil man immer auf der sicheren Seite sein will? Es mag so aussehen, als wäge man Sicherheit/Status quo einerseits gegen Gefahr/Risiko andererseits ab, aber wenn man wirklich darüber nachdenkt, stellen in Wahrheit beide ein Risiko dar, mit einem entscheidenden Unterschied: Das eine birgt das Potenzial für Veränderungen, während das andere nur immer noch mehr vom gleichen Elend liefern kann. Einer meiner Patienten, der nach Jahren des Lebens in dieser inneren Gefangenschaft beschloss, den Stier bei den Hörnern zu packen, sagte sich immer wieder vor:

**Wenn du immer das tust, was du immer getan hast,
dann bekommst du immer, was du immer hattest.**

Wenden Sie also weiterhin Taktiken an, die für Sie nicht funktionieren, oder trotzen Sie Ihrer Angst, egal, was passiert? Es gibt mehrere wichtige Unterschiede zwischen den beiden Haltungen Vermeiden oder Standhalten, die es Betroffenen manchmal schwer machen, die Motivation zum Wechseln zu finden. Unterschiede, die oft die grundlegende Art einer Person widerspiegeln, mit Schwierigkeiten umzugehen, nämlich proaktiv oder reaktiv. Proaktiv zu sein, bedeutet »anzupacken«, wobei Sie selbst die Entwicklung eines Geschehens bestimmen. Reaktiv hingegen ist jemand, der tendenziell sein Verhalten durch äußere Einflüsse bestimmen lässt. Letzteres ist ein häufiges Thema bei Vermeidungssituationen.

Das Erlernen, wie sich die Erregung des Nervensystems bewältigen lässt, erfordert Zeitaufwand, Mut und Ausdauer; reaktives Vermeiden ist viel weniger anstrengend. Reaktivität bedeutet, die meiste Zeit sicher in seiner Komfortzone bleiben zu können, aber Selbstmächtigkeit entwickelt man nur durch Ausharren in der Risikozone und Tolerieren der dort aufkommenden unangenehmen Gefühle. Reaktives Vermeiden bedeutet auch, sich nicht völlig dafür verantwortlich fühlen zu müssen, wie sich Ereignisse entwickeln – zum Beispiel wenn man eine Situation verlassen muss. »Was konnte ich denn tun? Ich kann ja nichts dafür, wenn ich in Supermärkten in Panik gerate (schnell auf die Toilette muss, von einem Hund in der Nähe wegkommen muss usw.), oder?« Indem Sie lernen, den beim Standhalten auftretenden Empfindungen die Stirn zu bieten, lernen Sie sozusagen am eigenen Leib, dass letztendlich nur Sie für diese hochintensiven Empfindungen verantwortlich sind. Sie beeinflussen sie durch Ihre Vorstellungen und Ihre mehr oder weniger starken – oder gar nicht vorhandenen – Bemühungen, sie zu reduzieren. Es liegt in Ihrer Verantwortung, wie eng Ihr Horizont wird.

Dieses Prinzip gilt für jede Veränderung, die wir in unser Leben bringen wollen, sei es abzunehmen oder für ein neues Auto zu sparen. Die reaktive Haltung konzentriert sich auf kurzfristige Befriedigung, während der proaktive Ansatz langfristig ist. So werden die Sehnsüchte, die die köstliche Cremeschnitte oder das verführerische Kleiderschaufenster bei einer proaktiven Person hervorrufen, voll und ganz erlebt, ihre Wirkung wird registriert, aber letztendlich treffen solche Personen dann die Entscheidung, ihre Gelüste zu ignorieren, weil sie ihr langfristiges Ziel konterkarieren. Sie sind nicht bereit, ihr Ziel für die Zukunft aus den Augen zu verlieren, indem sie sich von kurzfristigen Empfindungen »vom rechten Weg abbringen« lassen.

Bevor Sie weiterlesen und um Ihr Engagement zu intensivieren, sich von Ihrer Panik und/oder Phobie zu befreien, kann es erhellend, wenn auch schmerzhaft sein, eine Liste zu erstellen, auf welche Weise diese Ihr Leben einschränkt. Schreiben Sie alles auf, von der realen Einschränkung der Freiheit zu gehen, wohin und wann Sie wollen, über den emotionalen Preis, den Sie hinsichtlich Beziehungen und Selbstwertgefühl zahlen, bis hin zu den finanziellen Auswirkungen wie Verlust von Verdienstmöglichkeiten. Am wichtigsten, und auf solchen Listen gerne vergessen, ist der Seelenschrumpfer-Effekt, das Verkleinern dessen, was ein viel größeres Leben hätte sein können. Schreiben Sie auch die Auswirkungen auf die Ihnen am nächsten stehenden Personen auf, insbesondere auf Ihre Kinder – Ferien, die wegen Ihrer Angst nicht infrage kommen, gesellschaftliche Anlässe, zu denen Sie nicht mitgehen oder bei denen Sie ungenießbar sind, die aber vielleicht für die anderen von Bedeutung sind, und natürlich Ihre Nicht-Anwesenheit bei so vielen Alltagsgelegenheiten, wie Essen im Restaurant, Einkaufen und Kino. Der Zweck dieser Übung ist nicht, dass Sie sich danach noch unglücklicher fühlen, als Sie es sowieso schon sind (auch wenn das durchaus passieren kann), sondern dass Sie endlich an-erkennen, dass ein solches Leben nicht Ihre einzige Option ist. Sie soll Ihnen helfen zu begreifen, dass Sie auch ein anderes Leben führen könnten, Ihnen selbst und Ihren Liebsten zuliebe. Hängen oder legen Sie die Liste an einen Ort, an dem sie Ihnen oft ins Auge fällt.

Wer an einer Phobie leidet und sich eine einfache, schnelle Lösung erhofft, muss diese Illusion jetzt loslassen. Phobien verschwinden selten auf wundersame Weise. Und darauf zu warten, dass neue Medikamente auf den Markt kommen, während Ihr Leben an Ihnen vorbeiläuft, ist eine tragische Verschwendung. Die Freiheit von Phobien lässt sich am besten erreichen, wenn man sich regelmäßig den gefürchteten Auslösern selbst und den damit verbundenen panischen Empfindungen aussetzt. Dann kann endlich die Konditionierung, die bestimmte Empfindungen mit unausweichlicher Gefahr verbindet, gelöscht werden, und Ihr Zyklus der Angst wird für immer unterbrochen. Die gute Nachricht: Phobien, sobald sie überwunden sind, kehren selten zurück, sodass man diesen Sprung ins kalte Wasser nur einmal aushalten muss.

Ein Wort des Trostes für diejenigen unter Ihnen, die immer noch zweifeln, ob sie sich den gefürchteten Empfindungen stellen können, ohne wegzulaufen. Obwohl man meinen könnte, dass das Bleiben und das Zulassen intensiver werdender Empfindungen die verstärkte Ausschüttung von Angsthormonen zur Folge hat, ist paradoxerweise meistens das Gegenteil der Fall. Ihr Körper glaubt Ihnen jedes Wort. Wenn Sie ihn also anweisen zu fliehen, wegzulaufen, um jeden Preis zu entkommen, reagiert er mit einer entsprechenden Adrenalinausschüttung. Eine Haltung des »Bleibe und konfrontiere dich, steh es durch« hingegen spiegelt sich im Abbau des Adrenalins und der Empfindungen wider, denn damit Ihr Verstand den Vorschlag zu bleiben auch nur für den Bruchteil einer Sekunde als praktikable Option ansehen kann, muss er Ihren Körper davon überzeugt haben, dass dieser die Empfindungen schadlos überstehen wird.

Wann immer Sie sich für eine Flucht entscheiden wollen, um sich in Sicherheit zu bringen, denken Sie an das Dreieck, das die drei Bereiche des Seins – Gedanken, Empfindungen und Verhaltensweisen – miteinander verknüpft. In dem 1955 entstandenen Song *Love and Marriage* wird das folgendermaßen ausgedrückt: »Liebe und Ehe, Pferd und Kutsche – das eine kann man nicht ohne das andere haben«. Bestimmte Verhaltensweisen können bestimmte Emotionen automatisch hervorrufen, die vielleicht vorher gar nicht vorhanden waren. Das Lachen über einen urkomischen Witz kann Sie in Sekunden vom Trübsinn in die Freude befördern. Ein paar Stunden Gartenarbeit am Wochenende bringen ein Gefühl der Ruhe, das Sie während der ganzen eilig zu erledigenden Arbeit unter der Woche schmerzlich vermisst haben. Ebenso ist Flucht ein Verhalten, das, wenn man sich darauf festlegt und ihm Energie gibt (Planung der Flucht durch Abchecken der Ausgänge, unruhiges Warten auf den richtigen Moment, aufgeregte Telefonate), die Emotionen intensiviert, die normalerweise mit Flucht, Angst und Schrecken verbunden sind, und außerdem das Katastrophendenken fördert – also genau das, was man eigentlich nicht will. Eines der Gesetze des Bewusstseins lautet: »Worauf auch immer du dich konzentrierst, das erweitert sich.« Wenn Sie sich also darauf konzentrieren zu bleiben, werden Sie immer mehr das Gefühl bekommen, dass Sie es schaffen können.

16

VON DER FLUCHT
ZUM KAMPF

Leitgedanke: Sich der Angst stellen

In diesem Kapitel geht es darum, dass Sie die Herausforderung annehmen, sich aus der Komfortzone hinauszubewegen und sich mit den unangenehmen Gefühlen zu konfrontieren, anstatt automatisch (reflexhaft) vor ihnen davonzulaufen.

- Sie lernen, unangenehme Empfindungen von gefährlichen oder unerträglichen zu unterscheiden und sich zum Standhalten und zum Tolerieren einer Unannehmlichkeit zu entscheiden.
- Sie lernen, die Empfindungen nicht nur zu ertragen und zu tolerieren, sondern sie schließlich durch den Einsatz spezifischer Werkzeuge vollständig aufzulösen.
- Sie legen neue neuronale Verknüpfungen in Ihrem Gehirn an, sodass Sie sich auf andere Arten als durch Vermeiden »absichern« können. Dadurch wird Ihre Phobie unnötig.

All dies wird Engagement und Ausdauer erfordern, denn bei einigen der Aktivitäten geht es auch darum, sich in die Öffentlichkeit zu wagen, und bis Sie es in ein Einkaufszentrum schaffen, dauert es vielleicht etwas. Manche der Herausforderungen kommen nicht automatisch, und Sie müssen sie sich dann bewusst selbst schaffen, wie zum Beispiel in einem Zug zu fahren oder eine Strecke von zu Hause weg zu reisen. Ich kann die Ambivalenz eines Phobikers bezüglich Veränderung recht gut einschätzen, wenn ich Rationalisierungen höre, wie »Ich konnte nicht üben, den Bus zu nehmen, weil mir eine Mitfahrgelegenheit zur Arbeit angeboten wurde« oder »Das schlechte Wetter hielt mich davon ab, in den Supermarkt zu gehen« oder »Ich habe keinen Hund, mit dem ich die Expositionsübungen machen kann«. Wenn Sie es mit Ihrer Genesung ernst meinen, können Sie nicht warten, bis sich die Gelegenheiten zufällig ergeben – Sie müssen sie selbst schaffen.

Zentimeter für Zentimeter, Meter für Meter

In diesem Kapitel lernen Sie, bestimmte mit Ihrer Phobie besetzte Situationen in Angriff zu nehmen, wie Busfahrten oder Einkaufen, und es zu Ihrem Ziel über mehrere Wochen zu machen, sie nicht mehr zu vermeiden und nicht vor dem ersten Flüstern der nervösen Erregung zu fliehen. Um sich auf die anstehenden Aufgaben vorzubereiten, helfen Ihnen bestimmte Anpassungen Ihres Denkens.

Stellen Sie sich darauf ein, dass bei den Übungen unangenehme, möglicherweise ziemlich intensive Empfindungen auftreten können. Dies müssen Sie akzeptieren. Wie bei den im vorherigen Kapitel beschriebenen Aktivitäten wie Sich-um-die-eigene-Achse-Drehen und Step-ups ist es illusorisch zu hoffen, dass Sie sich »mit etwas Glück« nicht allzu ängstlich fühlen. Sie würden ja jemandem, der eine Prüfung ablegen oder in Wimbledon spielen soll, auch nicht den Rat geben »Daumen drücken und auf das Beste hoffen«. Das Ergebnis hängt nicht von Glück ab, sondern von der Vorarbeit, die Sie geleistet haben.

Der Plan ist, die Ihnen Angst einjagenden Empfindungen aufkommen und sie sich gegen alle Ihre Instinkte sogar intensivieren zu lassen, damit Sie die Möglichkeit haben, sie zu dämpfen. Wenn es also Ihre Aufgabe ist, in ein Einkaufszentrum zu gehen, muss Ihnen klar sein, dass Sie möglicherweise mit Schwindel oder Übelkeit zu kämpfen haben werden. Leisten Sie diesen Empfindungen dann keinen Widerstand, sondern beobachten Sie sie von Beginn an. Sobald sie so intensiv sind, wie Sie es gerade noch aushalten, ohne davonzurennen, wenden Sie Ihre Strategien an, um sie zu reduzieren. Das Ziel besteht darin, jedes Mal ein Stadium zu erreichen, in dem Sie über den Punkt hinausgehen, an dem Sie beim letzten Mal Vermeidungsmaßnahmen eingesetzt hätten.

Die Einstellung »Ich hoffe, dass ich mich dort nicht schwindelig oder wackelig fühle« macht also keinen Sinn, wenn man will, dass neues Lernen stattfindet. Wie soll diese Art von reaktivem Wunschdenken zu einem Gefühl von Kompetenz führen? Das wäre so, als ob Sie zu einem Golfspiel oder einer Fahrstunde gingen, in der Hoffnung, keinen Ball schlagen zu müssen oder kein anderes Auto auf der Straße anzutreffen! Bemerken Sie den Unterschied in der Einstellung zwischen »Hoffentlich schaffe ich das, ohne in Panik zu geraten« (gesagt mit gedrücktem Daumen) und »Ich weiß, dass ich nervös sein werde, aber ich bin bereit, es zu spüren, wenn es mir hilft, meine Angst davor dauerhaft zu überwinden«? Im ersten Fall macht man es, während man es aber innerlich immer noch vermeidet und die ganze Zeit an Fluchtmöglichkeiten denkt. Im zweiten Fall beschließt man, sich dem Problem im Interesse eines langfristigen Fortschritts mit aller Entschlossenheit zu stellen und es proaktiv durchzustehen. Diese Haltung unterscheidet sich sehr von der Vermeidung, weil Sie bereit sind, Angst zu spüren. Wenn Sie die Informationen aus den bisherigen Kapiteln aufgenommen haben, werden die Empfindungen Sie sowieso nicht mehr im selben Maße erschrecken wie vorher. Mit der zweiten Haltung zeigen Sie, dass Sie bereit sind, einen neuen Weg einzuschlagen – egal, was passiert.

Diese neue Haltung muss sich auch darauf auswirken, wie Sie sich in Beziehung zu den angstsenkenden Strategien bringen, die Sie gelernt haben. Ihr Ziel sollte nicht darin bestehen, »um jeden Preis Körperempfindungen zu verhindern«. Ein solches Denken impliziert immer noch, dass Sie Angst davor verspüren. Die Techniken, die Sie gelernt haben, sind nicht dazu bestimmt, »schreckliche und gefährliche Folgen« abzuwenden, sondern eine Überreaktion des Nervensystems zu dämpfen. Mit ihrer Hilfe können Sie allmählich Ihre konditionierte Reaktion auf die Empfindungen verändern von »sie überwältigen mich, und ich kann nichts tun, um sie aufzuhalten« in »ich habe gelernt, dass ich sie dämpfen kann, damit ich mich nicht außer Kontrolle fühle und Angst vor ihnen haben muss«. Bemerken Sie den Unterschied?

Rückzug statt Flucht

Wenn Sie sich anfangs nicht vorstellen können, standzuhalten und Ihren phobischen Fluchtdrang »auszusitzen«, vielleicht weil es so lange her ist, dass Sie das zum letzten Mal getan haben, dann ist Rückzug eine gute Übergangslösung. Das bedeutet, dass Sie zu einem Punkt hinausgehen, der jenseits Ihrer vorherigen Komfortzone liegt, und wenn die Empfindungen dann zu stark werden, die Situation vorübergehend verlassen, mit der Absicht zurückzukehren, sobald die Angst etwas nachgelassen hat. Das ist ein wenig anders als Flucht, denn es bedeutet, dass man sich nur von der Intensität der Gefühle entfernt, anstatt komplett aufzugeben. Indem Sie kurzfristig den Rückzug antreten, sagen Sie sich »Ich muss mir den Raum nehmen, um meine Empfindungen zu reduzieren, bevor ich in die herausfordernde Situation zurückkehre« und nicht: »Ich muss mich in Sicherheit bringen und verschwinde von hier.«

Nur sehr wenige Situationen haben absolut »keinen Ausweg«, obwohl Sie sich das vielleicht manchmal selbst einreden. Ein solches Alles-oder-nichts-Denken kann Sie sabotieren, indem es Ihnen nur Hindernisse aufzeigt, überzeugend rationalisiert, dass Sie anderen die Stimmung verhageln, wenn Sie nach Hause gehen müssen, dass Leute beleidigt wären, wenn Sie sich vorzeitig verabschieden würden und so weiter. Dadurch wird Ihnen suggeriert, besser gar nicht erst zu einer Zusammenkunft hinzugehen, weil Sie es dort ja eh nicht aushalten. Ein vorübergehender Rückzug ist eine Möglichkeit, sich selbst zu zeigen, dass es mehr als eine Version von Flucht gibt. Hat man sich mal daran gewöhnt, auf dieses Hilfsmittel zurückzugreifen, vielleicht sogar mehrmals während einer Veranstaltung, kann man die Herausforderung des Dort-Bleibens in kleinen Schritten bewältigen.

Rückzug bedeutet, dass Sie kurz auf einem Rasthofparkplatz halt-machen, um tief durchzuatmen, anstatt zu versuchen, den ganzen Weg bis zum Ziel in einem Rutsch zu fahren. Oder ein Meeting zu verlassen, um »auf die Toilette zu gehen«, und dann zurückzukehren, nachdem sich die Empfindungen etwas beruhigt haben. Oder es könnte bedeuten, sich kurz von einem Esstisch zu entfernen, »um einen Telefonanruf

zu tätigen« oder »etwas aus dem Auto zu holen« und dann wiederzu-
kommen. Auf diese Weise können Sie aufhören, sich selbst zu drängen,
»schnellstens nach Hause zu kommen« und sich aus der gesamten Situation herauszuziehen und die Dinge zu verkomplizieren, indem Sie Schuldgefühle entwickeln, andere zurückgelassen zu haben, oder später das
Gefühl haben, dass Sie etwas verpasst haben und so weiter. Schütten Sie
nicht das Kind mit dem Bade aus: Der Mittelweg führt oft eher zum Erfolg als ein Alles-oder-Nichts-Ansatz.

Den zweiten Schritt nicht vor dem ersten tun

Auch wenn es wichtig ist, sich Ihren Empfindungen in der von Ihnen
gewählten Situation vollständig auszusetzen, ist es ebenfalls sinnvoll, die
Situation in einem machbaren Bereich zu halten. Ein kleiner Erfolg, so
bescheiden er auch sein mag, ist dem Gefühl des Scheiterns vorzuzie-
hen, das eintritt, weil man sein Ziel zu hoch gesteckt hat. Wenn es Ihre
Aufgabe ist, in den Supermarkt zu gehen, müssen Sie mindestens lange
genug bleiben, um die Empfindungen in Gang zu bringen. Es ist wichtig,
sich wirklich außerhalb der Komfortzone zu befinden, damit Sie spüren
können, wie die altbekannten Gefühle der Angst in Ihnen aufsteigen.
Nur so können sich neue neuronale Verknüpfungen ausbilden. Es hat
also keinen Sinn, nur ein paar Minuten zu bleiben und dann zu gehen,
weil »nichts passiert ist«. Das bedeutet lediglich, dass Sie sich noch in
Ihrer Komfortzone befanden. Wenn Sie anfangen zu spüren, wie sich die
Empfindungen aufbauen, und Sie sich immer wieder versichern, »egal,
wie unangenehm ich mich fühle, ich bin nicht in Gefahr und kann es
aushalten«, werden Sie die Zone erweitern. Denken Sie daran, dass die
Aufgabe nicht darin besteht, den Einkauf tatsächlich zu erledigen: Priorität ist es, Ihr Gefühl, sich in einer riskanten Lage zu befinden, zu verlieren.

In allen Situationen sollten Sie das Tempo der Konfrontationen selbst
bestimmen. Vielleicht merken Sie dann, dass Sie die Empfindungen länger aushalten können, als Sie dachten. Lassen Sie sich von niemandem
dazu drängen, den ganzen Abend in einem überfüllten Pub zu verbrin-

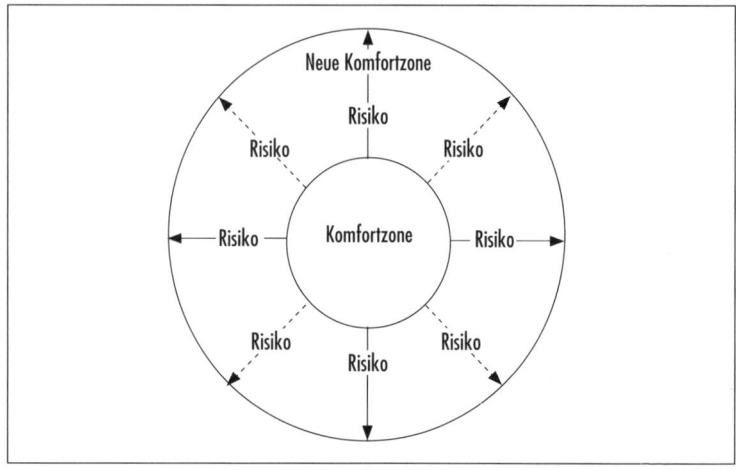

gen, die Reise in einem stickigen Auto anzutreten oder einen Hund zu streicheln. Wenn die Konfrontation lange genug gedauert hat, um Sie wirklich herauszufordern und ein Maß an Angst zu erzeugen, das über das gewohnte hinausgeht, dann ist es okay, wenn Sie aufhören. Versuchen Sie jedes Mal, die Aktivität wieder ein paar Minuten zu verlängern. Auf ähnliche Weise können Sie den Grad der Herausforderung allmählich erhöhen – zuerst betreten Sie den Laden zusammen mit jemandem, beim nächsten Mal gehen Sie das alleine an. Zuerst spazieren Sie in Begleitung an einem Garten vorbei, in dem ein Hund die Passanten anbellt, und am Ende gehen Sie sogar alleine und ohne Ihr Smartphone in den Park, wo Hunde frei herumlaufen. Sollten Sie die Empfindungen etwas länger aushalten können, wenn Sie einen Menschen dabeihaben, der Ihnen den Rücken stärkt, dann arrangieren Sie es so. Denken Sie aber daran, dass Sie, so wie Sie einst das Autofahren erst dann richtig gelernt haben, als Sie alleine unterwegs waren, auch jetzt lernen müssen, die Situation allein zu ertragen und sich dabei sicher zu fühlen. Verlassen Sie sich also nicht zu lange auf die Unterstützung anderer Menschen.

Sollten Sie die Erfahrung machen, dass Sie bei einer der von Ihnen gewählten Herausforderungen Angst entwickeln und die Situation verlassen müssen, gehen Sie nicht zu hart mit sich ins Gericht. Auch aus solchen Erfahrungen lernen Sie, sie waren nicht vergebens. Ein guter Trainer analysiert mit seinen Spielern Videos von Spielen, die sie verloren haben, damit sie sehen, was genau schiefgelaufen ist. Verbringen Sie Zeit damit, Ihre Bemühungen zu bewerten, um Ihre Gefühle und Reaktionen darauf zu analysieren. Was waren in dem Szenario die Auslöser? Welche Empfindungen hatten Sie? Welche Art von Selbstaussagen haben Sie gemacht, waren sie unterstützend oder destruktiv? Gingen Ihnen irgendwelche pessimistischen Gedanken durch den Kopf, die Ihre Bemühungen sabotierten und Sie davon abhielten, Ihre volle Aufmerksamkeit auf die Techniken zu richten?

Wenn Sie die Erfahrung gedanklich noch einmal durchgehen, werden Sie möglicherweise feststellen, dass Sie irgendwann etwas gedacht oder getan haben, das dazu beigetragen hat, Ihren Adrenalinspiegel in die Höhe zu treiben oder ihn am Sinken zu hindern. Wenn nicht sofort offensichtlich ist, was das war, dann überlegen Sie weiter – vielleicht ist ein Angstbild aus der Vergangenheit, ein altes Denkmuster oder unbewusstes Handeln unter Ihrem Radar durchgeschlüpft und hat Sie so erschreckt, dass Sie in alte Verhaltensweisen zurückgefallen sind. So funktioniert Konditionierung – eine Sache wird mit einer anderen in einer Weise verbunden, die uns nur selten bewusst ist.

Sprosse für Sprosse die Leiter hoch

Entscheiden Sie, welcher Schwierigkeitsgrad für Sie gerade passt. Die wiederholte und kontrollierte Konfrontation mit den diversen Problem-Situationen ist die beste Methode, um Ihre Reaktion darauf zu verändern und Ihre phobische Konditionierung zu löschen. Kleine Kinder, die schwimmen lernen, oder sogar Erwachsene, die lernen, Auto zu fahren, tun dies effizienter, wenn der Prozess in Stufen abläuft. Wenn sie gleich in den tiefen Teil des Pools geworfen werden, kann das bei einigen Menschen funktionieren, aber viele werden damit auf Lebenszeit vom Schwimmen abgeschreckt.

Als Nächstes versuchen Sie, wirklich genau zu erkunden, was eine Situation besonders schwierig für Sie macht. Beobachten Sie Ihre Gedanken: Vielleicht stellen Sie zum Beispiel fest, dass Sie sich auf Nebenstraßen wohlfühlen, aber Autobahnen nicht infrage kommen. Warum ist das so? Haben Sie sich selbst davon überzeugt, dass es im Falle einer Panikattacke auf einer Autobahn schwieriger ist, rechts ranzufahren, während Sie dies auf einer Nebenstraße problemlos tun könnten? Oder dass auf einer Autobahn niemand anhalten würde, um Ihnen zu helfen, weil alle so schnell vorbeifahren (und in Ihrer Vorstellung sind Sie dann schon längst tot, bis endlich jemand anhält)? Oder liegt es daran, dass an Nebenstraßen normalerweise Häuser stehen, wo man Hilfe suchen könnte, während man auf Autobahnen kilometerweit fährt, ohne ein Haus zu sehen? Es ist wichtig, solche Gedanken aufzudecken und zu hinterfragen. Diskutieren Sie die Sache dann innerlich mit sich selbst aus, so wie Sie auch anderem Unsinn, den Ihnen jemand erzählt, mit entsprechenden Argumenten begegnen würden. Bleiben Sie stur. Ihr Sicherheitsgefühl hängt nicht von einer schwachen Ausrede ab, sondern von Ihrer Fähigkeit zu glauben, dass Sie trotz des Vorhandenseins bestimmter Empfindungen alles bewältigen können, auch Autobahnfahrten!

Erstellen Sie eine Angsthierarchie. Denken Sie sich Aufgaben aus, die eine echte Herausforderung darstellen und Ihre Adrenalinausschüttung ankurbeln, damit Sie üben können, den Spiegel wieder zu senken. Wenn Sie beispielsweise Autofahrten im Umkreis von fünf Kilometern von Ihrem Zuhause gut bewältigen können, aber weitere Fahrten immer vermieden haben, dann nehmen Sie sich bewusst eine Fahrt von zehn Kilometern vor, denn nur so können Sie einen Lernprozess starten. Die bloße Entscheidung, »einen Ausflug zu machen«, ist nicht spezifisch genug. Oder nehmen wir an, Sie haben sich zum Ziel gesetzt, Ihren Schrecken vor Hunden zu verlieren. Gehen Sie in diesem Fall nicht einfach raus, ummit Hunden zusammenzukommen, denn Hunde, die an der Leine geführt werden, stellen wahrscheinlich keine besondere Herausforderung für Sie dar. Erklimmen Sie die nächste Sprosse auf der Leiter und begeben Sie sich an einen Ort, wo Hunde bekanntermaßen frei herumlaufen dürfen, also in einen großen Park oder an einen See.

Ebenso kann der Aufenthalt in einem Kino erträglich (und damit nicht ausreichend herausfordernd) sein, wenn Sie einen Gangplatz haben, aber Angst auslösen, wenn Sie in der Mitte einer Reihe sitzen. Einkaufen kann frühmorgens, wenn noch fast niemand unterwegs ist, machbar für Sie sein, aber zu den Stoßzeiten undenkbar. Entscheiden Sie sich immer für die Übung, die eine größere Herausforderung verspricht, sonst ändern Sie nichts an den angsterfüllten Überzeugungen, die Ihnen weismachen wollen, dass es Unterschiede zwischen einzelnen Situationen gibt. Denken Sie immer daran, dass Empfindungen Sie nie überfordern werden, auch wenn Ihr Verstand Sie vom Gegenteil überzeugen will.

Am Anfang fühlen sich die Übungen wahrscheinlich wie das Schwimmen in wirklich kaltem Wasser an. Manche Betroffene gehen deshalb lieber Schritt für Schritt ganz allmählich ins Wasser, um keinen Kälteschock zu erleiden. Wenn jeder Einkauf für Sie eine Herausforderung ist, könnten Sie mit, sagen wir, zehn Minuten beginnen und sich auf dreißig hocharbeiten. Dahinter steckt die Überlegung, dass jedes Erfolgserlebnis, und sei es auch noch so klein, Sie Ihrem Ziel näherbringt.

Für andere wiederum funktioniert der Sprung ins tiefe Wasser besser, und sie entscheiden sich dafür, den Stier bei den Hörnern zu packen und sich sofort an der schwierigsten Aufgabe zu versuchen. Dies wird als »Reizüberflutung« (oder *Flooding*) bezeichnet – Sie setzen sich den bei Ihnen die größten Ängste auslösenden Reizen aus. Die Voraussetzung für den Erfolg einer solchen massierten Konfrontation ist großes Vertrauen, wenn Sie sich vorbereiten, von den Empfindungen überflutet zu werden, sich ihnen auszusetzen und herauszufinden, ob Sie sie überstehen können. Diese Methode bringt schnellere Ergebnisse, aber beide Methoden führen zum Ziel.

Die Planung ist wichtig. Sie kann als Anreiz dienen, einem Familienmitglied oder Ihrem Therapeuten zu erzählen, was Sie vorhaben. Das macht es weniger wahrscheinlich, dass Sie sich in letzter Sekunde drücken. Die Betreffenden stehen dann zwar nicht mit Ihnen auf dem Spielfeld, aber doch als Motivatoren an der Seitenlinie.

Es ist wichtig, den Plan strukturiert und kontrolliert durchzuziehen, sonst ist das Lernen lückenhaft und unbeständig, und es besteht die

Gefahr, wieder in die Bequemlichkeit zurückzufallen (»Ich habe es ja versucht, aber es hat einfach nicht funktioniert«). Das bringt das gesamte Vorhaben mit größerer Wahrscheinlichkeit zum Scheitern, so wie wenn Sie eine Diät machen wollen und dann Torte essen.

1. *Stellen Sie eine Liste von Situationen auf, die Sie nicht mehr vermeiden möchten.*

2. *Geben Sie Ihr Ausgangsziel an.*

   - Allein fünfzehn Kilometer auf einer Autobahn fahren.
   - Allein eine Stunde lang in einem gut besuchten Supermarkt einkaufen.
   - Leute in einem Haus besuchen, in dem es einen Hund gibt.

3. *Wenn Sie sich für die abgestufte Konfrontation entschieden haben, geben Sie die einzelnen Schritte an.*

Acht Kilometer in Begleitung fahren, acht Kilometer alleine; zwölf Kilometer in Begleitung fahren, zwölf Kilometer alleine; fünfzehn Kilometer in Begleitung fahren, fünfzehn Kilometer alleine.

Zehn Minuten lang im Supermarkt aufhalten, dann zwanzig, dann dreißig, dann fünfundvierzig Minuten.

In Anwesenheit der Gastgeber und des angeleinten Hundes im Haus sein; in Anwesenheit der Gastgeber und des freilaufenden Hundes im Haus sein; alleine mit dem freilaufenden Hund im Haus sein.

4. *Visualisieren Sie die Erfahrung, bevor Sie in die Situation hineingehen.*

5. *Lassen Sie zu, dass sich so viel Angst aufbaut,* wie Sie gerade noch aushalten können, und nutzen Sie dann Ihre Strategien zur Angstreduktion. Üben Sie dies so oft wie nötig, um Ihrem Ziel näher zu kommen. Zwischen den praktischen Übungen sollte nicht allzu viel Zeit

vergehen, da sich in den Zwischenintervallen der alte Glaube an die Vermeidung wieder verstärken und das Gelernte in Vergessenheit geraten könnte.

Visualisierung –
Stellen Sie sich Ihre Erfolge vor

Setzen oder legen Sie sich hin und schließen Sie die Augen und »sehen« Sie sich selbst zu, wie Sie die gesamte Übung durchlaufen. Beginnen Sie mit dem Moment, bevor Sie das Haus verlassen, und stellen Sie sich vor (basierend auf Erfahrungen aus der Vergangenheit), wie Sie sich fühlen könnten, was Sie denken, welche Empfindungen wahrscheinlich auftauchen würden. Erleben Sie sich selbst wie in einem Film und machen Sie das Szenario ganz realistisch, versehen Sie es zunächst mit Ihren gewohnten angsterfüllten Bildern und fluchtorientierten Selbstaussagen. Als Nächstes beobachten Sie, wie Sie die verschiedenen inzwischen erlernten Strategien anwenden, sich entspannen und langsam atmen und allen Katastrophengedanken etwas Positives entgegensetzen. Stellen Sie sich vor, wie Ihre Angstwerte sinken, während Sie die Kontrolle über Ihren Adrenalinhaushalt übernehmen. Wie Sie sich sicher fühlen, ohne davonlaufen zu müssen.

Die Visualisierung funktioniert am besten, wenn man eine ziemlich überzeugende Angstreaktion hervorrufen kann, gefolgt von einer erfolgreichen Dämpfung der körperlichen Empfindungen. Sie sollte damit enden, dass die Ruhe wiederhergestellt ist, dass Sie sich freuen, den Mut gehabt zu haben, sich Ihren Gefühlen zu stellen, und optimistisch sind, dass Sie sie in Zukunft nicht mehr vermeiden müssen. Diese »Trockenübungen« bereiten Sie auf die reale Situation vor, und bieten Ihnen vielleicht zum ersten Mal seit längerer Zeit die Gelegenheit, die Haltung »stehen bleiben und konfrontieren« einzunehmen, mit positiven Ergebnissen.

Ciara hatte begonnen, Situationen zu vermeiden, in denen sie sich »gefangen« fühlte und nicht leicht entkommen konnte. Dazu gehörte zum Beispiel der Friseursalon. Sie wäre vor Scham gestorben, so glaubte sie wenigstens selbst, wenn sie dort wegen eines Panikanfalls überstürzt hätte herauslaufen müssen. Sie ging deshalb nur zum Friseur, wenn Jeff draußen im Auto auf sie wartete (Notfallszenario). Ebenso mied sie den nächsten Supermarkt, in dem sie einige der Angestellten kannte, und ging wenn überhaupt dann in einen weiter entfernten. In letzter Zeit waren auch die Elternabende zu einem Problem geworden, und der Gedanke an die bevorstehende Schulabschlussfeier ihres Patensohns lag ihr im Magen. Sie entschied sich nun, zuerst das Anstehen an einer Supermarktkasse in Angriff zu nehmen, weil sie das am häufigsten üben konnte.

Bei ihren ersten drei Versuchen nahm sie Jeff mit, ließ ihn draußen im Auto warten und schaffte es jeweils gar nicht bis zur Kasse, sondern musste vorher zu ihm hinauslaufen, um sich zu beruhigen. Sie bemerkte, dass ihre Gedanken ganz von ihrem mentalen Katastrophenvideo von Zusammenbruch und dem Anziehen einer Menschenmenge um sie herum in Beschlag genommen waren. Sie gab auch zu, dass ihr Ansatz in der Tat einer der Sorte »Daumen drücken und auf das Beste hoffen« gewesen war, anstatt sich einzugestehen, dass ihre Reaktion nichts mit Glück zu tun hatte und die Hoffnung, es würde überhaupt zu keiner inneren Bedrängnis kommen, unrealistisch war.

Beim vierten Versuch bemühte sie sich dann wirklich darum, zu bleiben und die Konsequenzen realistischer zu überdenken. Sie erlaubte sich zu visualisieren, wie sie verzweifelt in der Warteschlange stand und wie sich das anfühlen könnte. Die in diesem Buch beschriebenen Konfrontationsübungen hatten sie mit dem Konzept vertraut gemacht, die Gefühle intensiv werden zu lassen, aber in der Öffentlichkeit fiel es ihr schwer, sich auf die Anwendung ihrer Techniken zu konzentrieren. Die Gedanken, die sie immer wieder beschäftigten, hatten alle mit der Missbilligung oder dem Spott der Leute zu tun, wenn sie sie auf dem Boden liegen sähen. Sie dächten sicher, sie wäre betrunken oder auf Drogen. Gesellschaftlicher Tod! Ihr war gar nicht klar gewesen, wie wichtig ihr die Meinung anderer war. Ciara beschloss, dem bei der Visualisierung mit einer Affirmation zu begegnen – »Ich glaube an die Sympathie und Freundlichkeit anderer«. Sie sah die verständnisvolle und hilfsbereite Reaktion der Kassiererin vor sich, wenn sie tatsächlich eine Ausrede finden und weglaufen musste, und beschloss, ihre Verletzlichkeit mit Mitgefühl und nicht mit Ungeduld und Kritik zu verbinden. Dies ermutigte sie, jedes Mal ein paar Minuten länger zu bleiben.

Als sie zuversichtlich war, die Warteschlange zu überstehen und die gesamte Aufgabe erledigen zu können, traute sie sich in den Supermarkt, ohne dass Jeff irgendwo in der Nähe war. Wieder stieg ihre Angst, als sie sich ihren Ängsten vor einem Zusammenbruch in der Öffentlichkeit stellte, ohne jemanden, der sich »um mich kümmert und dem ich vertrauen kann, um notfalls medizinische Hilfe zu holen«. Sie beobachtete, dass sie beim ersten mentalen Einflüstern einer Notlage, quasi genau aufs Stichwort, auf ihrem inneren Bildschirm ein Video von den Mitarbeitern laufen ließ, die den Ernst ihrer Situation nicht erkannten (dass sie nicht nur ohnmächtig geworden war, sondern auch Gefahr lief, an einem Herzinfarkt zu sterben) und nicht schnell genug handelten. Diesmal konnte sie diesen Gedanken jedoch Zweifel entgegensetzen, weil sie erkannte, dass sie einer Prüfung nicht standhielten, denn trotz ihrer starken Empfindungen war sie noch nie zusammengebrochen. Diese Gedanken waren einfach eine schlechte Angewohnheit. Sie stellte sich vor, wie die Sorgen in ihr aufstiegen und erinnerte sich dann aber daran, dass ihre Reaktion nicht anders war als bei der Durchführung der Übungen zu Hause, ohne Jeff, und dass die Situation nicht automatisch nur deshalb riskanter war, weil sie sich in der Öffentlichkeit aufhielt. Ihr Mantra wurde: »Ich bin sicher, wo immer ich bin, weil mein Herz normal und gesund ist.«

Danach wendete Ciara die gleiche Taktik auch beim Friseur an. Immer mehr erkannte sie, dass ihr Vertrauen in die Fähigkeit anderer, ihre Schwierigkeiten richtig einzuschätzen und zu verstehen, sehr gering war. Dies hatte ihr dermaßen Angst eingejagt, dass sie eine solche Situation mit aller Macht zu verhindern trachtete, was sie, wie sie erkannte, unter maßlosen Druck setzte. Sobald sie mit der Vorstellung gut klarkam, dass ihr nicht wohl sei und sie gehen müsse, egal, was die anderen darüber dachten, fühlte sie sich nicht mehr so gefangen. Paradoxerweise zeigte der Abfall ihres Adrenalinspiegels an, dass sie nicht mehr so anfällig für

Panik war. Als die Abschlussfeier ihres Patensohns näher rückte, beschloss sie, ausnahmsweise einmal an ihre eigenen Bedürfnisse zu denken und sich die Möglichkeit einzuräumen, den Empfang zu verpassen, falls ihr unwohl dabei war. Sie visualisierte sich die Feierlichkeit schon vor dem Tag viele Male und betonte sich selbst gegenüber die der Situation innewohnende Sicherheit, während sie sich gleichzeitig eingestand, dass sie sich vielleicht aus »Gewohnheit« ein wenig verstört fühlen könnte. Andererseits vergegenwärtigte sie sich aber auch die anderen Situationen, die sie bereits erfolgreich bewältigt hatte. Letztendlich stand sie den Anlass dann gut durch und erlaubte sich lediglich, ein paarmal aus dem Saal herauszugehen, um ihre Angst so weit zu zerstreuen, dass sie nicht vorzeitig nach Hause gehen musste.

Einige spezifische Phobien

- Tierphobien wie Angst vor Hunden
- Angst vor dem Sprechen in der Öffentlichkeit
- Soziale Phobien
- Situative Phobien wie Flugangst
- Prüfungsangst
- Anblick von Blut (Blutphobie)

Angst vor Hunden

Bei einigen Phobien gibt es nur einen spezifischen Auslöser für eine Panikreaktion, und es ist oft der Fall, dass dies sogar der einzige Bereich ist, in dem eine Person Panik erlebt, und die übliche Wachsamkeit bei bevorstehenden Angstattacken tritt im Leben solcher Personen sonst nicht auf. Sobald aber der Auslöser, in diesem Fall ein Hund, erkannt wird, erfolgt genau die gleiche sofortige Reaktion, und alle Schritte zum Erlernen der Kontrolle dieser Empfindungen können auch hier angewendet werden. Die konditionierte Reaktion lautet Hund = Gefahr = Kampf-oder-Flucht-Empfindungen, und die Aufgabe besteht darin, diese Abfolge umzuformulieren in Hund = Sicherheit = Keine Empfindungen.

Mary und ich lernten uns vor einigen Jahren kennen, als ich gebeten wurde, mich in einer bestimmten Fernsehsendung als Expertin zur Verfügung zu stellen für Menschen, die anriefen, um Rat zu ihren Phobien zu erhalten. Sie litt seit dem Alter von vier Jahren an einer Hundephobie. Damals hatte der Familienhund, ein kleiner Spaniel, sie angesprungen und umgestoßen, gebellt und ihr das Gesicht abgeleckt, bis sie von ihrer Mutter weggezogen wurde, als diese sie schreien hörte. Später wurde der Hund weggegeben. Mary hatte diesen Vorfall für sich selbst immer als sehr gefährlich eingestuft.

Achtunddreißig Jahre später, nachdem sie ihr ganzes Leben lang Angst vor Hunden gehabt hatte, war Mary jetzt Mutter von zwei kleinen Kindern, die sie nicht in den Park oder an den Strand bringen konnte. Zu ihrer Schwester, die in derselben Straße wohnte, fuhr sie mit dem Auto, um ja nicht zu riskieren, auf dem Gehweg einem Hund zu begegnen. Ihr erster Urlaub am Meer, erst vor Kurzem, war eine Katastrophe, weil sie ständig nur nach Hunden Ausschau gehalten hatte. In ihrer verzweifelten Lage hatte sie beim Sender angerufen und war sogar bereit, sich vor dem versammelten Fernsehpublikum zu offenbaren, nur um endlich einen Weg zur Lösung ihres Problems zu finden. Sie willigte ein, sich von mir behandeln zu lassen, und der Plan war, dass sie fünf Wochen nach der Sendung mit einem Hund bei einer großen Hundeschau auftreten sollte. Da sie am anderen Ende des Landes lebte, wusste ich, dass wir nur ein oder zwei Gelegenheiten für eine Therapiesitzung haben würden. Die erste lief dann unter weniger günstigen Umständen ab, als wir uns mit den Kamerateams um uns herum vierzig Minuten lang in einer Hotellobby trafen. Das war kaum genug, um auch nur die abgekürzte Version ihrer Geschichte erfassen zu können. Ich war gespannt, wie wir ihre Genesung über die große Entfernung hinweg würden bewerkstelligen können.

Zumindest hatten wir nach den Kameraaufnahmen noch etwas Zeit, die allgemeinen Grundsätze dessen zu besprechen, was sie zu tun hatte. Zuerst sollte sie Literatur über Panik lesen, um verstehen zu können, was in ihr vorging, wenn der Anblick eines Hundes Angst in ihr aufkommen ließ. Zweitens sollte sie einige Tage lang täglich Atem- und Entspannungsübungen durchführen, bis sie sich sicher war, sie beim Aufkommen von Nervosität anwenden zu können (so wie ein Fahranfänger auch zuerst auf einem ruhigen Parkplatz übt und sich nicht gleich in den Berufsverkehr stürzt).

Drittens würde sie arrangieren, Zeit in Anwesenheit eines Hundes zu verbringen und eine schrittweise Erhöhung der Dauer und der Nähe zu ihm planen. Ihn zu streicheln, musste nicht das Ziel sein, auch nicht, eine Hundeliebhaberin zu werden, sondern einfach, in seiner Gegenwart sein zu können, ohne von Angst überwältigt zu werden und ohne wegzulaufen. Zufällig hatte ihr Schwager einen kleinen Hund, dieselbe Rasse wie der aus ihrer Kindheit. Als sie ihr Projekt in der Familie erzählte, stellte sich heraus, dass ihre Erinnerung an den Vorfall einige Ungenauigkeiten aufwies. So war zum Beispiel der Hund, an den sie sich erinnerte, sehr groß gewesen, während es sich in Wirklichkeit um ein relativ kleines Tier gehandelt hatte. Und der Hund war nicht wegen seiner Gefährlichkeit weggegeben worden, sondern einfach, weil sie als kleines Mädchen zu nervös um ihn herum war. Deshalb hatten ihre Eltern ihn einem Nachbarn anvertraut.

Jeden Tag ging Mary für mindestens eine Stunde zu ihrem Schwager. Zuerst musste er den Hund außer Sichtweite bringen, während sie das Haus betrat, dann brachte er den angeleinten Hund langsam in den Raum, an dessen anderem Ende Mary wartete. Die ersten paar Male war sie, noch bevor Hund und Herrchen in das Zimmer kamen, so angespannt, dass sie kaum atmen konnte. Sie lehnte sich an die Wand, und vor ihr stand zur Sicherheit ein Stuhl. Aber sie arbeitete hart daran, die Kontrolle über ihre Empfindungen zu erlangen und sich daran zu erinnern, ihre geballten Fäuste zu öffnen und ihre Atemzüge zu verlangsamen. Vor allem sagte sie sich selbst immer wieder, dass sie nicht wirklich in Gefahr war, auch wenn ihre Psyche ihr dies suggerierte. Ihr Mantra war: »Gefühle sind keine Fakten, Gefühle sind keine Fakten« und während der Besuche murmelte sie es unablässig vor sich hin (während sie den Hund nicht aus den Augen ließ!).

Marys Angst stand in Beziehung zu einer Erinnerung, nicht zu dem Hund im Raum. Wir telefonierten in dieser Zeit einmal pro Woche, und ich betonte immer wieder, dass ein großer Teil ihrer Aufgabe darin bestand, die Realität (ein fügsamer älterer Hund an der Leine, der meistens nicht einmal in ihre Richtung schaute und keine Anzeichen von Aggression zeigte) in Übereinstimmung mit ihrem traumatischen Erlebnis zu bringen, das für ein vierjähriges Kind tatsächlich gefährlich war (ein junger bellender Hund, den sie nicht kontrollieren konnte und der sie direkt ansprang). Mary begann zu bemerken, wie viele ihrer Gedanken darum kreisten, was passieren würde – »er wird mich beißen, er wird bellen, ich werde nicht entkommen können« –, auch wenn dies gar nie geschah. Diese Erkenntnis stärkte ihren Mut, den kurzfristigen Drang zur Flucht zu ignorieren, denn sie konnte jetzt sehen, welche Streiche ihre Psyche ihr gespielt hatte.

Allmählich – über zwei Wochen hinweg – ging sie dazu über, sich mit dem nicht angeleinten Hund im selben Raum aufzuhalten, nach einer Weile sogar ohne seinen Besitzer, dann draußen im Garten, wo das Tier frei herumlief. Die Besuche nahmen innerlich bei ihr immer den gleichen Verlauf: anfängliche Nervosität beim Betreten des Hauses mit steigender Erregung, als der Hund in ihre Nähe kam, und dann dem Nachlassen, als sie die Techniken benutzte und sich wohler fühlte. Nach und nach gewöhnte sich Mary daran, die Empfindungen einzukalkulieren und sich mit ihrer Präsenz im Rahmen des Projekts zu versöhnen. Mit der Zeit konnte sie etwas entspannen, da es sich um einen Hund handelte, den sie bereits kannte, und einen kleinen noch dazu. Sie bezweifelte aber, dass ihr das auch mit fremden und größeren Hunden gelingen würde.

So erhöhte sie das Risiko und begann dieselben Übungen mit dem Labrador eines benachbarten Bauern. Innerhalb einer weiteren Woche nach der täglichen Praxis konnte sie über den Hof gehen, selbst wenn der Hund herumlief. Sie lernte außerdem vieles über das Verhalten von Hunden, indem sie mit den Besitzern sprach – Bellen zum Beispiel kann viele Dinge bedeuten und dient meistens einfach der Kommunikation, ein Zeichen von Aggression ist es nur selten. Es gibt Willkommensbellen; territoriales Bellen, das den Grundstückseigentümer auf Eindringlinge aufmerksam macht; Bellen, mit denen der Hund anzeigt, dass er nach draußen muss, um sein Geschäft zu erledigen etc. Auch über das Schnüffeln redete sie mit den Hundebesitzern und erkannte, dass sie dieses Verhalten immer als Auftakt zu einem Biss fehlinterpretiert hatte, während es dem Hund einfach dazu dient, eine Beziehung zu seiner Umgebung herzustellen. Aus diesem Grund rennen Hunde auch auf einen zu. All diese Gespräche halfen Mary, sich selbst sachliche Informationen zu geben, wenn ihr Verstand anfing, sich in Katastrophengedanken zu verzetteln.

Die meisten Hundephobiker fragen: »Ich habe gehört, dass Hunde Angst riechen und dann erst recht hinter einem herlaufen. Aber das bedeutet doch, dass sie mich mit Sicherheit angreifen werden, oder nicht?« Dies ist ein weit verbreitetes Ammenmärchen und schlichtweg nicht wahr. Hunde riechen keine Angst, aber sie bemerken, wenn jemand die typischen Verhaltensweisen von Angst zeigt, wie Mit-den-Händen-Fuchteln, Wegrennen, Schreien oder Abwehren mit einer Einkaufstasche. Er findet diese Verhaltensweisen interessant und deutet sie als Anzeichen, dass jemand mit ihm interagieren und spielen will. Wenn Sie stillstehen, und vor allem, wenn Sie den Hund nicht anstarren oder etwas zu ihm sagen, verliert er das Interesse und lässt Sie in Ruhe.

Eine interessante Wendung trat ein, als sich herausstellte, dass Marys schlimmste Angst Welpen galt (allein schon wegen ihrer Größe würden sie bei den meisten Menschen am unteren Ende der »Angsterzeuger«-Skala stehen). Was steckte dahinter? Die Hundekinder waren zapplig, rannten immer herum und vor allem leckten sie einen ständig ab, und das war genau das, wovor sie sich fürchtete. Und so arrangierte die Fernsehcrew, dass Mary einen Tag mit Welpen verbrachte, und zwar in ihrem Badezimmer, damit sie unter Kontrolle waren. Anfangs betrat sie das Bad in Gummistiefeln und trug außerdem Handschuhe, sonst hätte sie sich nicht getraut, die Hündchen anzufassen. Am Ende des Tages aber hatte sie Stiefel und Handschuhe abgelegt und konnte die Welpen problemlos hochheben.

Spaziergänge zu ihrer Schwester waren der nächste Schritt, dann ging es zum Park und schließlich sogar zum Strand, an dem sich viele Hunde tummelten. Ich selbst sah Mary nur noch einmal vor Ablauf der Vier-Wochen-Frist, und war dann sehr stolz, als sie bei der Hundeausstellung einen großen Bernhardiner herumführte, ganz ruhig, obwohl sich viele Hundert bellende Hunde unter dem Dach der Arena aufhielten.

Die Arbeit mit Mary hat mich etwas Wichtiges gelehrt, und ich erzähle ihre Geschichte als Antwort für alle, die mich fragen: »Wie lange wird es dauern?« Ihre Geschichte zeigt, dass es so lange dauert, wie man den Prozess eben in die Länge ziehen will, und dass der größte Teil der Arbeit ohne die Hilfe eines Therapeuten erledigt werden kann. Aber Sie müssen motiviert und hartnäckig sein, so wie Mary es war, Ihrem Ziel eine hohe Priorität einräumen und sich ausreichend Zeit dafür nehmen.

Soziale Phobien – Niemand ist eine Insel

Es gibt Anzeichen dafür, dass alle Menschen biologisch darauf konditioniert sind, einen wütenden, kritischen oder ablehnenden Gesichtsausdruck mit Angst zu verbinden. Wut oder Ablehnung, die anderen gilt, löst nicht unbedingt Angst aus, wohl aber die auf einen selbst gerichtete. Dies mag daran liegen, dass es in primitiven Zeiten schwerwiegende Folgen haben konnte, wenn man aus seinem Stamm ausgestoßen wurde. Im Grunde genommen war es das Todesurteil. Auch in der heutigen Zeit suchen wir unbewusst noch nach dem Schutz unseres Stamms und fügen uns in ihn ein.

Der direkte Augenkontakt ist entscheidend für die Stimulation einer solchen Angstreaktion. Die Menschen bewegen sich mit ihren sozialen Ängsten in einem Kontinuum. Am einen Ende der Skala finden wir das normale Unbehagen, im Rampenlicht zu stehen, und am anderen Ende diejenigen, die sich extrem vor dem Sprechen in der Öffentlichkeit oder anderen gesellschaftlichen Situationen fürchten und eine übersteigerte Version der normalen Empfindlichkeit gegenüber Kritik an den Tag legen. Die Fähigkeit, sich Gesichter zu merken, scheint auch entlang eines Spektrums zu verlaufen, wobei Phobiker ein selektiveres Gedächtnis für Gesichter mit kritischem Ausdruck als für anerkennende Mienen haben. Ersteren widmen sie viel mehr Aufmerksamkeit und bewerten bestimmte Informationen häufiger als bedrohlich, als andere Menschen dies tun.

Es ist in jeder Angstsituation normal, dass wir unsicherer sind und uns unseres Auftretens stärker bewusst werden. In Gesellschaft aber oder beim öffentlichen Sprechen ist dieses Nach-innen-gerichtet-Sein ein Handicap, weil sie die für die Erfüllung einer Aufgabe notwendig Aufmerksamkeit ablenkt und so die Fehlerwahrscheinlichkeit erhöht. Und da man oft genau das findet, wonach man sucht, bemerkt man solche Fehler bei sich eher und macht sich dann Sorgen deswegen.

In Anbetracht dieser Faktoren – eine Überempfindlichkeit gegenüber Kritik, Wut oder Ablehnung, eine Vorliebe des Gedächtnisses für Negatives und eine leichtere Ablenkbarkeit hin auf innere Vorgänge – wird es klar, dass einige Menschen anfälliger für Schüchternheit und Angst sind als andere. Entlang des Kontinuums können wir diejenigen finden, für die viele soziale Situationen anfangs etwas unangenehm sind, die sich aber entspannen, sobald die Umstände für sie richtig sind (kleine Gruppen statt große, Menschen, die sie kennen und keine Fremden und so weiter). Am anderen Ende finden wir diejenigen, die beim geringsten (auch eingebildeten) Zeichen von Ablehnung oder Missbilligung am Boden zerstört sind und die Vermeidung als einen erträglicheren, wenn auch nicht erfüllenden Lebensstil gewählt haben.

Dieses Kontinuum scheint auf eine große Bandbreite von Fähigkeiten in gesellschaftlichen Situationen hinzuweisen, und gegebenenfalls kann eine Psychotherapie, die sich mit der Quelle der Angst beschäftigt, sehr hilfreich sein. Viele Kinder sind ihrem Wesen nach vorsichtig und schüchtern. Wenn so ein Kind ständig kritisiert wird oder zu Hause oder in der Schule häufig mit aggressivem und einschüchterndem Verhalten konfrontiert wird, ist leicht nachvollziehbar, dass später auch der erwachsene Mensch in Gesellschaft anderer stets auf der Hut sein wird. Die Auswirkungen von Mobbing in der Schulzeit können sich noch weit ins Erwachsenalter hineinziehen. Der Betroffene kann sich dann zum Beispiel nie richtig entspannen, erwartet innerlich immer schon die nächste Demütigung, ist wachsam, ob er sich nicht vielleicht peinlich verhält oder die Erwartungen anderer nicht erfüllt. Selbstakzeptanz und Unabhängigkeit von den Meinungen anderer sind vielfach mit einem Rückgang des Angstniveaus verbunden und die Eckpfeiler, auf denen das innere Vertrauen aufgebaut wird. Diese lassen sich stärken durch Hilfe bei der Anpassung der Konversations- und Körpersprachgewohnheiten, die im Laufe der Jahre als schützende Verteidigung entwickelt wurden und auf andere wenig freundlich und anziehend wirken: Vermeidung von Augenkontakt, undeutliches Murmeln, einsilbige Beantwortung von Fragen, serviles Verhalten – alles gute Überlebenstaktiken, um von einem möglichen Mobber übersehen zu werden, aber kontraproduktiv, wenn es darum geht, einen normalen gesellschaftlichen Umgang zu pflegen.

Viele, die bei gesellschaftlichen Zusammenkünften in Panik geraten, haben ihr Selbstvertrauen erst durch die Panikattacken verloren. Ihr Risikogefühl bezieht sich dann nicht auf ihre sozialen Fähigkeiten, sondern nur auf ihre Fähigkeit, die Panik zu verbergen. Abgesehen von ihrem inneren Unwohlsein schwitzen sie bei einer Panik so stark, dass der Schweiß in Strömen rinnt, sie erröten oder verzerren ihr Gesicht und haben dann das Gefühl, dass die anderen um sie herum dies bemerken und sie dafür missachten. Wenn sie unterstützt werden und lernen, mit den Attacken besser umzugehen, werden sie sich in sozialen Situationen wieder wohler fühlen. Die spezifischen Fähigkeiten zur Senkung der Erregung des Nervensystems sind deshalb ebenso wichtig wie das Bewusstsein für angstauslösende Gedanken. Außerdem muss man lernen (indem man sich den gefürchteten Situationen aussetzt), dass man die Erfahrung aushalten kann.

Die Entwicklung der Haltung »Na und, mir doch egal« gegenüber den Meinungen anderer kann das Gefühl des Bedrohtseins erheblich verringern, denn Wut ist ein stärkeres Gefühl als Angst und löst eher die Chemie des Kampfes aus als die der Flucht, und der Mischung wird dann Testosteron hinzugefügt. Ich hatte schon einige Patienten, die aufgrund der geistigen Fähigkeiten, die sie bei Kampfsportarten erlernt hatten – die Aktionen mit starken Gedanken zu begleiten –, viel weniger unter sozialen Ängsten litten. Indem Sie sich also weniger darum kümmern, was die Leute von Ihnen halten könnten, verschieben Sie paradoxerweise das Machtgleichgewicht zu Ihren Gunsten, Ihre nervöse Erregung sinkt, und das Symptom, um das Sie sich sorgen, kann überhaupt nicht auftreten. Man bekommt, was man will, indem man aufhört, es zu wollen!

Wem die Knie schlottern, weil eine Einladung zu einer Hochzeit oder Taufe in der Post war, könnte sich zur Vorbereitung bewusst und regelmäßig in ähnliche Situationen begeben, um die angstlösenden Techniken zu üben. Eine Möglichkeit wäre, jeden Sonntag den Gottesdienst zu besuchen (auch wenn Sie nicht religiös sind, das ist nicht der Punkt). Eine solche Veranstaltung hat einiges mit einer großen Feierlichkeit gemeinsam – die Anwesenheit vieler Menschen, eine Zeremonie mit Anfang, Mitte und Ende, eine ziemliche Entfernung zur nächsten Tür, sodass eine Flucht fast ausgeschlossen ist. Und Sie können ausprobieren, sich bei einer gesellschaftlichen Zusammenkunft zwischendurch zurückzuziehen, anstatt gleich ganz nach Hause zu gehen. Schieben Sie das Üben nicht hinaus, sondern fangen Sie an, sobald Sie die Einladung erhalten haben.

Jede Veranstaltung, die bei Ihnen anstehenden Anlässen gleicht, ist ein gutes Übungsfeld. Wenn Sie zum Beispiel Probleme haben, Bürobesprechungen durchzustehen, könnten Sie an einem Kurs teilnehmen (Kochen, Gärtnern, Weinproben, was Sie eben anspricht). Der Rahmen ist ähnlich – ein Raum mit vielen Menschen darin und die Tatsache, dass Sie ihn nicht unbemerkt verlassen können. Sollten Ihre ersten Versuche nicht gut verlaufen, sind Sie zumindest kein berufliches Risiko eingegangen. Auch Elternabende oder Vereinssitzungen sind gute Übungsmöglichkeiten, einfach alle Events, bei denen die Tür geschlossen ist und man beginnt, die altbekannten Gefühle zu entwickeln.

Wenn die soziale Situation, in der Sie sich panisch und gehemmt fühlen, Auswärtsessen heißt, dann warten Sie nicht auf eine Einladung, sondern fangen Sie an zu üben. Zuerst machen Sie einen Plan: Sie könnten sich zum Beispiel mit einem Freund, der Ihr Problem kennt, nachmittags auf eine Stunde in einem Café treffen und das nächste Mal zu einem Abendessen. Als nächste Stufe machen Sie das Gleiche mit einem netten Bekannten, der nichts von Ihren Ängsten weiß. Eine weitere Steigerung wäre, sich in einem vollen Restaurant an einen Tisch zu Fremden zu setzen. All diese Treffen sollten relativ schnell aufeinanderfolgen, damit Sie schneller lernen. Sie werden die Mondschein-Sonate nie spielen lernen, wenn Sie sich nur einmal im Monat ans Klavier setzen! Das Vorgehen ist das gleiche wie bei jeder anderen Phobie: Lassen Sie die Empfindungen sich aufbauen, nutzen Sie Ihre Strategien, beobachten Sie Ihre Gedanken, ziehen Sie sich zurück, wenn Sie müssen, und kommen Sie dann wieder an den Tisch.

Schüchternheit

Bei Menschen, die so schüchtern sind, dass sie jede Begegnung mit unvertrauten Menschen ängstigt, kann eine Einzel- und Gruppenpsychotherapie sich als sehr nützlich erweisen. Sie stellt einen Ort der Realität bereit, an dem negative Meinungen über uns selbst überprüft werden können. In unseren Beziehungen legen wir manchmal ein Projektionsverhalten an den Tag, bei dem wir, anstatt die Situation genau zu lesen, sie auf der Grundlage unserer Persönlichkeitsstruktur interpretieren. Ein Beispiel: Wenn man als Kind viel kritisiert wurde und deshalb sehr sensibel auf Missbilligung reagiert, projiziert man vielleicht auf andere Menschen, dass sie aggressiv oder einschüchternd sind, während sie objektiv nur eine neutrale Meinung über ein bestimmtes Verhalten abgeben.

Im Gegensatz zu sozialen Situationen, in denen man damit durchkommen kann, einfach fast nichts zu sagen, wird in einer Therapiegruppe erwartet, dass man spricht. Man wird zur Teilnahme ermutigt und hat die Möglichkeit, in einer risikoarmen Situation die Kunst der Konversation zu üben.

In der Einzeltherapie erhalten Sie vielleicht die Möglichkeit zu einem Rollenspiel, bei dem Sie und Ihr Therapeut sich entscheiden können, bestimmte Themen zu besprechen, bei denen Sie sich nicht sicher fühlen. Dabei können Sie üben, das Gespräch trotz panischer Gedanken und Gefühle am Laufen zu halten. Wie bei einem Tennisspiel, bei dem der Ball hin und her geht und jeder Spieler versucht, ihn in Bewegung zu halten und zu vermeiden, dass er ins Netz geht. Menschen, die sehr selbstunsicher sind, sind in Gesellschaft oft so mit ihren Gefühlen beschäftigt, dass sie anderen den Eindruck vermitteln, nicht interessiert zu sein, weil sie so wenig beitragen und auch keine Informationen über sich selbst preisgeben. Auf diese Weise wirken sie distanziert und arrogant, obwohl sie in Wirklichkeit gar nicht so sind. Mit einem Therapeuten können Sie ein Repertoire von Fragen entwickeln, die Sie anderen Menschen stellen können, um ihnen dann aufmerksam zuzuhören und die Aufmerksamkeit von sich abzulenken. Ein Video der Sitzung kann Ihnen wertvolles Feedback geben.

Packen Sie jede Gelegenheit zum Üben beim Schopf, um in Anwesenheit anderer entspannter zu sein. Wechseln Sie ein paar Sätze mit dem Kioskbesitzer, reden Sie mit dem Postboten übers Wetter, fragen Sie einen Mitpassagier im Bus nach dem Weg oder bitten Sie Angestellte in einem Kaufhaus, Ihnen etwas zu zeigen. Egal was, Hauptsache, Sie reden. Als nächsten Schritt können Sie dann etwas persönlichere Gespräche in Angriff nehmen, über Themen, zu denen Sie sich eine Meinung gebildet haben und die etwas über Sie aussagen. Besuchen Sie Vorträge, um sich zu informieren, und lesen Sie regelmäßig Zeitung. Dann haben Sie immer mögliche Gesprächsthemen und vermeiden peinliche Gesprächspausen.

Wenn es Ihr Ziel ist, in Gesellschaft weniger ängstlich zu sein, müssen Sie einfach proaktiv nach Möglichkeiten suchen, dies umzusetzen. Hinter Ihrer Haustür machen Sie keine Fortschritte. Wenden Sie Ihre neu erworbenen Fähigkeiten unter Menschen an. Das Prinzip aller Phobien gilt auch für Schüchternheit – es ist nur Ihre Annahme, dass Menschen ein Risiko für Sie sind, es ist nicht die Wahrheit. Sie müssen also rigoros sein, wenn es darum geht, bedrohliche Gedanken auszublenden.

Sprechen in der Öffentlichkeit

Man muss nicht phobisch sein, um Bammel davor zu haben, eine Rede zu halten, das geht vielen Menschen so. Zum einen sind viele der Anlässe, bei denen dies relevant wird, »große Tage« wie Studienabschlussfeiern, Taufen und Hochzeiten; berufliche Präsentationen, bei denen die Kollegen zugegen sind; Geschäftstreffen, bei denen einem wichtigen Kunden etwas »verkauft« werden muss; ein Referat, das benotet wird. Der Einsatz scheint also hoch zu sein. Zweitens wird Ihr inneres Bewusstsein für aufkommende unangenehme Empfindungen durch Ihr äußeres Bewusstsein verstärkt, beobachtet, hinterfragt, bewertet zu werden, sodass die Anwendung der Techniken zur Reduzierung des Adrenalins gleichzeitig mit dem Sprechen erfolgen muss, was alles andere als einfach ist. Drittens, da die meisten gesellschaftlichen Ereignisse nicht spontan stattfinden, sondern einige Zeit im Voraus geplant werden, sind diese lange in Ihrem Kopf und haben viel Spielraum, um Gedanken zu erzeugen und Katastrophenvideos ablaufen zu lassen. Wenn der Tag des Ereignisses dann endlich kommt, ist die Wahrscheinlichkeit groß, dass Sie bereits von Adrenalin überflutet sind.

Auch hier gilt: Suchen Sie nach Möglichkeiten zum Üben. Eine sehr entschlossene Patientin von mir, die wusste, dass sie als einziges Kind eine Rede zum fünfzigsten Hochzeitstag ihrer Eltern halten musste, wandte sich an einen Pfarrer und fragte ihn, ob sie bei den Sonntagsmessen jeweils den Bibeltext lesen könne. Sie hatte eine Kirche in einiger Entfernung von ihrem Wohnort gewählt, dann würde es ihr weniger ausmachen, wenn sie mal steckenbliebe. Außerdem hatte sie sich vorsichtshalber einen Plan B überlegt, der darin bestand, dass sie einfach sagen würde: »Entschuldigen Sie mich, ich kann nicht weitermachen« und die Kirche mit gesenkten Augen verließ. Diesen Plan B brauchte sie dann aber nie, auch wenn sie die ersten paar Male schrecklich aufgeregt war. Das Vorlesen fiel ihr leichter, wenn sie beim Lesen mit dem Zeigefinger die Zeilen entlangfuhr und vor allem nicht aufblickte. Mit dieser Technik brachte sie dann letztendlich auch die Hochzeitsrede gut über die Bühne und empfand dies sogar als einfacher als die Auftritte vor großem Publikum in der Kirche.

Toastmasters ist wie andere Debattierclubs eine Organisation zur Förderung der Kunst des öffentlichen Redens, auch für Menschen, die stottern oder Angst haben *[Toastmasters Clubs gibt es auch in den deutschsprachigen Ländern]*. Sie können zuerst als Gast teilnehmen und später, wenn Sie möchten, über ein Thema Ihrer Wahl sprechen. Die unvoreingenommene Atmosphäre ohne jeglichen Erfolgsdruck bietet ideale Trainingsmöglichkeiten.

Prüfungsangst

Dieses Problem hat zwei Aspekte. Einer ist die Angst, am Tag der Prüfung einen Blackout zu haben und sich an das Gelernte nicht mehr zu erinnern, und der zweite ist die Furcht davor, dass andere im Prüfungssaal bemerken werden, dass man eine Panikattacke hat.

Die Prävention eines Herzinfarkts beginnt nicht auf dem Weg ins Krankenhaus, sondern zwanzig Jahre früher. Das Verhindern von Gedächtnislücken folgt einem ähnlichen längerfristigen Prinzip. Im Vorfeld einer Prüfung könnten Sie versucht sein, viel zu viel zu lernen und Ängste vor dem Scheitern hochkommen zu lassen. Sie reduzieren Ihre Ruhe- und Erholungsphasen, schlafen weniger, machen keinen Sport mehr, essen nicht richtig und denken an nichts anderes als an die Prüfung. Das vorherrschende Klima vor jeder Prüfung ist Angst, allerdings in verschiedenen Ausprägungen. Wie Sie ja bereits wissen, erzeugen Angstgedanken Adrenalinmoleküle. Hier sind Pessimisten und Perfektionisten besonders gefährdet, denn ihre Prämissen lauten: »Erwarte das Schlimmste« beziehungsweise »Strebe das Bestmögliche an, um sicher zu sein«. Zu viele Wochen oder Monate mit einem hohen Adrenalinspiegel sorgen dafür, dass Sie sich im Vorfeld der Prüfung wie eine Spiralfeder aufwickeln. Je höher es geht, desto eindringlicher wird auch die Vorhersage einer Katastrophe, wodurch die Adrenalinfreisetzung weiter angekurbelt wird.

Wir haben vier verschiedene Gehirnwellen: Die schnellsten sind die Beta-Wellen, bei denen sich die meiste Aufmerksamkeit auf äußere Reize konzentriert. Mit den langsameren Alpha-Wellen richten wir unsere Aufmerksamkeit nach innen, wenn die Augen geschlossen sind und der Körper ruhig ist. Theta-Wellen treten bei Tagträumen und Schläfrigkeit auf, und die Delta-Wellen schließlich sind für den Schlaf zuständig. Das Lernen fördert hauptsächlich die Beta-Wellen. Wenn die Zeit vor einer Prüfung knapp wird, bleiben wir möglicherweise in einer Turbosituation stecken, aus der heraus es schwierig ist, die Drehzahl herunterzufahren. Unsere Wachsamkeit findet ständig noch irgendwelche Wissenslücken, und das macht guten Schlaf immer unwahrscheinlicher. Stellen Sie sich Ihr Gehirn wie eine Küchenmaschine vor, die blockiert, wenn sie zu sehr vollgestopft wird. Besser Sie füllen sie mit kleinen »Happen«, die sie dann perfekt verarbeiten kann.

Der Schlüssel ist die Aufrechterhaltung des Gleichgewichts, auch wenn dies wie eine Binsenweisheit klingen mag. Ein angemessenes Verhältnis von Lern- und Ruhezeiten, eine halbstündige Pause nach jeweils anderthalb Stunden Lernen und ein paar Stunden vor dem Schlafengehen keine Stimuli wie Kaffee oder Technomusik mehr. Regelmäßige Bewegung senkt das Adrenalin ebenso wie Sinn für Humor angesichts des absurden Punktesystems an der Uni. Darüber hinaus gibt es einige gute pflanzliche und homöopathische Entspannungs- und Schlafmittel, wie Baldrian, Haferkrauttee *(Avena sativa)* und Kava Kava. Sprechen Sie nicht allzu viel mit anderen Perfektionisten über die möglichen Prüfungsinhalte, um die Paranoia auf einem Minimum zu halten.

Da ich Sie ja ermutigt habe, die tiefere Bedeutung hinter Ihren Symptomen zu untersuchen, könnten Sie sich fragen, warum Sie so viel ängstlicher sind als Ihre Kommilitonen, denen dieselbe Prüfung bevorsteht. Was ist aus dem Gleichgewicht und bittet, in Ihrer Persönlichkeit überwunden zu werden? Nehmen Sie eine zu starke negative Beurteilung Ihrer Fähigkeiten vor? Meistens sind diejenigen mit den größten Ängsten nicht die, die nicht genug gelernt haben und guten Grund hätten, nervös zu sein, sondern die Einser-Schüler und -Studenten, die das Gesamtbild völlig aus den Augen verloren haben und überzeugt sind, dass es das Ende der Welt sein wird, wenn sie nicht die gewünschten Ergebnisse erzielen. Heißt die Devise »Note eins oder sterben«, ist dies ein klares Signal an Ihre Kampf-oder-Flucht-Reaktion, und Ihr Adrenalinspiegel wird durch die Decke gehen. Könnten Sie jedoch auch mit etwas schlechteren Noten leben, bleibt das Adrenalin niedriger und Sie entspannter, wodurch sich auch die Wahrscheinlichkeit des so gefürchteten Blackouts verringern wird. Es ist also keine Tugend, Perfektionist zu sein, sondern eher ein Spiegelbild des verzerrten Denkens, das man sinnvollerweise mit einem Psychotherapeuten angehen sollte. Die Prüfungen werden Sie eines Tages hinter sich haben, aber wenn Sie dieses Persönlichkeitsthema nicht in Angriff nehmen, es ist vielleicht ein Spiegel des Zweifels an Ihrem Selbstwert, wird es sich später im Leben unter anderen Umständen wieder zeigen.

Der andere Aspekt der Prüfungsangst kann die Sorge sein, mit einer Panikattacke vor allen anderen Prüflingen ein öffentliches Schauspiel zu liefern oder wertvolle Energie und Zeit zu verschwenden, um die Panik zu verbergen. Wenn Sie schon einmal unter Prüfungsbedingungen eine Panikattacke erlebt haben, besprechen Sie diese Tatsache vertraulich mit Ihren Lehrern. Eine Maßnahme, die Schulen und Hochschulen mehr in Betracht ziehen müssen, ist die Einrichtung eines speziellen privaten Raumes für jemanden, der sich gefangen fühlt und nicht im Prüfungssaal bleiben kann, aber trotzdem die Prüfung beenden möchte. Ich habe gelegentlich durch Ausstellen eines entsprechenden Attestes dafür gesorgt, dass spezielle Befreiungen gewährt wurden, wodurch die betreffende Person sogar zu Hause unter Aufsicht ihre Prüfung ablegen konnte. Erkundigen Sie sich gegebenenfalls im Vorfeld der Prüfung nach einer solchen Möglichkeit.

Gelsemium ist ein homöopathisches Mittel gegen Lampenfieber und Prüfungsangst. Fragen Sie Ihren Homöopathen danach.

Flugangst

Es gibt zwei Versionen dieser Angst. Diejenigen, die Angst haben, dass das Flugzeug abstürzt und sie sterben werden, und diejenigen, die Angst haben, dass sie an Bord des Flugzeugs eine Panikattacke haben und nicht entkommen können. Der ersten Gruppe kann ein Flugangstkurs enorm helfen. Dort erhalten sie Statistiken, wie sicher Fliegen ist, lernen das Cockpit mit allen Kontrollinstrumenten und Schutzvorkehrungen kennen, erfahren, dass es immer zwei Piloten gibt, dass das Flugzeug bei Bedarf sogar mit Autopilot betrieben werden kann und anderes mehr. Mitunter gibt es sogar das Angebot, über die Start- und Landebahn zu rollen, gefolgt von einem kurzen Flug. Die Teilnehmer lernen ähnliche Entspannungsmethoden wie die in diesem Buch und erhalten eine Anleitung, wie sie mit ihren Katastrophengedanken fertigwerden.

Für die zweite Gruppe ist ein Großteil der Kursinhalte ebenfalls wertvoll, ihre Hauptsorge besteht jedoch darin, dass sich die Türen schließen und ihnen für einige Stunden die Flucht vereiteln. Das bedeutet Gefahr für sie und kann den Beginn einer Panikattacke einleiten. Die meisten Betroffenen sind in allen Phasen vor dem »Türmoment« extrem aufgeregt, schlafen in den Wochen nach der Buchung schlecht und sind nicht in der Lage, ihren Verstand davon abzuhalten, ständig daran zu denken. Das geht auch noch in der Warteschlange beim Check-in (die meisten versuchen sowieso, das Anstehen zu vermeiden, indem sie als Erste dort sind) und beim Warten am Gate so weiter. Wenn sie das Flugzeug betreten, sofern sie sich nicht bereits vorher entschlossen haben, die Mission abzubrechen, beherrscht das Adrenalin bereits ihr System.

Wenn ich Patienten frage, was das in ihren Augen schlimmstmögliche Szenario ist, das danach eintreten könnte, höre ich Dinge wie »wütend werden und sich wie ein Verrückter verhalten, die Stewardess angreifen und verlangen, dass das Flugzeug zum Terminal zurückkehrt, zusammenbrechen, aufhören zu atmen« und so weiter. Die meisten räumen ein, dass sie in all den Jahren des Fliegens, obwohl mindestens fünf Prozent der Reisenden nervös bis panisch sind, noch nie eines der oben genannten Ereignisse erlebt haben. Wenn auch nur eines davon auch nur eine vage Möglichkeit wäre, würden die Fluggesellschaften solche Menschen aussondern, was sie aber nicht tun. Warum? Weil diese Dinge nicht passieren. Die Antwort eines Panik-Betroffenen lautet oft: »Ich weiß das, aber …«

Dies ist immer noch der Kern des Problems. Menschen, die an Panikattacken leiden, belügen sich selbst. Und die Lösung des Problems ist die gleiche wie bei allen Phobien – man muss seine alten Denk-, Atem- und Verhaltensmuster ablegen und aufhören, die Welt in sichere und gefährliche Orte zu unterteilen, indem man die panischen Empfindungen, die in geschlossenen Räumen auftreten, auf eine andere, ernstere Ebene verfrachtet.

Der vollendete Lehrmeister absolviert einen Flug nach dem anderen und erkennt realistisch an, dass Sie trotz Ihrer Vorhersagen noch am Leben sind, dass Sie nicht wütend geworden sind, dass Sie die Empfindungen überlebt haben, dass in Wirklichkeit nichts Gefährliches passiert ist, sondern nur in Ihrem Kopf. Wenn Sie den Punkt erreicht haben, an dem es kein Zurück mehr gibt, entwerfen Sie Ihre Strategie und planen zunächst zwei Kurzflüge, die etwa zwei Wochen auseinanderliegen. Ein guter Weg wäre, mit einem Flug zu beginnen, der weniger als eine Stunde dauert, aber mit einer normalen Linienmaschine stattfindet (da die Turbulenzen bei kleineren Modellen eigentlich bei jedem ein flaues Gefühl im Magen verursachen). Lassen Sie sich vielleicht von jemandem begleiten und lassen Sie bei der Buchung offen, wann Sie den Rückflug antreten, falls Sie ihn nicht sofort bewältigen können. Ein Flug am späten Morgen ist ideal, falls Sie nicht gut geschlafen haben und damit Sie nicht den ganzen Tag in banger Erwartung des Ereignisses verbringen müssen.

Viele Panik-Betroffene machen den Fehler, ihren ersten Flug seit Jahren als Familienurlaub oder als Belohnung für den leidenden Partner zu buchen, weil sie denken, dass der Anreiz, den/die anderen nicht zu enttäuschen, sie bestärken wird. Das *kann* durchaus funktionieren, aber die zusätzliche Belastung, anderen gefallen zu müssen, die zu der bereits schwierigen Situation hinzukommt, kann das Unternehmen scheitern lassen.

Rechnen Sie damit, dass das erste Mal das schlimmste sein wird, wahrscheinlich begleitet von starken Empfindungen, vor allem wenn es Jahre her ist, seit Sie zuletzt geflogen sind. Überraschend für die meisten ist die Tatsache, dass diese Ängste nur von kurzer Dauer sind, und deutlich nachlassen, sobald das Flugzeug in der Luft und die Möglichkeit, sich noch zu drücken, vorbei ist. Diese Betroffenen berichten praktisch alle von einer großen Diskrepanz zwischen dem, was sie vorhergesagt haben, und dem, was tatsächlich passiert ist. Außerdem stellen sie fest, dass beim zweiten und dritten Mal die Intensität insgesamt nachlässt – weniger unruhige Tage und schlaflose Nächte davor – weil sie nun wissen, was sie erwartet. Zum Beispiel, dass kurz vor und nach dem Start die prekärste Zeit ist, was bedeutet, man sollte sich gerade dann auf die Atemtechniken konzentrieren, die Gedanken in sichere Richtungen lenken und sich auf den langfristigen Gewinn im Vergleich zu der kurzfristigen Not fokussieren.

Angst vor dem Anblick von Blut und vor Spritzen

Ein Ohnmachtsanfall beim Anblick von Blut ist ein Sonderfall, wenn es darum geht, wie sich die Kampf-oder-Flucht-Reaktion abspielt, denn normalerweise führt diese Reaktion nicht zu Ohnmacht. Merkwürdigerweise muss bei demjenigen Menschen gar nicht unbedingt eine ausgeprägte Angst vor Blut bestehen, der Anblick allein kann ausreichen. Kommt es allerdings jedes Mal zu Ohnmachtsanfällen, entwickeln die meisten Betroffenen schließlich doch Angst vor der Möglichkeit, dass es beim nächsten Mal wieder so sein wird.

Die meisten Phobien sind mit einer erhöhten Erregung des sympathischen Nervensystems nach der Konfrontation mit einem Auslöser verbunden. Bei Blutphobien jedoch tritt eine zweistufige (biphasische) Reaktion auf. Zunächst steigt für einige Sekunden oder Minuten die Sympathikus-Erregung (Anstieg von Blutdruck und Herzfrequenz), aber dann erfolgt aufgrund der Aktivität des Vagusnervs, einem Teil des parasympathischen Systems, ein dramatischer Abfall dieser Funktionen, was eine Ohnmacht bewirkt. Es ist ist wirklich nur das, nichts Ernsteres oder Komplizierteres – kein Zeichen für eine drohende Hirnblutung, einen Schlaganfall oder sonst etwas Gravierendes.

Als erfolgreiches Gegenmittel hat sich hier die Methode der angewandten Anspannung erwiesen. Hierbei sollen Betroffene alle Muskeln wiederholt kurzzeitig anspannen, um so den Blutdruck wieder zu erhöhen und der blutdrucksenkenden Wirkung des Auslösers entgegenzuarbeiten. Man hält die Spannung jeweils für einige Minuten aufrecht, entspannt sich dann kurz und spannt die Muskeln wieder an, bis ein ausreichend hoher Blutdruck gemessen wird. Wer schon weiß, dass Spritzen und/oder Blutentnahmen bevorstehen, kann dies vorher üben und sollte dafür ein Blutdruckmessgerät zur Hand haben.

17

ENERGIEKONKURS

Leitgedanke: Abflüsse schließen

Wenn Ihr Bankkonto überzogen ist, kann dies von einer großen Auszahlung oder einer Vielzahl von kleinen herrühren. Das Ergebnis ist das gleiche – Sie haben Ihre letzten Reserven verbraucht. Das »du«, das sich bedroht fühlt, ist Ihr primitiver Überlebensteil, der buchstäblich Ihren Motor und Ihre Zellfunktionen am Laufen hält.

Panikattacken beginnen oft in einer Zeit, in der es mehr Stress gibt als sonst. Irgendwann kommt dann der letzte Tropfen, der das Fass zum Überlaufen bringt. Wenn Sie keinen bestimmten Auslöser für Ihre Panikattacken identifizieren können, kann dies daran liegen, dass es in Ihrem Fall eine Reihe von kleinen Herausforderungen war, und nicht eine große, die Ihr Adrenalin in die Höhe trieb, Ihr Energiekonto abräumte und Sie in die roten Zahlen brachte. Möglicherweise müssen Sie einmal den Gesamthintergrund Ihres hohen Adrenalinspiegels betrachten.

Zum Beispiel könnten Sie einen Trauerfall erlitten haben oder mussten sich einer Operation unterziehen, und dies kann ausreichend leidvoll oder beunruhigend gewesen sein, um mehrere Panikattacken zu erzeugen. Sie lernen jetzt zwar, wie Sie solche Attacken kontrollieren können, aber wenn Sie dabei ständig in gleichbleibendem Maß mit Unsicherheit oder Konflikt in einer Beziehung konfrontiert sind oder jeden Tag eine lange und anstrengende Fahrt zu Ihrem Arbeitsplatz zurücklegen müssen, können diese Faktoren Ihren Bemühungen entgegenwirken. Dann senken Sie zwar das Adrenalin in einem Bereich, aber in einem anderen wird noch mehr davon ausgeschüttet. Sämtliche Ursachen für erhöhtes Adrenalin sind relevant, weil sie allesamt dazu beitragen, dass der Spiegel die für eine Attacke erforderliche kritische Schwelle erreicht.

Für Ned war es ein anstrengendes Jahr. Er war in eine neue Abteilung versetzt worden und nahm immer öfter Arbeit mit nach Hause oder blieb lange, um die Zahlen für ein morgendliches Meeting zu überprüfen. Sein zweites Kind war fünf Monate alt und schlief nicht durch, sodass Ned oft im Gästezimmer landete, um ein paar Stunden Schlaf zu finden. Sechs Monate zuvor war seine Schwiegermutter an Alzheimer erkrankt, und so kümmerte er sich den größten Teil der Wochenenden um die Kinder, während seine Frau ihrem Vater aushalf. Sie war ebenfalls erschöpft, und beide waren oft gereizt, aber es schien nichts zu geben, wodurch sie ihre Situation verbessern konnten. Sie hatte die Arbeit aufgegeben, um zu Hause zu bleiben, und das nun knappere Budget hatte zur Folge, dass sie sich keinen Urlaub oder eine Kinderbetreuung leisten konnten. Ein freier Abend war also kaum mehr drin. Ned dachte oft wehmütig an seine Single-Tage zurück, als das Leben unbeschwert und lustig und Geld und Schlaf nicht so knapp waren. An seine permanente Müdigkeit hatte er sich ja schon gewöhnt, aber nun kamen auch häufige Kopfschmerzen und eine Reihe von Atemwegsinfektionen hinzu. Er wusste, dass er gestresst war, sah aber keine andere Möglichkeit, als weiterzumachen und zu hoffen, dass sich die Umstände irgendwann verbessern würden. Der »letzte Tropfen« war dann der Umzug des Unternehmens in neue Räumlichkeiten, wodurch sich sein Anfahrtsweg noch weiter verlängerte. Die ersten von vielen Panikattacken begannen zwei Wochen, nachdem er den jetzt erforderlichen morgendlichen Kampf mit dem Stadtverkehr aufgenommen hatte, deshalb das Haus eine Stunde früher verlassen musste und erst zurückkam, als die Kinder schon im Bett waren. Ned hatte die Grenzen seiner Belastbarkeit erreicht.

In Neds Fall richtet sich die Bedrohung direkt auf seinen Energiespeicher. Dieser muss zu viele Bereiche beliefern, von denen dann keiner wirklich effizient arbeitet. Man muss sich nur all die Belastungen ansehen – Überforderung in der Arbeit, zu wenig Schlaf, am Wochenende keine Zeit zum Auftanken, wenig Freude im Leben, Beziehungsstress, gesundheitliche Probleme und ein weiter Weg zur Arbeit. Auf der Überlebensebene hat Ned Angst, dass, wenn ihm die Puste ausgeht, dass sein Speicher leer ist, sein derzeitiges Leistungsniveau in seinen Rollen als Ernährer, Ehemann und Vater drastisch beeinträchtigt wird. Während er es also nicht mit einem Fall »auf Leben oder Tod« im üblichen Sinne zu tun hat, muss er sich doch neu erfinden, um eine tragfähige neue Identität auszubilden, eine mit genug »Saft«, um seine aktuelle Situation zu meistern.

Die Währung, mit der wir für unsere Kämpfe und unser Streben »bezahlen«, heißt Adrenalin. Ob es sich nun um eine positive Herausforderung handelt, wie eine Beförderung, ein neues Baby oder einen Umzug, oder eine negative, wie Beziehungsprobleme oder finanzielle Sorgen, alles wird vom selben Energiekonto finanziert.

Mit den Kräften haushalten

Dieser Schritt ist eine wichtige Erweiterung der anderen Formen der Kontrolle, die Sie in den Kapiteln über Atmung, Muskelentspannung und sicheres Denken gelernt haben. Wenn jemand Sie bittet, ihm Geld zu leihen, würden Sie zuerst prüfen, ob Sie genug auf dem Konto haben. Wenn das nicht der Fall ist, müssen Sie die Bitte ablehnen, Sie haben gar keine andere Wahl. Doch mit den Anforderungen an ihre Energie pflegen viele Menschen keinen so realistischen und pragmatischen Ansatz und tun so, als wären ihre Vorräte unbegrenzt, da sie sie nicht als Gebrauchsgut im eigentlichen Sinne betrachten. Meistens schauen sie nicht einmal nach, ob sie genug davon haben, um etwas abgeben zu können, denn sie sind es gewohnt, sich selbst als »Geber« oder »Problemlöser« zu betrachten und könnten nie jemanden zurückweisen, der gerade in der Klemme sitzt.

Diese Ignoranz gegenüber dem eigenen Bedürfnis, etwas Energie in Reserve zu halten, kann zur Gewohnheit werden und zu einer Defizitsituation führen, entstanden durch das fehlende Bewusstsein, dass ein solches Energiekonto überhaupt existiert. Im Wertesystems unserer Kultur (das die Kirchen in nicht unerheblicher Weise mitgestaltet haben) ist es negativ behaftet, die Bitte eines anderen Menschen abzulehnen, dies gilt als egoistisch. Natürlich ist es großartig, in Zeiten, in denen man über viel Energie verfügt, auf die Bedürfnisse anderer eingehen und ihnen helfen zu können. Ist der eigene Energiepegel jedoch niedrig, ist es nicht nur unklug, sondern auch *unverantwortlich*, den Speicher weiterhin anzuzapfen. Wenn Sie einen Ferrari in Ihrer Garage hätten, würden Sie ihn klugerweise gut warten und damit nicht ins Gelände fahren wie mit einem Jeep. Jeep. Ist es deshalb nicht seltsam, dass jemand als selbstsüchtig angesehen wird, nur weil er mit seinen Kräften haushaltet? Als »guter Mensch« gilt hingegen, wer sich verausgabt, um all das von unserer Gesellschaft auferlegte Sollen und Müssen zu erfüllen.

Vielleicht stehlen Ihnen aber auch Umgebungsfaktoren viel Energie, mehr als Ihre Mitmenschen. Die Energie, um Lärm, Menschenmassen, Verkehr, Hunger, Kälte, enge Zeitvorgaben und Ähnliches zu tolerieren, kommt aus demselben Pool, aus dem sich Ihre Denkprozesse, Ihre emotionalen Reaktionen und Ihren physischen Körper speisen. Unser Wort »tolerieren« leitet sich ab vom lateinischen *tolerare*, was »ertragen, erdulden« bedeutet. Sie ertragen solche Erfahrungen also, aber wenn Ihr Speicher schon fast leer ist, dann können schon kleine Unannehmlichkeiten – wie morgens zu entdecken, dass keine Milch mehr im Kühlschrank oder kein Brot mehr da ist – zu viel für Sie sein.

Auch wenn der Körper versucht, etwa durch Müdigkeit und Reizbarkeit auf die bestehende Energieknappheit aufmerksam zu machen, werden diese Signale nur allzu oft ignoriert. Die Dinge »müssen« eben erledigt werden. Auf diese Weise geben Sie weiter »Energie-Geld« aus, obwohl Ihr Konto schon weit überzogen ist, und tätigen »Auszahlungen«, ohne zu beurteilen, ob zum Ausgleich auch genug eingezahlt wird. Wenn Sie Panikattacken haben, müssen Sie sich aller Bereiche in Ihrem Leben bewusst werden, die eine erhöhte Adrenalinausschüttung bewirken können. Dazu gehören Aufgaben, die abzuarbeiten sind, Fristen, Pflichten und schwierige Menschen, die Ihre Energiereserven erschöpfen. Erstellen Sie auf einem leeren Blatt eine Liste Ihrer wichtigsten »Energieverbraucher« und bewerten Sie auf einer 10er-Skala die Belastung, die sie für Ihr Konto darstellen. Vielleicht hilft es Ihnen, sie in die Kategorien »physisch«, »emotional« und »mental« einzuordnen.

Den Energiehaushalt auszugleichen, bedeutet, nicht nur die Abflüsse zu verstopfen, sondern auch die Vorräte zu überprüfen – *jene Erfahrun-*

gen, die Sie nähren, Ihre Lebenskraft auf ein gesünderes Niveau anheben und als Gegengewicht dienen. Diesen Energiefluss zu kontrollieren, ist bei der Vorbeugung gegen Panikattacken ebenso wichtig und wirkungsvoll wie die Kontrolle Ihres Atems oder Ihrer Gedanken. Eine Fülle dieser Lebenskraft erneuert auf der sehr grundlegenden zellulären Ebene ein Gefühl der Sicherheit und des Vertrauens. Listen Sie doch mal all jene Erfahrungen auf, von denen Sie wissen, dass sie Ihre Speicher auffüllen, und bewerten Sie sie diesbezüglich auf einer 10er-Skala. Das können große Energiequellen sein wie Urlaub oder kleine, aber wichtige, wie zum Beispiel Mittagsschlaf oder die Lieblingssendung im Fernsehen. Vergleichen Sie nun Ihre beiden Listen, Ihre Be- und Entlastungen. Beachten Sie, dass die »Abbuchungen« immer automatisch erfolgen, während die Einzahlungen auf Ihr Konto aktiv vorgenommen werden müssen. Und dass vielleicht einige der besten »Beiträge« für Ihre Energiezufuhr seit Jahren nicht mehr geleistet wurden!

Ist Ihre Höhle eine adrenalinfreie Zone?

Jeder, der mit Stress zu kämpfen hat, muss sich am Ende des Tages auf die Sicherheit seiner Höhle verlassen können. Dort sind Sie eine Zeit lang vor jedem Ansturm von außen geschützt, können Ihre Energiespeicher wieder auffüllen und sich für einen weiteren anstrengenden Tag rüsten. Aber was, wenn das Zuhause in Wirklichkeit ein weiterer »Energieräuber« und kein Zufluchtsort ist?

Wenn Sie bereits gestresst sind, kann Ihnen ein schreiendes Baby oder die laute Musik eines Teenagers wertvolle Stunden Schlaf rauben und bei Ihnen ein Energiedefizit verursachen, falls all dies über einen längeren Zeitraum andauert. Die Anforderungen, ein aktiver Elternteil zu sein, der die Kinder herumchauffiert und/oder Aufgaben im Haushalt übernimmt, können größer sein, als Ihre Zeitreserven für zusätzliche Belastung hergeben. Sie sind dann etwas gereizter als sonst und haben nicht die Geduld für Konfrontationen, die im Vergleich zu anderen Belastungen, womit Sie im Innern konfrontiert sind, eigentlich belanglos sind. Kommt dann noch ein großer Zeitaufwand für den Anfahrtsweg zur Arbeit oder für andere familiäre Verpflichtungen, wie etwa die Betreuung Ihrer betagten Eltern hinzu, wird Ihre alte Identität möglicherweise über ihre Grenzen hinaus beansprucht – und schon haben Sie Ihre erste Panikattacke.

Versuchen Sie, mit den Menschen um Sie herum zu verhandeln, und begründen Sie es damit, dass Sie *im Interesse Ihrer Gesundheit Ihren Adrenalinspiegel senken müssen*. Sie sind nicht »gemein« und wollen anderen ihre Wünsche nicht erfüllen, sondern Sie müssen lernen – vor allem in Zeiten besonderer Herausforderungen –, Ihrem Bedürfnis nach Ruhe und Behaglichkeit zu Hause den Vorrang zu geben. Vielleicht haben Sie ein schlechtes Gewissen, wenn Sie die obligatorischen Besuche bei Ihrem alternden Vater reduzieren oder das Fußballspiel Ihres Sohnes verpassen, um einen erholsamen Tag im Garten zu verbringen oder sich einen Mittagsschlaf zu gönnen.

Eine Mutter am Ende ihrer Kräfte mag sich schlecht fühlen, wenn sie ihren Mann, der früh aufstehen muss, bittet, nachts nach dem Baby zu sehen, oder wenn sie beim Pizzaservice bestellt, anstatt zu kochen. Menschen mit Panikattacken haben oft sowieso schon eine schlechte Meinung von sich selbst, und wollen diese nicht noch verstärken, indem sie ihren häuslichen Pflichten nicht nachkommen. Und doch müssen Sie möglicherweise eine Weile in diese Richtung gehen, damit Ihr Zuhause ein Refugium für Sie bleibt.

Oft wird eine ungerechte und ungesunde Unterscheidung zwischen körperlichen und psychischen Bedürfnissen getroffen. Wenn Sie sich ein Bein oder einen Arm brechen, ist es selbstverständlich, dass Sie nicht in der Lage sind, Ihre familiären Pflichten auf normale Weise zu erledigen, und es wird auf alle möglichen Arten Rücksicht auf Sie genommen. Sie haben dann vielleicht auch Schmerzen, die Sie daran erinnern, wo die Grenze Ihrer Belastbarkeit liegt. Fühlen Sie sich dagegen innerlich ausgebrannt, haben Sie zwar genauso das Bedürfnis nach Rücksichtnahme, aber da man Ihnen nichts ansieht, gehen alle davon aus, dass mit Ihnen alles in Ordnung ist. Darüber hinaus besteht noch eine Konditionierung durch unsere Kultur, die uns dazu bringt, die Aufforderung der Seele, mal einen Gang herunterzuschalten, nicht zu beachten.

Sie müssen einige dieser Einstellungen ändern, wenn Sie genügend Energie freisetzen wollen, um Ihre aktuelle Herausforderung zu meistern und unnötige Panikattacken zu vermeiden. Dies kann ein Dilemma in Ihnen verursachen, sobald das Symptom versucht, Ihre Aufmerksamkeit zu erregen. Es erscheint riskant, alles beim Alten zu belassen und somit weiterhin Attacken zu erleiden, aber auch, eine neue Lebensrichtung einzuschlagen. Können Sie lernen zu akzeptieren, dass es eine Obergrenze für Ihre Energiemenge gibt? Könnten Sie damit umgehen, für eine Weile ein nicht perfekter Elternteil, Partner oder Sohn, eine nicht perfekte Tochter zu sein? Wie würde es sich anfühlen, wenn Sie zum ersten Mal in Ihrer Ehe der oder die Verletzliche, Bedürftige wären, um den/die man sich kümmern muss, und nicht der/die Starke, der/die alles bewältigt? Könnten Sie den Unmut der anderen ertragen, wenn Sie anfangen, auf ihre Forderungen mit Nein zu reagieren und zu unterstreichen, dass auch Ihre Energie Grenzen hat? Der Teil Ihrer Persönlichkeit, den Sie verleugnet und nie entwickelt haben, kann ein Ursprung des Problems sein, und es möchte integriert werden. Durch Ihre Panikattacken wird möglicherweise endlich die Aufmerksamkeit auf Ihre Unfähigkeit gelenkt, sich zuzugestehen, dass Sie genauso viel Ruhe und Gelassenheit verdienen wie andere. Oder auf Ihren Widerwillen dagegen, verletzlich und abhängig zu sein.

Arbeit

Für viele Menschen kann Arbeit eine große Erfüllung sein, für andere dient sie lediglich dem Broterwerb, und für wieder andere schließlich ist sie eine tägliche Belastung. Es lohnt sich zu prüfen, ob Sie aus Ihrer Arbeit Energie für sich gewinnen oder Ihre Energie vernichten. Trägt Zeitdruck zu Ihrem steigenden Adrenalinspiegel bei? Wenn ja, sind die Termine selbst auferlegt oder Teil des Jobs? Viele gestresste Menschen arbeiten mit einer mentalen Liste, die sie bis zum Ende des Tages abgearbeitet haben müssen und mit der sie sich unnötigen Druck machen. Sie entschuldigen sich dann, indem sie behaupten, dass diese Art von Pflichtbewusstsein eben Teil ihres Wesens sei, ohne jemals in Betracht zu ziehen, professionelle Hilfe zur Veränderung zu suchen.

Es gibt einen schmalen Grat zwischen ausreichend Verantwortlichkeit, um sich mit der Arbeit zufrieden zu fühlen, und so viel, dass man überfordert ist. Die Übereinstimmung zwischen Ihrem Qualifikationsniveau und dem von der Stelle geforderten Einsatz bestimmt, ob Sie sich Ihrer Aufgabe gewachsen fühlen. Wenn Sie in bestimmten Situationen am Arbeitsplatz Panikattacken bekommen, kann dies darauf hindeuten, dass Sie Ihre Fähigkeiten durch Weiterbildung verbessern oder in einen anderen Bereich wechseln müssen, in dem Sie kompetenter sind.

Den ganzen Tag über nervös und wachsam zu sein, um ja keinen Fehler zu machen, über den sich andere mokieren könnten, ist kontraproduktiv für das Gefühl der Sicherheit, weshalb die Zahl der »Angstmoleküle« steigt (wie bei Ned). Oft kann Klarheit in die Situation gebracht werden, indem man die Entscheidung trifft, dem Arbeitgeber die Zweifel an der eigenen Leistung zu offenbaren. Vielleicht ist es in der Tat so, dass man Ihnen Aufgaben zuteilt, die über Ihre Fähigkeiten oder die Stellenbeschreibung hinausgehen. Oder Sie werden zu Ihrer Überraschung feststellen, dass Ihr Chef Ihnen rückmeldet, dass er superzufrieden mit Ihrer Arbeit ist und dass Sie einfach mehr Selbstvertrauen brauchen.

Wenn es bestimmte Persönlichkeiten gibt, von denen Sie sich bei der Arbeit eingeschüchtert fühlen, könnten Sie Ihre Kommunikationsfähigkeit überprüfen, damit Sie Wege finden, sich durchsetzungsfähiger und selbstbewusster zu fühlen. Es wird in jedem Lebensbereich immer auch schwierige Menschen geben, und es wird nicht immer möglich sein, ihnen völlig aus dem Weg zu gehen. Sie werden Sie aber weniger erschöpfen, wenn Sie emotional begreifen, was genau an denen Sie so aufbringt. Die Psychotherapie kann Ihnen helfen zu erkennen, dass einschüchternd wirkende Menschen Sie an Ihren autoritären Vater erinnern, oder dass besonders konkurrenzorientierte Menschen Sie an die brutale Rivalität zwischen Ihnen und Ihren Geschwistern zurückdenken lassen. Die schwierigsten Menschen in Ihrem Leben können sich als Ihre besten Lehrer erweisen. Sie verkörpern oft das, was Carl Gustav Jung den »Schatten« nannte, die nicht integrierten und verleugneten Teile unserer

selbst, die wir krampfhaft unter Verschluss halten wollen. Unter der Anleitung eines Psychotherapeuten können Sie herausfinden, welche Lek-
tionen Ihnen die Situation bietet, welche Veränderung Ihrer Identität
unmittelbar bevorsteht, die durch Ihre Panikgefühle aufgezeigt wird.

Arbeitszeiten und Anfahrtszeiten können verdeckte Energieräuber
sein. Selbst wenn Sie Ihre Arbeit gerne tun, verbrauchen lange Stunden
im Berufsverkehr oder Schichtdienste, die den Schlaf(rhythmus) beeinträchtigen, Ihre Reserven, und dann haben Sie nichts mehr, worauf Sie
bei zusätzlichen Anforderungen zurückgreifen können. Und wenn Sie
dann noch vor lauter Stress die Mittagspause ausfallen lassen, brauchen
Sie sich über einen Ihr Energiedefizit nicht zu wundern.

Ihr Körper

Um den steigenden Anforderungen des heutigen Hamsterrad-Daseins
gerecht zu werden, kristallisieren sich bei vielen gewisse Gewohnheiten
heraus, die ihnen helfen sollen, damit zurechtzukommen. Nach der
Arbeit mit Kollegen einen Drink zu nehmen, bringt sie einem menschlich
näher und kann zum Frustrationsabbau beitragen, aber es kann auch
bedeuten, dass man zu spät nach Hause kommt, um sich noch eine
Mahlzeit zu kochen und dann nur noch müde ins Bett fällt. Ohne ausreichende Bewegung, mit unregelmäßigem Essen und den Auswirkungen des Alkohols, die Sie am nächsten Tag träge machen, sind Sie
schlecht gerüstet, wenn sich vielleicht zusätzliche Anforderungen ergeben. Kommt dann noch eine weitere Stimulation des Nervensystems
durch einen Koffein-Kick – und falls Sie Raucher sind, durch Nikotin – hinzu, sind Sie eine leichte Beute für eine Panikattacke; Sie haben Ihr System
förmlich darauf vorbereitet.

In Zeiten von Stress greifen Sie vielleicht eher zu zuckerhaltigen Snacks
und verzichten auf nahrhafte Mahlzeiten. Um den Zucker zu verdauen,
setzt Ihre Bauchspeicheldrüse Insulin frei, ein Hormon, das gerne über
das Ziel hinausschießt, nachdem es die letzte Glukose verarbeitet hat,
sodass Ihr Blutzuckerspiegel am Ende sogar zu niedrig ist. *Die Symptome*

von geringem Blutzucker sind denen von Panik sehr ähnlich – Benommenheit, Schwitzen, Zittern und Schwäche. Diese Veränderungen in Ihrer Physiologie können von Ihrem »Radar« als drohende Panikattacke missinterpretiert werden, hätten jedoch durch regelmäßiges Essen leicht vermieden werden können.

Bei unserem Steinzeit-Vorfahren war es so, dass als sein Adrenalin stieg und kurz darauf während des Kampfes oder der anschließenden Verfolgungsjagd wieder abgebaut wurde. In der heutigen Zeit steigt der Adrenalinspiegel ganz genauso noch an, kann aber danach nicht mehr durch eine Aktivität minimiert werden. Sie fühlen sich dann unruhig und nervös, »aufgedreht«. Der Druck bei einem Schnellkochtopf entweicht durch das Ablassen des Dampfes über das Deckelventil (mit einem lauten Zischen) oder durch Herunterdrehen der Hitze. Bei angespannten Muskeln kann regelmäßiges Training als Ablassventil dienen, und Entspannungsmaßnahmen dämpfen das Ausmaß der Adrenalinreaktion. So mancher gestresste Manager überlebt den Dschungel der Geschäftswelt nur, indem er Fitnesstraining als Gegengewicht einsetzt – es verbraucht einerseits Adrenalin und erhöht andererseits das Energieniveau.

Termine – von außen oder selbst auferlegt?

Einige Termine werden von der Außenwelt realistisch vorgegeben und sind als solche nicht verhandelbar. Ihr Chef braucht die Zahlen für ein Budgetgespräch, oder Ihre Kinder müssen zu einem bestimmten Zeitpunkt in der Schule sein. Der »Countdown«, der Weihnachten, eine Hochzeitsplanung oder eine Urlaubsvorbereitung begleitet, schreibt einen Zeitplan vor, dem man nicht entkommen kann.

Viele Fristen sind jedoch auch selbst auferlegt, und trotzdem tun Sie so, als wären sie in Stein gemeißelt. Vielleicht lässt Sie eine mentale To-do-Liste, die einen hohen Adrenalinspiegel bewirkt, sich unsicher und panisch fühlen. Denken Sie darüber nach, was der englische Begriff *deadline*, wie er von vielen scheinbar weltläufigen Geschäftsleuten gerne verwendet wird, impliziert – danach sofortiger Tod, die Essenz der Panik! Oftmals wird aus den Augen verloren, dass ein Termin komplett selbst gesetzt ist und auch auf morgen oder nächste Woche verschoben werden könnte. Das würde die Angst entschärfen. Halten Sie zwischendurch inne und fragen Sie sich: »Wer sagt, dass ich das heute tun muss, und wer diktiert es und nach welchem Standard?« Sie werden dann oft feststellen, dass es ganz allein Sie selbst sind, mit Ihren persönlichen, meist übertrieben hohen Standards. Sie sind also selbst dafür verantwortlich, dass Ihr Adrenalin in die Höhe schießt.

Finola geriet bei jedem Besuch ihrer Eltern in Panik. Sie richtete das Gästezimmer her und putzte das Haus akribisch von oben bis unten, bis sie total erschöpft war. Ihr jüngstes Kind war behindert, und eigentlich war sie schon damit mehr als ausgelastet, sodass die Vorbereitung auf den Besuch sie an ihre Grenzen brachte. In der Zeit davor war sie reizbar und schlief schlecht, zeigte sich aber wild entschlossen, vor der Ankunft ihrer Eltern alles erledigt zu haben. Sie wollte auf keinen Fall, dass ihre Mutter etwas zum Kritisieren fand. Als Kind war Finola von ihrer Mutter immer als etwas »schlampig« abgewertet worden, als unordentlich und nicht gewissenhaft genug. Sie fand niemals Gnade vor den Augen ihrer Mutter, und so schien Letztere auch nicht im Geringsten überrascht zu sein, dass sich Finolas jüngstes Kind ebenfalls als »unvollkommen« entpuppt hatte.

Manchmal war ihre Mutter geradezu unhöflich und kritisierte sie auf eine grausame und verletzende Weise. Ihr Vater, ein echtes Weichei, unterstützte Finola nie, obwohl sie ihn oft darum gebeten hatte. Dennoch fühlte sie sich verpflichtet, die beiden regelmäßig einzuladen, und biss sich frustriert auf die Lippen, anstatt eine Konfrontation auf sich zu nehmen. Sie gab sich viel Mühe, den Besuch reibungslos zu gestalten und fuhr sie überall hin, auch wenn ihr das große Umstände bereitete. Die Anstrengung, den Standards ihrer Mutter gerecht zu werden, ließ ihr Adrenalin ansteigen und brachte sie in Panik. Nach einer Reihe von schweren Panikattacken nahm ihr Mann die Angelegenheit in die Hand und sagte den nächsten Elternbesuch ab. Auf sein Drängen hin begannen wir mit der Arbeit an Finolas Beziehung zu ihrer Mutter.

Mit der Zeit konnte sie sehen, dass viele ihrer »sollte und müsste« hausgemacht waren und modifiziert werden konnten. Sie musste eben nicht nach den Maßstäben ihrer Mutter kochen oder das Haus putzen, sondern konnte ihre eigenen festlegen. Es war auch nicht »unhöflich«, es abzulehnen, wenn sie länger als ein paar Tage bleiben oder zu einer Zeit kommen wollten, die ihr nicht passte. Sie lernte, ihre Verhaltensmuster zu verändern und Nein zu sagen, indem sie sich selbst mehr Respekt entgegenbrachte. Das hatte nichts damit zu tun, ihrer Mutter gegenüber »lieblos« oder eine »schlechte Tochter« zu sein. Sie bestätigte, dass für ihren Stress vor allem Überzeugungen verantwortlich waren, die ihr suggerierten, dass etwas Schreckliches passieren würde, wenn sie sich nicht danach richtete. Mit zunehmendem Selbstbewusstsein fühlte sie sich weniger ausgelaugt und weniger anfällig für Panik. Das Beharren darauf, dass sich auch ihr Bruder vermehrt um ihre alternden Eltern kümmerte, und die Entscheidung, dass ihre Mutter ihr Leben nicht gutheißen musste, erlaubte es ihr, sich kontrollierter und sicherer zu fühlen.

Angsterregende Gedanken

Eine Meinung ist eine andere Sache als eine Wahrheit, aber manchmal verwischen sich die Grenzen dazwischen. Sie könnten zum Beispiel glauben, dass nur respektlose und unorganisierte Menschen zu spät zu Terminen kommen oder dass Sie dafür verantwortlich sind, wenn Sie etwas tun, was andere verärgert. Viele würden dem zustimmen, aber ist das in jedem Fall die Wahrheit?

Was wäre, wenn Sie Ihr Haus rechtzeitig verlassen hätten, um zu einem wichtigen Meeting zu kommen, aber genau heute hat sich auf der Straße, die Sie für den Weg zum Büro immer nehmen, ein schwerer Unfall ereignet, der einen langen Stau verursacht? Da das Meeting nicht ohne Sie beginnen kann, ist die Situation für alle Beteiligten unangenehm. Wenn Ihre oben beschriebene Meinung stimmte, hätten Sie inzwischen die Missbilligung aller Anwesenden auf sich gezogen, denn indem Sie sie warten ließen, haben Sie es versäumt, ihnen den gebührenden Respekt zu zollen, und gezeigt, dass Sie fahrlässig sind, weil Sie nicht hellseherisch eine alternative Fahrtroute gewählt haben! Aus Angst vor dem harten Urteil der anderen sind Sie wahrscheinlich verzweifelt angespannt, trommeln mit den Fingern auf das Lenkrad, hupen und spüren einen Klumpen in der Brust.

Es ist Ihnen vielleicht noch gar nicht in den Sinn gekommen, Ihre Annahmen infrage zu stellen. Haben Sie wirklich respektlos oder fahrlässig gehandelt? Nein, denn Sie sind eigentlich rechtzeitig von zu Hause weggefahren und hatten sogar noch ein kleines Zeitpolster eingeplant. An dem unvorhersehbaren Unfall tragen Sie keine Schuld und somit auch nicht an Ihrer Verspätung. Sind nun Sie für die Ungeduld Ihrer Kollegen verantwortlich, obwohl doch ein Stau der wahre »Verursacher« war? Wenn Sie diese Annahme unter die Lupe nehmen, werden Sie deren Fehlerhaftigkeit erkennen. Sie würden auch sehen, dass wenn andere Sie wegen Ihres nicht selbst verschuldeten Zuspätkommens kritisierten, dies auf sie selbst negativ zurückfallen würde. Eine solche aus aktiven Überlegungen entstandene Haltung würde Ihnen in Zukunft erlauben, sich weniger verzweifelt zu fühlen, wenn Sie mal wieder in einem Verkehrsstau stecken, weil Sie wissen, dass Sie sich einwandfrei verhalten. Diese Version von Ihnen selbst, als »jemand, der sein Bestes tut«, trägt weniger Angst in sich als die Selbstzuschreibung »respektlos und fahrlässig«. Natürlich würden Sie sich vielleicht immer noch über die unvorhergesehene Verzögerung ärgern, wären sehr in Eile und würden sich überlegen, wie Sie sich bei Ihren Kollegen entschuldigen werden, aber zumindest verspürten Sie keine so starke Angst mehr. Diese Haltung würde Ihr Adrenalin auf einem gesünderen Niveau halten.

Der Punkt hier ist, dass es *Überzeugungen gibt, die Adrenalin erzeugen, weil sie uns Angst machen, und solche, die es senken, weil sie uns beruhigen.* Es lohnt sich für Sie, sich zu überlegen, zu welcher Kategorie Ihre Annahmen gehören. Es würde den Rahmen dieses Buches sprengen, alle möglichen angsterzeugenden Glaubenssätze aufzuzählen, aber nachstehend finden Sie eine kleine Auswahl mit den entsprechenden Umformulierungen. Seien Sie kreativ und überlegen Sie sich, wie Sie Ihre Annahmen verändern könnten.

Angsterzeugender Gedanke:	»Es ist nicht schön, andere Menschen zu verärgern.«
Beruhigende Wahrheit:	»Es ist einfach eine Tatsache, dass unsere Handlungen/Worte andere manchmal verärgern, auch wenn wir es noch so dringend zu vermeiden wollen.«
Angsterzeugender Gedanke:	»Wer immer vorsichtig ist, wird keine Fehler machen.«
Beruhigende Wahrheit:	»Es ist eine allgemein anerkannte Tatsache, dass es menschlich ist, Fehler zu machen, so sehr man sich auch um das Gegenteil bemüht.«
Angsterzeugender Gedanke:	»Wer Dinge schnell erledigt, schafft mehr.«
Beruhigende Wahrheit:	»Eile geht oft mit Ineffektivität und Lückenhaftigkeit einher.«
Angsterzeugender Gedanke:	»Man kann die Integrität einer Person daran messen, wie hoch ihre Standards sind.«
Beruhigende Wahrheit:	»Eine vernünftige Person hat realistische, erreichbare Standards und keine unerreichbaren.«

Das Leben so akzeptieren, wie es ist

Positive Überzeugungen über das Leben im Allgemeinen können ein Grundgefühl vermitteln, dass das Universum, in dem wir leben, im Wesentlichen wohlwollend ist und versucht, mit uns zu arbeiten, anstatt uns zu behindern, und dass die tolerante Grundhaltung »leben und leben lassen« sehr vernünftig ist. Zynische Überzeugungen, dass andere nur darauf aus sind, uns auszunutzen, dass wir immer wachsam sein müssen oder dass nicht genug für alle da ist, werden häufig von Menschen geteilt, die gestresst oder panisch sind. Sie sind typisch für eine

Welt, in der sich ein alarmierendes Mangeldenken mehr und mehr ausbreitet.

Es kann sich lohnen, Ihre Überzeugungen unter Anleitung eines Therapeuten zu überprüfen, wenn diese ein schlechtes Rüstzeug für Sie sind, um Ihre Lebensaufgaben zu meistern. Psychologen, die versuchen zu definieren, welche Merkmale »widerstandsfähige Persönlichkeiten« gemeinsam haben, nennen oft Flexibilität als die vorteilhafteste Eigenschaft bei der Bewältigung großer Herausforderungen. *Überzeugungen, die sich ändern können, um neue Informationen aufzunehmen, und die nicht schwarz-weiß sind, sondern auch Grautöne umfassen, sind in schwierigen Zeiten nutzbringender.* Überzeugungen hingegen, die die Worte »immer« oder »nie« enthalten, sind zu starr, erlauben keine Anpassung und implizieren eine Endgültigkeit, die logischerweise nicht verhandelbar ist.

Stellen Sie sich vor, das Leben wäre ein Türsturz mit bestimmten charakteristischen Merkmalen: hart, aus Granit, einen Meter fünfzig hoch. Wenn nun ein dreißig Zentimeter größerer Mensch versucht, dort aufrecht hindurchzugehen, ohne sich um die Eigenschaften des Türsturzes zu scheren, was wird wohl passieren? Bei der bloßen Vorstellung werden Sie das schmerzverzerrte Gesicht vor sich sehen. Wahrlich ein schmerzhafter Realitäts-Check! Das wird ihm natürlich nur einmal passieren, danach wird er hoffentlich gelernt haben, sich beim nächsten Hindurchgehen zu ducken. Hier ist es völlig sinnlos, an der Überzeugung festzuhalten, dass man auch mit einer Körperlänge von einem Meter achtzig aufrecht unter dem Türsturz durchgehen könnte oder dass sich der Türsturz auf wundersame Weise der inneren Überzeugung des Menschen anpassen würde. Der Türsturz ist nunmal nur einen Meter fünfzig hoch und noch dazu aus Stein, basta!

Das Leben hat bestimmte erkennbare Eigenschaften, die wir frühzeitig anerkennen sollten, wenn wir vermeiden wollen, uns unnötig zu traumatisieren oder große Mengen an Energie zu verschwenden. Dazu gehören:

- Das Leben ist von Natur aus unvorhersehbar.
- Das Leben ist oft unkontrollierbar.

- Das Leben ist manchmal extrem unfair (guten Menschen passieren schlechte Dinge).
- Verluste gehören zum Leben, weil auf die Dauer nichts immer gleichbleibt.
- Unsere Illusionen aus der Kindheit bewahrheiten sich im Erwachsenenleben oft nicht: »Wenn du nett zu den Menschen bist, werden sie auch nett zu dir sein«, »Arbeite hart und du wirst belohnt«, »Wenn du nicht nach Ärger Ausschau hältst, hält er nicht nach dir Ausschau«, »Ein Blitz schlägt nie zweimal an derselben Stelle ein« usw. usw.

Wenn wir das Leben nehmen, wie das Leben eben ist, und nicht, wie wir es gerne hätten, dann werden wir in den täglichen Turbulenzen weniger Schock-Horror-Überraschungs-Momente erleben. Die Fähigkeit, sich je nach Umständen den Veränderungen anzupassen, ist ein sehr gutes Überlebensinstrument. Paradoxerweise *versichern wir uns mit der Vorstellung, dass Wechsel und Veränderungen im Leben eigentlich der Normalfall sind und uns das Hin und Her nicht schaden wird, dass wir sicher sind und alles bewältigen können.* Diese Überzeugung sagt uns: »Egal, wenn du zu spät kommst und von Plan A zu Plan B wechseln musst – kein Schaden angerichtet, das ist doch das Leben!« Eine strenge und wachstumshemmende Überzeugung würde sagen: »Das kann nicht passieren, ich *muss* pünktlich sein, ich *muss* meine erwartete Ankunftszeit *einhalten,* sonst wird etwas Schreckliches passieren.«

Werden Sie Ihr eigener Generator

Vielleicht haben Sie es nicht immer in der Hand, Ihren Kontostand zu erhöhen, aber es liegt sehr wohl in Ihrer Macht, Ihre Lebenskraft zu stärken. Das können Sie physisch, emotional, mental oder spirituell tun. Auf der körperlichen Ebene kann sportliches Training das »Qi« oder die Lebensenergie aktivieren. Auch Yoga, Qi-Gong und Tai-Chi können als tägliche »Energielieferanten« wertvoll sein. Akupunktur kann Energieblockaden identifizieren, ansprechen und einen gesunden Qi-Fluss zu den bedürftigen Bereichen wiederherstellen. Die Verbindung mit der Natur speist Ihr Energiefeld und insbesondere Ihr erstes Chakra, das am engsten mit dem Überleben verbunden ist.

Die Unterstützung durch andere Menschen und die Vertrautheit liebevoller Beziehungen (auch mit Haustieren) ist eine emotionale Ressource, die in stressigen Zeiten manchmal vernachlässigt wird, wenn man einfach nur noch »abends den Laden dichtmachen« will. Spaß, Unterhaltung oder Sex können aber einen leeren Energiespeicher sehr gut wieder auffüllen und Sie aus der Gefahrenzone herausbringen. Mentale Stimulation ist wichtig für diejenigen, die lebendig werden, wenn Sie auf etwas Neues stoßen, wie Bücher, Kurse, Filme oder geistig fordernde Diskussionen.

Zum spirituellen Aspekt lässt sich sagen, dass es einen zu einem gelasseneren Blick auf die täglichen Kämpfe und Krämpfe führen kann, wenn man die Dinge aus der Perspektive des sinnhaften »großen Ganzen« betrachtet. Auf diese Weise entsteht ein Gefühl für den Raum, und wenn man lernt, die Turbulenzen einfach zu beobachten, ohne Energie in sie hineinzugeben, entsteht daraus eine große innere Ruhe.

Die Entwicklung Ihres eigenen Gefühls für einen spirituellen (im Gegensatz zu einem religiösen) Weg kann erfordern, dass Sie sich die Unterstützung eines Psychotherapeuten suchen, der auf dieser Basis arbeitet. Daneben gibt es aber auch eine Fülle von Lesestoff und Kursen, die Ihnen Informationen und Anregungen vermitteln.

18

SCHNELLE HILFE
BEI PANIKATTACKEN

Leitgedanke: Den Notfall üben

Ihre durch die Lektüre dieses Buches neu erworbenen Fähigkeiten wirken zusammen, um die verschiedenen Aspekte der Panik abzudecken. Da die entsprechenden Informationen über viele Kapitel verteilt sind, kann es hilfreich sein, dass Sie für den Fall einer plötzlich auftretenden Panikattacke eine Zusammenfassung der Kernkonzepte zur Hand haben, die Sie daran erinnert, wie Sie die Empfindungen am effizientesten unter Kontrolle bringen.

1. Bleiben Sie ruhig – Versuchen Sie nicht davonzurennen

Wenn Sie das Flüstern in Ihrem Körper wahrnehmen, das Ihnen eine Panikattacke ankündigt, dann ist jeder Fluchtgedanke oder -versuch gleichbedeutend damit, Ihnen selbst zu sagen, dass Sie überwältigt sein werden, hilflos gegenüber dem, was kommt, und dass Sie sich besser in Sicherheit bringen sollten. Diese Fehlinformationen setzen noch mehr Adrenalin frei und verschlimmern die Situation. Mit der Entscheidung zu bleiben, senden Sie sich selbst ein kraftvolles Signal.

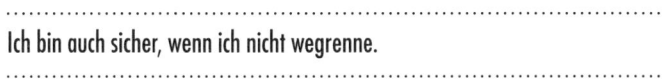

Ich bin auch sicher, wenn ich nicht wegrenne.

Dies verhindert außerdem, dass Ihre Muskeln mit einer weiteren Zunahme der Spannung reagieren, wie es passieren würde, wenn Sie wegrennen, hin und her laufen oder unruhig zappeln.

2. Akzeptieren Sie die Reaktionen Ihres Körpers – bekämpfen Sie sie nicht

Auch wenn Sie natürlich keine Attacke bekommen wollen, ist Akzeptanz trotzdem die beste Haltung, denn Sie erzeugt am wenigsten Angst. Widerstand erhöht und verlängert den Adrenalinausstoß und macht Sie angespannter und ängstlicher. Wenn Sie sich dagegen der Realität des Adrenalins anpassen, wird es schnell wieder abgebaut. Der Versuch, die Panikattacke von sich zu weisen (»Oh nein, nicht hier! Ich glaube es nicht, nicht schon wieder! Bitte, bitte, nicht jetzt vor all diesen Leuten!«) ist das wie das Schließen der Stalltür, nachdem das Pferd schon durchgegangen ist – pure Energieverschwendung.

Hat die Panik einmal begonnen, wird sie erst dann enden, wenn die Adrenalinmoleküle Ihren Blutkreislauf wieder verlassen haben. Dies braucht natürlich Zeit, so ähnlich, wie Alkohol nach einem Trinkgelage erst wieder abgebaut werden muss (das dauert länger als beim Adrenalin). Es funktioniert nicht, sich einfach zu wünschen, dass es verschwindet, es unterliegt einem natürlichen Ablauf, also kann man sich genauso gut darauf einstellen, dass es jetzt eben eine Zeit dauert und die Konzentration der Moleküle irgendwann geringer wird.

Das Mitschwimmen mit der »Welle der Moleküle«, die über Sie hereinbricht, und das Annehmen der körperlichen Reaktionen bewirkt, dass das Adrenalin schneller abgebaut wird, einfach, weil nicht noch mehr dazukommt. Sagen Sie sich etwas Annehmendes, wie zum Beispiel:

Alle Empfindungen, die ich jetzt spüre, werden vergehen.
Ich kann zulassen, dass sich das über mich ergießt.

3. Bleiben Sie im Hier und Jetzt – Machen Sie sich keine Gedanken über später

Auch wenn Sie mit jeder einzelnen Gehirnzelle darüber nachdenken mögen, wie sich die »Katastrophe« verhindern lässt, versuchen Sie, bei dem zu bleiben, was gerade passiert. Falls Sie nämlich Ihren Gedanken und Handlungen erlauben, sich auf das Schlimmste vorzubereiten, senden Sie kraftvolle Signale der Hilflosigkeit an sich selbst, anstatt Botschaften von Sicherheit.

Indem Sie Ihre Aufmerksamkeit nur auf das konzentrieren, was jetzt geschieht, und nicht auf das, was in der Zukunft passieren könnte, reduzieren Sie das Beobachtungsfeld Ihres Geistes auf:

- Ihr rasendes Herz, ein sehr unangenehmes Gefühl (und nicht den bevorstehenden Herzinfarkt und baldigen Tod);
- das unangenehme Engegefühl in der Brust (und nicht das drohende Ersticken);
- Ihre allgemeine Konfusion und die Schwindelgefühle im Kopf (und nicht eine drohende Einlieferung in eine Nervenklinik oder eine Operation wegen eines Hirntumors).

4. Lassen Sie die Luft aus dem Gefahrenballon – halten Sie sich an die Fakten

Das bedeutet, sich die Fakten über die aktuellen Empfindungen und ihre möglichen Gründe in Erinnerung zu rufen:

Zum Beispiel:

»Junge, ist es heiß hier drin, ich habe plötzlich angefangen zu schwitzen – aber hier sind eben viele Leute am Tanzen, und Alkohol bringt mich immer ein wenig ins Schwitzen, es besteht also kein Grund zur Sorge.«

»Mein Herz hat angefangen zu rasen – das ist wohl auch kein Wunder, nachdem ich schon den ganzen Tag so im Stress bin. Ich werde es jetzt langsamer angehen lassen, und das wird helfen.«

»Meine Finger kribbeln, und mir ist schwindelig – ich habe offensichtlich meine Atmung wieder zu schnell werden lassen.«

»Ich fühle mich wackelig und seltsam – mein Adrenalinspiegel ist heute offensichtlich höher, als ich dachte.«

»Ich fühle mich schwach, und mir ist ein wenig übel – ich muss vorsichtiger sein und darf mich nicht so aufwühlen lassen; ich muss mich jetzt beruhigen, indem ich mich bewusst entspanne.«

Vergessen Sie nie:

- Alle Empfindungen von Panik sind harmlos, egal, wie intensiv sie auch sein mögen – es ist eigentlich eine Schutzreaktion.

- Sie werden wegen der Panik nicht aufhören zu atmen.

- Ihr Herz ist bei einer Panikattacke nicht gefährdet.

- Niemand ist jemals infolge einer Panikattacke verrückt geworden, gestorben oder hat die Kontrolle verloren.

- Alle Panikattacken enden – sie sind zeitlich begrenzt.

5. Dämpfen Sie die Reaktion

Setzen Sie die von Ihnen erlernten Strategien in die Tat um:

- Atmen Sie langsam und über den Bauch und zählen Sie die Atemzüge.
- Lassen Sie die Muskeln locker und ruhig werden.
- Erden Sie Ihre Energie – legen Sie die rechte Hand auf die Brust und die linke Hand auf den Bauch, drücken Sie beim Ausatmen die Zungenspitze gegen den oberen Gaumen, und visualisieren Sie Ihren Atem, wie er durch Ihre Beine in den Boden fließt.

Die dazu gehörenden Unterstützungsmaßnahmen sind ein heißes Entspannungsbad, das Platzieren eines kalten Handtuchs auf dem Gesicht, wenn Sie verschwitzt sind, das Hören von beruhigender Musik, ein Spaziergang oder der Einsatz Ihrer Gliedmaßen, um Ihre Energie zu »erden«, wenn Sie sich »abgehoben« fühlen.

6. Seien Sie konsequent –
Fallen Sie nicht in alte Gewohnheiten zurück

Das in diesem Buch beschriebene Konzept zielt in erster Linie darauf ab, die Intensität Ihrer Reaktion auf die unangenehmen Empfindungen zu verringern, damit Sie sich mit der Zeit davon überzeugen, dass sie Ihnen nicht schaden werden. Dabei sind Konsequenz und Stringenz wichtig, damit alle Ihre Strategien in eine Richtung weisen. Es unterminiert zum Beispiel die Grundlage des Ansatzes, wenn Sie einerseits Ihre Muskeln erfolgreich auf Entspannung trainiert haben und Ihre Atmung auf Verlangsamung, und dann diese Techniken anwenden, aber gleichzeitig hektisch nach einem Ausgang suchen. Die Gesamtabsicht ist nicht klar – wenn Sie sich sicher genug fühlen, um zu bleiben, warum planen Sie dann Ihre Flucht?

Die meisten Panik-Betroffenen haben ihre eigenen individuellen Methoden, um sich zu beruhigen, aber vielen von ihnen geht es dabei hauptsächlich darum, eine Attacke abzuwehren, damit es nicht zu »schrecklichen Folgen« kommt. Es ist widersprüchlich, den Körper zur Entspannung zu drängen oder die Atmung zu verlangsamen, »um nicht zu ersticken«. Beide Haltungen sind durch Angst motiviert, obwohl es oberflächlich betrachtet so aussieht, als ob man versucht, die Erregung zu verringern.

Einige glauben, dass Ablenkung oder Beschäftigung sie daran hindert, zu viel nachzugrübeln, und sie dann vergessen, sich Sorgen zu machen. Das mag kurzfristig funktionieren, aber auf lange Sicht zementiert es die falsche Überzeugung, dass »ich mich besser schnell vom Thema ablenken sollte, weil sonst die Situation außer Kontrolle gerät«. Das letztendliche Ziel ist, dass Sie lernen, angsteinflößende Lügen durch sichere Wahrheiten zu ersetzen (und Vertrauen in diese zu setzen), anstatt den Lügen durch Ablenkung auszuweichen.

Schnelle Hilfe bei Panikattacken

1. Bleiben Sie ruhig – Versuchen Sie nicht davonzurennen.

2. Akzeptieren Sie die Reaktionen Ihres Körpers – Bekämpfen Sie sie nicht.

3. Bleiben Sie im Hier und Jetzt – Machen Sie sich keine Gedanken über später.

4. Lassen Sie die Luft aus dem Gefahrenballon – Halten Sie sich an die Fakten.

5. Dämpfen Sie die Reaktion.

6. Seien Sie konsequent – Fallen Sie nicht in alte Gewohnheiten zurück.

19

WAS HILFT NOCH?

Leitgedanke: Ergänzende Werkzeuge

Der Ansatz in diesem Buch gründet auf der Annahme, dass Panik-attacken auf Bedrohungen des Überlebens unserer Identität folgen, die die Kampf-oder-Flucht-Reaktion aktivieren. Die resultierenden Emp-findungen werden dann irrigerweise als lebensbedrohlich und gefährlich gedeutet. In diesem Sinne wird Panik als Reaktion auf etwas betrachtet, entweder auf einen Gedanken oder auf eine Empfindung oder beides.

Der Schwerpunkt lag auf dem Erlernen von Methoden, um diese Reaktion zu dämpfen, Fehlinterpretationen durch Wahrheiten zu erset-zen und Wege zu fördern, die Gedanken und Empfindungen in einem Klima zunehmender Sicherheit zu erleben.

Der Einsatz von Medikamenten ist weit verbreitet und wird immer mehr, da der Einfluss der Multi-Millionen-Dollar-Arzneimittelindustrie auf die tägliche medizinische Praxis zunimmt. Angstsenkende Medikamen-te, in der Regel Valium und seine Cousins, die Benzodiazepine, wirken durch die Dämpfung der Aktivität des Nervensystems, durch ihren Ein-fluss auf die Nervenenden sowohl im Gehirn als auch im Körper. Sie schränken die Adrenalinkaskade ein, also wird deren Ausmaß verringert, wodurch wiederum die gefürchteten Empfindungen vermindert oder beseitigt werden. Diese Medikamente können das Grundproblem je-doch in keiner Weise heilen oder beseitigen, sondern sorgen für Erleich-terung, indem sie die Symptome des Problems überdecken.

Medikamente bieten nur scheinbar eine wohltuende Befreiung von der täglich auftretenden großen Angst. Sie spiegeln eine Vermeidungs-haltung wider, denn die zugrundeliegende Angst davor, die Empfindun-gen zu erleben, besteht weiterhin. In diesem Buch habe ich versucht, Sie zu ermutigen, Ihre Art der Panikbewältigung zu verändern. Weg von der Vermeidung hin zur Annäherung durch Lockerung des Würgegriffs, in dem diese Angstempfindungen Sie halten. Indem Sie die Fähigkeiten zur Kontrolle Ihrer Gedanken und Ihrer körperlichen Reaktion darauf erlangen, sind Sie nicht länger auf Vermeidung als die einzige Option angewiesen. Indem das Adrenalin künstlich reduziert wird, lässt der Einsatz von Medikamenten das Klima der Selbstentmachtung und Verletzlichkeit insgesamt fortbestehen. Sie fühlen sich vielleicht kurzfristig stärker und besser in der Lage, bedrohliche Situationen anzugehen, aber dahinter steht nicht Ihre eigene Stärke. Wenn das Medikament also mal nicht wirkt oder nicht verfügbar ist, werden Sie sich nach wie vor der Situation ohnmächtig ausgeliefert fühlen. Da die Lösung nicht aus Ihrem Inneren kommt, sind Sie noch verwundbar, immer hoffend, dass keine Panikattacke ausgelöst wird, immer wachsam, falls eine beginnt. Der in diesem Buch präsentierte Ansatz versucht dagegen, Ihnen zu helfen, durch den Erwerb gewisser Fähigkeiten das genaue Gegenteil zu erreichen, nämlich Vertrauen und innere Stärke. Fakten zu kennen und die Fähigkeit zu haben, Ihre Empfindungen zu beherrschen, gibt Ihnen Kraft. Diese Techniken sind ortsungebunden, Sie haben sie immer dabei, egal, wie die Umstände sind.

Ich habe versucht, Sie dazu anzuregen, einen genaueren Blick darauf zu werfen, welche mögliche Bedeutung Panik haben könnte, wenn es darum geht, Ihr Bewusstsein zu erweitern und Sie zu einer voll integrierten intakten Persönlichkeit zu machen. Aspekte Ihrer Erfahrung, die nie vollständig in Ihr Bewusstsein gelangen, sondern unter der Oberfläche rumoren und einen dunklen Schatten auf Ihr Leben werfen, können durch den Prozess der Panikbewältigung aufgelöst werden. Der Einsatz von Medikamenten macht es überflüssig, nach Quellen und Bedeutungen hinter Ihren Symptomen zu suchen. Sein einziges Ziel ist die Betäubung, und dadurch wird ein unschätzbarer »Hinweisgeber« zum Schweigen gebracht. Alle Beobachtungen zu angsterzeugenden Denk- oder Lebensmustern werden durch Medikamente aus dem Bewusstsein verdrängt.

Auf diese Weise bieten Medikamente eine kurzfristige Linderung, aber keine langfristige Lösung. Auch wenn Ihr Stressniveau vielleicht sinkt und die Pillen Ihnen über eine schlechte Zeit hinweghelfen, können die gleichen Probleme immer wieder auftauchen, wenn Sie in Zukunft eine weitere Phase mit hohem Adrenalinspiegel durchleben. Denn Ihre Angst vor den Symptomen und dem, was sie bedeuten, ist nicht angesprochen und bearbeitet worden.

Wenn Depressionen ein Thema sind, werden Betroffenen nach Monaten oder Jahren der Hilflosigkeit bezüglich der Kontrolle von Panikattacken oft Antidepressiva verschrieben. Das auf Antidepressiva basierende Gefühl der Selbstwertsteigerung ist aber künstlich und gründet nicht in erlernten Fähigkeiten oder der klaren Demonstration von Kontrolle und Beherrschung Ihrer Ängste. Diese Medikamente wirken als »psychische Energiespender« und stimulieren Ihr System auf eine Weise, die nicht klar verstanden wird. Diese zusätzliche Energie kann einem ermatteten System einen »Das kriegen wir hin«-Impuls geben, aber leider kann genau dies in einem Geist und Körper, der bereits beschleunigt ist, auch Schlafstörungen und Unruhe hervorrufen. Als Folge verstärken sich bei manchen Menschen die Panikattacken sogar. Darüber hinaus imitieren nach der Absetzung der Mittel die »Entzugserscheinungen« oft die Symptome der Panik als solcher, was zu der irrtümlichen Annahme führt, dass die Attacken zurückgekehrt seien. Die betreffende Person hat dann das Gefühl, das Medikament zu »brauchen«, nimmt es ergo wieder ein und wird dadurch letztendlich süchtig. In meinem Buch *Depression – An Emotion not a Disease* kommt dies ausführlich zur Sprache.

Wenn Medikamente überhaupt einen Platz haben, sollten sie nur als Ergänzung zu einem umfassenderen Programm aus Psychotherapie und Adrenalin-Management dienen. Es gibt Menschen, die in ihrer entsetzlichen Angst, nur dann über ihre Komfortzone hinaus- und Risiken eingehen, wenn sie sich in das Sicherheitsnetz von Medikamenten fallen lassen können. Es soll ihnen garantieren, dass ihre Angst sie nicht überfordert und dass sie, wenn ihre ersten zaghaften Bemühungen um Kontrolle nicht schnell genug wirksam werden, nicht den gefürchteten Empfindungen ausgeliefert sind. Die Behandlung sollte aber darauf abzielen, dass sie sich das mit der Weiterentwicklung ihrer Fähigkeiten abgewöhnen. Ich bin der Meinung, dass angstsenkende Medikamente wie

Valium oder die der Benzodiazepin-Familie nicht jeden Tag einfach so eingenommen werden sollten, und empfehle meinen Patienten, sich gut zu überlegen, ob sie sie wirklich jeden Tag brauchen. Zumindest an den Tagen, an denen alles einigermaßen reibungslos verläuft, sollten sie die Finger davon lassen. Wenn sie dann eine kritische Situation zu bewältigen haben und sich deshalb entschließen, die Medikamente zu nehmen (sie erreichen die Blutbahn übrigens schneller, wenn sie unter der Zunge aufgelöst werden), haben sie damit ein Sicherheitsnetz. So konnte ich feststellen, dass viele Menschen, die sich dafür entscheiden, ihre neuen Fähigkeiten auszuprobieren, bevor sie automatisch zur Tablette greifen, letztendlich ganz ohne sie auskommen.

Menschen, deren Panikattacken unregelmäßig auftreten und die in den Zeiträumen dazwischen keine Probleme haben, können Medikamente ebenfalls Nutzen bringen. Wenn Sie nur in Flugzeugen oder vor einem Zahnarztbesuch in Panik geraten, dann werden Sie nicht viele Möglichkeiten haben, die Strategien zur Reaktionsdämpfung zu üben. Wer eigentlich ein entspannter Mensch ist, der normalerweise ohne hohen Adrenalinspiegel durchs Leben geht, für den können die genannten Medikamente im Rahmen der ein oder zwei Panikereignisse pro Jahr eine sinnvolle Sache sein.

Betablocker

Adrenalin stimuliert die Herzfrequenz durch seine Wirkung auf einen bestimmten Rezeptortyp in der Herzzellwand, den sogenannten Beta-Rezeptor. Betablocker sind eine Kategorie von Medikamenten, die selektiv auf den Herzmuskel wirken, um die Effekte des Sympathikus aufzuheben. Sie werden in der Regel bei Angina-pectoris-Anfällen oder zur Behandlung von Herzrhythmusstörungen eingesetzt, aber auch bei Panikattacken verschrieben.

Durch die Reduzierung des Gefühls eines hämmernden Herzschlags soll erreicht werden, dass diejenigen, die sich besonders darüber ängstigen, weniger oft mit dieser Angst konfrontiert werden. Und natürlich stimmt es auch, dass sie dann insgesamt dem rasenden Herzschlag als Auslöser von Panikattacken nicht mehr so oft ausgesetzt sind. Aber das Gefühl, selbst die Kontrolle zu haben, oder das der Sicherheit durch Beherrschung wird dadurch natürlich gefördert.

Homöopathie

Homöopathie und die Behandlung von Panik passen zusammen wie Topf und Deckel. Der Ansatz in diesem Buch ist es, die Faktoren ins Visier zu nehmen, die den Angstzustand eines Menschen bewirken, anstatt die oberflächlichen Symptome dieser Angst zu beseitigen. Als ganzheitliche Wissenschaft vertritt die Homöopathie die Auffassung, dass es nicht ein Heilmittel für den gesamten Patienten und verschiedene für jeden seiner Teile geben kann, da die zugrunde liegenden Ursachen und oberflächlichen Symptome untrennbar verknüpft sind. Es wird auch anerkannt, dass die Ängste der einzelnen Menschen ganz unterschiedlich beschaffen sein können und man für jede ein anderes Heilmittel braucht. Dies steht im Gegensatz zur traditionellen Medizin, die immer die gleichen Medikamente einsetzt, und sei die Geschichte des jeweiligen Patienten auch noch so einzigartig.

Die Schulmedizin ist für die Homöopathie das, was die Newtonsche Physik für die Quantenphysik ist. Homöopathische Mittel wirken auf den feineren höheren Schwingungsebenen der Energie und damit auf das Energiefeld und das Chakra-System. Diese beiden durchdringen jede Ebene unseres Seins, nicht nur den Körper, sondern auch den Verstand, die Gedanken und den Geist, und schwingen mit einer bei jedem Einzelnen ziemlich konstanten Frequenz. Wenn unser System aus dem Gleichgewicht gerät, verändert sich unser Schwingungszustand. Der Begriff Homöopathie bedeutet »ähnliches Leiden«. Das Heilmittel für den neu entstandenen Zustand des Ungleichgewichts wirkt, indem es durch die Übereinstimmung mit dieser neuen Schwingung die Symptome aufhebt oder neutralisiert, gemäß dem Prinzip »Ähnliches möge durch Ähnliches geheilt werden«. Bei den mehr als 3000 homöopathischen Mitteln spiegelt jeweils nur eine bestimmte pflanzliche, tierische, mineralische oder metallische Substanz in der Natur diese genaue energetische Signatur wider und neutralisiert sie. Um das individuelle Krankheitsbild zu erfassen und die ideale Übereinstimmung zu finden, ist eine ausführliche Anamnese des Patienten durch einen klassisch ausgebildeten Homöopathen unabdingbar.

Die Homöopathie sieht Krankheit als »Verstimmung der Lebenskraft« in uns, was zu einer Schwächung unserer Abwehrmechanismen führt, deren Ziel es ist, das Gleichgewicht zu erhalten. Sie bezieht sich auf Symptome als Spiegel der Wirkung, die der Kampf um das Gleichgewicht auf verschiedene Teile von Körper und Geist hat. Die Individuen unterscheiden sich in Bezug auf den Teil ihres Geistes/Körpers, der das »schwache Glied« in ihrem Abwehrsystem ist. Die Homöopathie will diesen Aspekt stärken und die Widerstandsfähigkeit für die Zukunft erhöhen.

Wenn zum Beispiel Ihre Beziehung in die Brüche geht und Sie in der Folge Panikattacken bekommen, könnten Sie Valium nehmen, um den psychischen Schmerz zu lindern. Ein Homöopath hingegen würde Ihnen ein Heilmittel für Ihren Gesamtzustand verschreiben – gegen das Gefühl, dass Ihr Überleben durch den Weggang der geliebten Person gefährdet ist und Sie weniger Chancen haben, glücklich zu sein. Solche Überzeugungen wurzeln in dem Versäumnis, ein starkes Gefühl für sich selbst unabhängig von dieser Beziehung entwickelt zu haben. Mithilfe des homöopathischen Mittels gehen Sie auf eine neue Schwingungsfrequenz über, und wenn Sie psychisch gestärk sind, werden Sie sich nicht mehr so beraubt und entmachtet fühlen, falls später wieder einmal eine Beziehung auseinanderbricht.

Ein Homöopath oder eine Homöopathin wird nach Signalen einer geschwächten Lebenskraft aus der frühen Kindheit suchen. Für ihn/sie könnten die heutigen Panikattacken das Spiegelbild einer Verwundbarkeit sein, die nach einem Trauma oder Schock in den ersten Lebensjahren oder sogar schon im Mutterleib entstanden ist. Er/sie wird ein Bild Ihres Problems erstellen, wie es sich im Laufe der Jahre entwickelt hat, als eine lebenslange Folge von Eindrücken, wobei Ihr Symptom heute entlang dieser Zeitachse eine Bedeutung hat. Aus dieser Sicht müssen mentale und emotionale Attribute oder Verhaltensweisen, die Sie angenommen haben, für Sie in der Vergangenheit als Überlebensmechanismus notwendig gewesen sein, um ein Trauma oder Stress auszugleichen. Indem man den Schwingungszustand dieser vergangenen Situation dadurch repliziert, dass man ein Mittel gibt, das exakt dazu passt, löst sich das vergangene Trauma auf und verschwindet aus dem Energiefeld.

Hier bestehen offensichtliche Parallelen zur Psychotherapie und zur Philosophie dieses Buches. Die homöopathischen Zustände sind das Äquivalent zu konditionierten Reaktionen. Jeder Zustand gibt die Distanz der Abweichung von der gegenwärtigen Realität an. Der Patient reagiert auf Bedrohungen aus einer vergangenen Zeit, die er aber in der gegenwärtigen Situation noch immer sieht/zu sehen glaubt. Durch das Heilmittel wird die ursprüngliche Angsterfahrung wiederhergestellt und durch Schwingungsgenerierung im Patienten gespiegelt. Dadurch wird der gegenwärtige Zustand der Überreaktion neutralisiert und eine Perspektive wiederhergestellt.

Nachstehend finden Sie einige homöpathische Heilmittel, die im Zusammenhang mit Panikattacken verabreicht werden. Die Beschreibungen helfen Ihnen zu verstehen, warum die Homöopathie die Psychotherapie ergänzt.

Argentum nitricum

Dieses Mittel, hergestellt aus Silbernitrat, wird bei allen Arten von Angst und Unruhe eingesetzt, die durch überaktive Fantasien hervorgerufen werden. Von dem Mittel profitieren Menschen, die ihre Ängste nur schwer kontrollieren können. Wenn sie durch einen unerwarteten Schock aus dem Gleichgewicht gebracht werden, können sie eine starke Furcht vor Krankheiten (bis hin zur Hypochondrie) und vor dem Tod entwickeln. Deshalb sind sie auch häufig Gast in der Notfallaufnahme eines Krankenhauses, wenn sie mal wieder befürchten, einen Herzinfarkt oder Schlaganfall erlitten zu haben oder an Krebs zu leiden. Klaustrophobie ist bei diesen Menschen weit verbreitet, ebenso wie die Angst vor Ohnmacht. Manche verlassen das Haus gar nicht mehr alleine, weil ihnen ja etwas zustoßen könnte und dann niemand da wäre, um einen Arzt zu rufen. Der Argentum-nitricum-Typ ist in hohem Maße impulsiv und emotional und erschrickt selbst, wenn er sich bei dem Gedanken ertappt, jemanden zu verletzen oder zu töten oder von einem Balkon oder einer großen Höhe herunterzuspringen.

Aconitum

Aconitum-Typen wurden häufig durch ein schlimmes Ereignis, einen psychischen Schock aus dem Gleichgewicht geworfen. Das kann ein großer, plötzlicher Schrecken sein oder sogar eine Erfahrung, bei der sie hätten sterben können. Es geht hier also nicht um Fragen wie Liebeskummer, finanziellen Ruin oder Prüfungsversagen. Die Betroffenen erleiden einen schweren erdbebengleichen Schock wie einen Autounfall, einen Raubüberfall, das Steckenbleiben in einem Aufzug, einen Stromausfall in einem dunklen Tunnel oder sogar das Gefühl des nahenden Todes, wie bei einer Krankheit oder nach einer Operation. Daraus können Phobien entstehen, die jahrelang andauern. Diese Menschen sind davon überzeugt, dass ihr Tod plötzlich eintreten wird, wenn sie ihn am wenigsten erwarten. Bei jeder Art von äußerem Druck sind sie förmlich sicher, nun von einem Schlaganfall oder Herzinfarkt heimgesucht zu werden. Schon die kleinste Veränderung ihres Wärme- oder Kälteempfindens kann eine Panikattacke auslösen. Solche Menschen machen sich übermäßig Sorgen um andere und reagieren auf schlechte Nachrichten unverhältnismäßig heftig. Sie sind nie stoisch-gelassen. Sie fürchten Menschenmassen, geschlossene Räume und Erstickungsgefühle, sodass sie häufig in der Nähe von Ausgängen sitzen und im Stau aus dem Auto aussteigen. Ihre Beschwerden verschlimmern sich nachts. Beim Aufstehen oder Bücken können sie Schwindelanfälle bekommen.

Gelsemium

Gelsemium-Typen empfinden eine allgegenwärtige Schwäche auf allen Ebenen, ohne den Willen zu handeln. Im emotionalen Bereich zeigt sich dies als Unfähigkeit, sich Herausforderungen jeder Art zu stellen, das Gefühl, nicht mehr zurechtzukommen, was die Kampf-, Flucht- oder Erstarrungsreaktion auslöst, mit Zittern, Durchfall und so weiter. Das aus dem Gelben Jasmin gewonnene Arzneimittel wird bei Lampenfieber, Prüfungsangst oder Angst vor Bewerbungsgesprächen verabreicht. Die charakteristischen Schwächen des Gelsemium-Typs sind Vergesslichkeit und Abneigung gegen geistige Arbeit.

Alternative Therapien

Jede Therapie, deren Ziel es ist, die Kampf-oder-Flucht-Reaktion zu dämpfen, indem die Anzahl der Adrenalinmoleküle im Blutkreislauf reduziert wird, kann bei Panik helfen.

Massagen erreichen dies, indem sie die Spannung aus den Muskeln lösen. In Verbindung mit Aromatherapieölen bieten sie den zusätzlichen Vorteil einer beruhigenden Wirkung auf das Nervensystem, da die Ölmoleküle eine ausreichende Größe haben, um in die Haut und in den Blutkreislauf einzudringen. In Ihrer muskulösen Rüstung sind viele Erinnerungen gespeichert, die dann während der Massage in das Bewusstsein freigesetzt werden können. Diese Erfahrung wird Sie auch daran erinnern, sich besser um sich selbst zu kümmern, wenn die Vernachlässigung des Bedürfnisses Ihres Körpers nach Ruhe und Auszeit Teil Ihres Adrenalinproblems war.

Akupunktur zielt darauf ab, die Lebensenergie Ihres Körpers, das Qi, in einem gesunden Gleichgewicht zu halten. Sie hilft zu erkennen, welche Kanäle (Meridiane), in denen die Lebensenergie (Qi) fließt, überlastet oder blockiert sind. Durch das Ansprechen dieser Kanäle wird der gesunde Energiefluss wiederhergestellt, einige Meridiane werden aktiviert und der Druck auf andere reduziert. Aus der Erkenntnis, welche Kanäle immer wieder blockieren, ergeben sich Informationen darüber, welche Bereiche Ihres Lebens oder welche Aspekte Ihrer Persönlichkeit verantwortlich sind.

In der Traditionellen Chinesischen Medizin (TCM) ist die Emotion der Angst mit den Nieren verbunden, zu deren Aufgaben es gehört, unsere geistigen Fähigkeiten zu unterstützen. Wenn die Energie der Nieren verbraucht ist, wie es bei übermäßiger Angst der Fall ist, können sich Symptome wie Phobien, Lethargie, Konzentrations- und Gedächtnisstörungen, häufiges und dringendes Wasserlassen, Nachtschweiß und Durst manifestieren. Wann immer es eine Blockade oder Stagnation gibt, die sich als Lähmung oder Unfähigkeit zu atmen, manifestiert, sind Leber und Milz die möglichen Schwachpunkte. Muskelkrämpfe, Schwindel, Schlaflosigkeit, verschwommenes Sehen, Taubheitsgefühl und Mundtrockenheit können das widerspiegeln, was Akupunkteure als »Leber-Blut-Störung« bezeichnen, ein Zustand, der sich aus schlechten Essgewohnheiten ergeben kann, wie sie in Stressphasen auftreten, oder als Folge von Blutverlust nach einer Operation oder Geburt. Übertriebene Sorgen sind bei der TCM mit der Milz und dem Magen verbunden, die den Verstand repräsentieren, und außerdem mit der Verdauungsfunktion; daher zeigt sich eine Schwäche in diesem Bereich als Mangel an geistiger Klarheit sowie als Energiemangel, in Form von schwachen Gliedmaßen, Zwangsdenken, Benommenheit, Übelkeit und Durchfall.

Akupunkturpunkte werden ausgewählt, um die Nierenenergie zu nähren, den Geist zu beruhigen, Stagnation oder Blockaden zu beseitigen und die Kanäle zu öffnen. Die Akupunkturnadeln verbleiben im Rahmen einer beruhigenden Behandlung bis zu dreißig Minuten lang in den Punkten. Bei der Ohr-Akupunktur dagegen werden Samenkörner an bestimmten Punkten am Ohr angebracht. Sie verbleiben dort mehrere Tage, und der Patient kann beim Auftreten einer Panikattacke die Punkte mit den Samen massieren, was bei der Bewältigung der Attacke hilft. Er lernt so, wo genau die betreffenden Punkte sitzen.

Yoga bedeutet in der hinduistischen Kultur, aus der es hervorgegangen ist, »Vereinigung«. Das Ziel besteht darin, den Körper geschmeidig zu machen, im Hinblick darauf, dass dies in Kombination mit bestimmten Konzentrationsübungen den Geist in Harmonie hält. Bewusstes Bauchatmen ist ein grundlegender Bestandteil von Yoga, als Ausdruck des Geistes durch den Körper. Dies ist besonders nützlich für diejenigen, bei deren Panikattacken die Hyperventilation eine Rolle spielt. Weitere Vorteile für Panik-Betroffene sind der Fokus auf das Körperbewusstsein und die Förderung des Verantwortungsbewusstseins für Veränderungen durch persönliche Anstrengungen.

Die **Hypnotherapie** hilft manchen, den Zustand einer sehr tiefen Entspannung zu erreichen, indem sie ihre mentale Rüstung sinken lassen und die Kontrolle aufgeben. Sie vertrauen ihrem Therapeuten, dass er ihren Geist anweist, sich in Richtung Gesundheit zu bewegen. In der Arbeit mit dem Unterbewusstsein gibt der Therapeut stärkende Anregungen, die Angst abbauen und Vertrauen schaffen. **Neurolinguistisches Programmieren (NLP)** greift Konzepte der Hypnotherapie auf und kann Ängste beseitigen, indem innere Bilder davon immer mit humorvollen Bildern verknüpft werden, was das Gehirn so verwirrt, dass es die Angst in einem solchen Kontext loslässt. Hypnose funktioniert grundsätzlich ähnlich wie andere Zustände der tiefen Muskelentspannung, kann aber von manchen Menschen als stärker empfunden werden, wenn der Zustand von einer anderen Person, dem Hypnotherapeuten, erzeugt wird. Das Wiedererleben von vergrabenen Erfahrungen und Erinnerungen, die möglicherweise Angst hervorgerufen haben, kann dazu führen, dass diese in die Gesamtpersönlichkeit integriert werden, wodurch die Panikattacken aufhören.

Bioenergie-Therapie wirkt direkt auf das Energiefeld und die Chakras. Der Therapeut erfühlt die Energieströme primär entlang der Wirbelsäule und löst Energieblockaden und destruktive Muster der Energieverteilung, die Sie anfälliger für Panikattacken machen, durch sanften Fingerdruck. Die Energie kann dann wieder frei und ungehindert fließen. Indem die Heilenergie direkt in Ihr Chakra-System geleitet wird, können verborgene Aspekte integriert werden, die manchmal aus anderen Leben stammen und in der Gegenwart immer noch karmische Angstmuster stimulieren.

Biofeedback bedeutet wörtlich »Rückmeldung des eigenen Lebens«. Bei dieser computergestützten Methode werden an einem Ihrer Finger und anderen Körperteilen Sensoren angebracht, die Herzfrequenz, Atemfrequenz, Hauttemperatur, Hirnströme und Muskelfunktion gemessen und auf einem Monitor sichtbar gemacht. Mit diversen Entspannungsmethoden, zu denen Sie angeleitet werden, können Sie selbst die auf dem Monitor angezeigten Werte verändern. Durch die Rückmeldungen lernen Sie sich selbst besser kennen und üben, ganz bewusst vom Zustand der Angespanntheit in den Zustand der Entspanntheit zu wechseln. Allein schon, wenn Sie nur bewusst denken, dass Sie sich sicher fühlen können, sehen Sie auf dem Monitor, wie Ihre Muskeln nachgeben, Ihre Atmung sich verlangsamt und sich die Kampf-oder-Flucht-Reaktion ganz allgemein abbaut. Das gibt Ihnen Vertrauen in die Macht Ihres Geistes, sogenannte automatische Reaktionen wie Panik selbst steuern zu können.

Desensibilisierung und Aufarbeitung durch Augenbewegungen (EMDR)

Von Wissenschaftlern an entsprechenden Probanden durchgeführte Gehirnscans haben gezeigt, dass bei Menschen, die sich an ein vergangenes Trauma erinnern, die Amygdala (auch »Mandelkern«), der Sitz des Gedächtnisses für emotionale Ereignisse, stark erregt ist, ein nicht unerwartetes Phänomen. Weniger vorhersehbar ist jedoch die Tatsache, dass bei der Erinnerung der Probanden an das vergangene Ereignis auch der visuelle Cortex beteiligt ist, als ob sie ein Foto des Ereignisses in der Gegenwart betrachten würden. Noch interessanter ist der Befund, dass eine Art Deaktivierung oder Unterdrückung im Broca-Zentrum im linken präfrontalen Cortex stattfindet, wo die Sprache verarbeitet wird, was erklärt, warum viele Menschen ein traumatisches Ereignis kaum in Worte fassen können.

Traumata sind extrem schwer aus dem emotionalen Gedächtnis zu löschen. Viele Betroffene sagen, dass sie zwar *wissen*, dass sie jetzt sicher sind, aber nicht das entsprechende Gefühl haben. Die Gefühle hinken oft hinterher, sind fest in der Vergangenheit verankert, lange nachdem sich unser rationales Verständnis weiterentwickelt hat. Die Frau, die als Kind sexuell missbraucht wurde, kann sich im Moment der Intimität mit ihrem Mann immer noch angespannt fühlen, obwohl sie weiß, dass sie geliebt wird und nichts zu befürchten hat. Es ist, als sei das emotionale Gehirn, sobald eine Angsterinnerung abgespeichert ist, nicht in der Lage, auf den Rat des kognitiven Gehirns zu »hören«, und zwar bei einigen Gelegenheiten mehr als bei anderen, zum Beispiel wenn wir verkatert oder müde sind oder unter dem Einfluss von bewusstseinsverändernden Drogen stehen.

Ein Traumagedächtnis ist im Nervensystem als komplettes Paket mit allen Informationen über den kompletten Ablauf des Ereignisses eingeschlossen (konditioniert) – eine Momentaufnahme mit den Bildern, Geräuschen, Gerüchen, Berührungen, Emotionen, physischen Empfindungen und Gedanken in jenem Moment – und auch den Überzeugungen, die in diesem Moment gebildet wurden, wie »Ich werde sterben«, »Es gibt nichts, was ich tun kann« etc. Dieses Erinnerungspaket kann zu jeder Zeit abgerufen werden, wenn man sich auch nur an eine seiner Komponenten erinnert – der Anblick eines wütenden Gesichts, das Vorhandensein von Menschenmassen, ein überheizten Raum –, auch durch etwas, das nicht identisch, aber sehr ähnlich ist.

EMDR steht für den englischen Begriff »Eye Movement Desensitisation and Reprocessing«. Diese Behandlungsmethode gründet auf der Idee, dass durch die Stimulation von Augenbewegungen, ähnlich wie die in den REM-Schlafphasen, das Gehirn dazu angeregt wird, das dysfunktionale Gedächtnis selbst zu verarbeiten, auch wenn immer noch nicht genau klar ist, wie das funktioniert. Indem ein Element der Trauma-Aufnahme ausgewählt wird, wird das gesamte Paket geöffnet. Der Therapeut sitzt vor dem Patienten und bittet ihn, sich an den Vorfall zu erinnern und, falls er es wünscht, darüber zu sprechen. Gleichzeitig bewegt der Patient einen Finger vor seinen Augen hin und her, wie einen Scheibenwischer, und folgt diesem Finger mit den Augen.

Während der ganzen Zeit können und sollen die Patienten dabei frei und spontan assoziieren: Sie sehen, wie andere Bilder einfließen, vermischen die Erinnerungen, nehmen Emotionen wahr, die neu an die Oberfläche kommen, knüpfen Verbindungen zur Gegenwart, verändern ihre Perspektive auf die Bedeutung des Geschehens, sehen es mit »heutigen Augen« anders, möglicherweise aus einer gestärkten Position. Danach scheint die alte emotionale Belastung weniger intensiv zu sein, ihre Kraft verblasst.

EMDR wird heute von immer mehr Therapeuten eingesetzt und stört in keiner Weise andere Therapien oder Ansätze. Damit können in kurzer Zeit große Fortschritte erzielt werden, auch innerhalb einer Sitzung. Es scheint am besten bei Traumata zu funktionieren, in denen es ein klares Bild gibt, mit dem man arbeiten kann, und die ihre Wurzeln in einem klar erinnerten schmerzhaften Ereignis der Vergangenheit haben.

20

STIGMA UND SCHAM

Leitgedanke: Heimliches Leben

Vergleichen Sie die folgenden beiden Szenarien: Eine Person ist bei der Arbeit und erleidet plötzlich einen stechenden Schmerz in ihrem rechten Knie, der sie stolpern lässt, während sie einen Flur hinuntergeht. Schmerzverzerrt hält sie ihr Knie und lehnt sich an die Wand. Eine Person in ihrer Nähe bietet sofort an, ihre Sachen zu tragen und stützt sie auf dem Weg bis zum Schreibtisch. Für den Rest des Tages helfen andere Kollegen bei allen Aufgaben, die Bewegung erfordern, und der Person wird geraten, sich den nächsten Tag freizunehmen, falls der Schmerz andauert. Bis zur Heilung des Knieproblems erhält sie weiter die Unterstützung anderer, und für den Fall eines ähnlichen Problems in der Zukunft werden am Arbeitsplatz Vorkehrungen getroffen, um ihr die Situation zu erleichtern.

Vergleichen Sie das nun mit dem folgenden Szenario: Ein Techniker arbeitet gerade auf einer Baustelle und wird von einer Panikattacke überrascht. Sein Herz rast, er hat Atemprobleme, und ihm ist schwindelig, und er hat Angst, ohnmächtig zu werden. Er sagt niemandem etwas, in der Hoffnung, dass das Ganze schnell vorbei sein wird, und betet, dass der Rest des Teams nichts bemerkt. Letztendlich meistert er seine Aufgabe, fühlt sich aber sehr erschöpft, und die Zeit bis zur Mittagspause scheint sich ewig hinzuziehen. Ein Kollege fragt, ob es ihm gut gehe, weil er so wortkarg sei, und der Techniker antwortet, dass alles okay sei und er nur zu wenig geschlafen habe. Das Geschehen wiederholt sich noch ein paarmal, und jedes Mal kaschiert der Mann es mit irgendwelchen

Ausreden. Er kommt jetzt auch nicht mehr auf den Freitagabenddrink mit den Kollegen mit und schiebt familiäre oder andere Verpflichtungen vor.

Warum besteht ein solcher Unterschied zwischen denen, die eine körperliche Erkrankung bekommen, und denen, die eine Panikattacke erleiden? Die überwiegende Mehrheit der Panik-Betroffenen neigt automatisch dazu, sich für ihre Symptome zu schämen und ein ausgeklügeltes geheimes Leben zu schaffen, in dem sie alleine leiden und Angst vor dem Spott und dem Urteil anderer haben, falls sie »geoutet« werden sollten. Sie verabscheuen sich selbst für ihren »Fehler« und unternehmen große Anstrengungen, damit ihre »Schwäche« nicht bekannt wird. Sie führen nur ein halbes Leben, eines der Kompromisse, der Ausreden, der Vermeidung und des Auf-Nummer-sicher-Gehens.

Warum ist Panik eine so geheime Qual? Es ist wegen der *Stigmatisierung – der in der Gesellschaft vorherrschenden Ablehnung psychischer Symptome.* Es gibt keinen logischen Grund dafür, denn Panik ist genauso eine Krankheit wie jede andere auch. Betroffene bekommen Panik genauso wenig freiwillig wie Asthmatiker ihre Asthmaanfälle. Sie können auch nicht einfach beschließen, sie allein durch Willenskraft aufzuhalten, genauso wenig wie das jemand kann, der einen Herzinfarkt erleidet. Panik-Betroffene brauchen wie jeder Kranke die Unterstützung anderer, und zwar so wirkungsvoll wie möglich. Wie bei jeder Krankheit ist die normale Funktion für eine Weile beeinträchtigt. Nehmen Sie an, Sie haben Rückenbeschwerden, dann dürfen Sie nichts Schweres heben. Bei einer Kehlkopfentzündung können Sie nicht normal singen oder sprechen. Und bei einer Panikattacke haben Sie eben vorübergehend Schwierigkeiten bei der Ausführung bestimmter Aufgaben, wie eines konzentrierten Gesprächs oder einer Präsentation.

Denken wir richtig?

Diese Unterschiede in der Einstellung resultieren aus grundlegenden Fehlern im kulturellen Denken, wenn es um psychische Störungen geht. Beispiele dafür sind:

- Wenn eine Anomalie für das Auge nicht sichtbar ist, existiert sie nicht. Wenn sie von Ihrem Arzt weder auf einem Röntgenbild noch bei medizinischen Tests gefunden werden kann, ist »alles im Kopf«, ein Produkt Ihrer Einbildung und als solches keine echte Krankheit. Man muss jedoch nur einen, der gerade in Panik gerät, fragen, wie real sein klopfendes Herz ist, und kann ihm den sehr realen Schweiß von der Stirn wischen, und weiß dann, dass er sich bestimmt nicht einfach nur etwas einbildet!

- Der Verstand und die Emotionen können durch Willenskraft gesteuert werden. Würden Sie einem Trauernden oder sonst todunglücklichen Menschen sagen, er solle »sich halt einfach zusammenreißen«? Es herrscht ein großes Missverständnis darüber, dass Menschen, die in Panik geraten, »sich nicht genug bemühen«. Versuchen Sie, sich vorzustellen, wie Sie am Rande einer hohen Klippe stehen und jemand sagt: »Mach weiter, spring, benutze einfach deine Willenskraft, und es wird alles gut gehen.« Sie wären in dem Moment ebenso sicher, dass diese Aussage nicht stimmt, wie ein Pank-Betroffener, der einfach nur noch aus dem Zimmer rennen möchte, und dem das gute Zureden, doch zu bleiben, ganz gewiss nicht hilft.

- Die Unfähigkeit, Emotionen zu kontrollieren, wird als inhärente Persönlichkeitsschwäche und als solche negativ bewertet, sowohl vom Panik-Betroffenen selbst als auch von anderen. Das gleiche Vorurteil trifft Jungen und Männer, die weinen, weil es angeblich zeigt, dass sie »schwach« sind, während von ihnen doch eher Emotionen der Stärke, wie Wut, erwartet werden. Panik kann die fähigsten und kompetentesten Menschen überfallen, aber gerade deshalb, weil sie Angstgefühle bei sich selbst eben kaum annehmen können, sind Schwäche und Verletzlichkeit oft Neuland für sie.

Wir sind im Laufe des Lebens so konditioniert worden, dass wir ein Vorurteil gegen das haben, was die Gesellschaft (ganz willkürlich) als unerwünschten Zustand betrachtet. Es gibt lange Listen von Befindlichkeiten, gegenüber denen unsere Kultur voreingenommen ist – Fettleibigkeit, Akne, Armut, Schüchternheit, Promiskuität, Blähungen. Andere

Zustände, die früher ebenfalls auf dieser Liste standen, finden sich inzwischen in der Rubrik »fast toleriert«, darunter Homosexualität, Arbeitslosigkeit oder uneheliche Kinder. Dies deutet darauf hin, dass sich die Meinung darüber verändert, was glücklicherweise zur Folge hat, dass die Betroffenen viel weniger Qualen erleiden als früher.

Wie der Name es sagt, bedeutet »Vorurteil«, *sich schon vorher ein Urteil zu bilden*. Das heißt, dass wir buchstäblich darauf programmiert sind, uns vorab eine Meinung über jemanden zu »zusammenzuschustern«, bevor wir diejenige/denjenigen überhaupt persönlich kennengelernt haben. Und es heißt auch, dass viele Menschen mit Eigenschaften, die generell nicht hoch im Kurs stehen, sich quasi automatisch dafür schämen. Sie hinterfragen die gesellschaftlichen Vorurteile gar nicht, sondern versuchen, den angeblich schändlichen Zustand vor anderen zu verbergen, weil sie verständlicherweise nicht möchten, dass man sich über sie lustig macht.

Wie Sie in Kapitel 8 gesehen haben, registrieren Sie, wenn sich Ihr Chakra-System während einer Panikattacke öffnet, tatsächlich die Gedankenformen anderer, darunter auch deren Urteile und Vorurteile. Viele, die in Panik geraten sind, fühlen sich nur in der Nähe vertrauter Menschen wohl, die sie niemals wegen ihres Zustandes ablehnen würden. In der Gesellschaft solcher Menschen (oftmals Familienmitglieder oder auch andere Panik-Patienten) können sie sie selbst sein und »sich gehen lassen«. Genau deshalb empfinden viele Panik-Betroffene ihr eigenes Zuhause als ein Refugium, während ihre Ängste sie vor allem ereilen, wenn sie sich dem Blick der Öffentlichkeit ausgesetzt wissen.

Warum gerade Panik so ausdrücklich abgelehnt wird, lässt sich nur vermuten. Angst ist eine Emotion, auf die sich ein interkultureller Blick lohnt. Wenn zum Beispiel in der Kultur der Inuit jemand intensive Angst verspürt, wird er ihr schnellstmöglich ein Lachen entgegensetzen, weil sie nämlich eine Emotion ist, die die Überlebenschancen eines Einzelnen ernsthaft beeinträchtigen könnte, wenn er meilenweit draußen auf dem Eis und allein ist. Die Inuit verstehen, dass Angst sie schwächt. Die »Aufweichung« der Angst durch Lachen hält diese in Schach und führt die innere Chemie in Richtung Kraft und Stärke.

Möglicherweise hatte die Missbilligung der offenen Zurschaustellung von Angst und ähnlichen psychischen Zuständen von Verletzlichkeit und Anfälligkeit für unsere Steinzeitvorfahren einen gewissen Überlebenswert. Wer weiß, vielleicht hätte ein Mensch mit einer Panikattacke das Überleben des gesamten Stammes gefährden können, wenn er weggelaufen wäre und dabei die Aufmerksamkeit von Feinden auf sich gezogen hätte. Oder wenn er sich geweigert hätte, die Höhle zu verlassen, wenn es für den Stamm an der Zeit war weiterzuziehen.

Wir haben die Zeiten, in denen es nur um das bloße Überleben ging, jedoch schon lange hinter uns gelassen. Im Vergleich zu damals ist der größte Teil unserer Gesellschaft in die luxuriöse Lage versetzt worden, sich um die Ausbildung eines Wertesystems und Paradigmen zu bemühen, die Minderheiten gegenüber fürsorglicher und mitfühlender sind. Diejenigen, die Hilfe benötigen, können sie jetzt ohne Nachteile für den Rest des Stammes erhalten. Seit Anfang des zwanzigsten Jahrhunderts werden die besonderen Bedürfnisse von Menschen mit geistiger und körperlicher Behinderung stärker berücksichtigt. Und Menschen mit einer anderen sexuellen Orientierung als die der Mehrheit oder mit gewissen exzentrischen Neigungen werden zunehmend besser verstanden und akzeptiert.

Vorurteile werden allmählich abgebaut. Ein Grund dafür ist zweifellos der Mut derer, die sich nicht schämen, sich verletzlich zu fühlen und Hilfe zu brauchen. Indem sie sich weigern, sich zu verstecken und mutig verkünden »Das bin ich, ich akzeptiere mich selbst – akzeptierst du mich auch?« fordern sie uns alle heraus, ihre Unterschiedlichkeit in einem Geist von Gemeinschaftlichkeit anzunehmen.

Ein weiterer Grund für die veränderten Auffassungen ist die Bildung. Schon kleine Kinder werden dazu angehalten, mitfühlend auf Menschen mit einer offensichtlichen körperlichen Behinderung zu reagieren, anstatt Angst zu zeigen, zu starren oder zurückzuschrecken. Informationen über die medizinischen Fakten hinter solchen Erkrankungen wie Lepra, Epilepsie und in jüngster Zeit AIDS bedeuten, dass es weniger Mysterien und damit weniger Angst um sie herum gibt. Panikattacken müssen in diese Reihe mitaufgenommen werden.

Einstellungen können Krankheiten formen

Ich glaube, wir könnten Panik praktisch beseitigen, indem wir bestimmte Einstellungen dazu aushungern und andere füttern. Die Vorteile eines veränderten Umgangs sind vielfältig:

- Würden Panik und Angststörungen öffentlich stärker thematisiert, würde dies den gemeinsamen Wissenspool vergrößern und unsere Beziehung zu diesem Thema verändern. Panik ist derzeit nicht gerade ein Partygesprächsthema, während andere psychologische Probleme, wie zum Beispiel Flugangst, angesprochen werden können, ohne dass der oder die Betroffene Scham empfinden muss.
- Wenn Kinder nie etwas von Panik hören, woher sollen sie dann wissen, dass es ein solches Phänomen gibt? Etwas zu benennen, bringt es ins Dasein. Panik-Betroffene, die ihre erste Attacke erleiden, stellen vielfach keinen Zusammenhang mit einer Erfahrung her, von der sie schon gehört haben, daher ihre Verwirrung, ihre Angst und ihr Gefühl der Isolation. Die Mehrheit meiner Patienten würde es für »unklug« halten, ihren Kindern zu erzählen, dass sie Panikattacken haben, und versucht lieber, sie aus dem Thema herauszuhalten. Sie möchten verständlicherweise nicht, dass die Kinder sich Sorgen machen, aber im Endeffekt verstärken sie so die Vorstellung, dass Panik gefürchtet werden müsste, anstatt selbstbewusst damit umzugehen.
- Panik wäre mehr ein Thema im öffentlichen Diskurs, wenn es weniger Notwendigkeit gäbe, sie zu verbergen, und die Betroffenen offen zeigen könnten, dass sie gerade eine Panikattacke erleiden. Wenn man ihnen in solchen Augenblicken mit Sympathie und Freundlichkeit begegnete und Raum für sie schaffte, sich eine Auszeit zu nehmen, um ihre Gelassenheit wiederzuerlangen, alles ohne jede Wertung, würde ihr Angstniveau sinken. Panikattacken in der Öffentlichkeit wären dann keine so große Sache mehr, und bei den Betroffenen würde im Vorfeld der Adrenalinspiegel nicht derart in die Höhe schießen.
- Fairerweise muss man sagen, dass die meisten Menschen einer von

Panik betroffenen Person Sympathie und Unterstützung entgegenbringen. Selbst Panik-Betroffene werden zugeben, dass sie als Außenstehende wahrscheinlich genauso reagieren würden. Was Menschen im Panikzustand höchstwahrscheinlich bemerken, ist weniger die Missbilligung anderer, sondern ihre Unbeholfenheit und Unsicherheit darüber, was sie tun sollen. Das liegt daran, dass die meisten Menschen nicht darüber aufgeklärt sind, was in einer solchen Situation am besten zu tun ist. Es könnte ja schließlich auch tatsächlich ein Herzinfarkt sein, den Sie erleiden, und ein Krankenwagen würde gebraucht, weshalb einfach zu sagen, »Entspannen Sie sich, es wird alles wieder gut«, als ziemlich unverantwortlich erscheinen könnte. Warum wissen sie nicht, was sie tun sollen? Weil viele von ihnen noch nie zuvor eine Panikattacke erlebt haben. Und warum ist das so? Wegen der Scham und der Geheimhaltung im Zusammenhang mit Panikattacken.

- Wenn das Problem in der Öffentlichkeit intensiver diskutiert würde, käme auch die Ärzteschaft bezüglich des Themas Panik vermehrt auf den neuesten Stand. Wie so oft könnte die öffentliche Nachfrage nach Wissen ein größeres Interesse in der Branche wecken. Es ist immer noch allzu häufig, dass ein Patient jahrelang falsch behandelt wird – mit Inhalatoren für »Asthma«, Säureblockern bei »Sodbrennen«, Antihistaminika bei »Reiseübelkeit« oder »Schwindel« oder Antidepressiva, auch wenn die Ursache für ihre »Depression« einfach die tägliche Herausforderung ist, in Angst zu leben.

- Demedikalisierung. Gerechter Zorn wird als eine angemessene Antwort auf Ungerechtigkeit angesehen, und Trauer ist unsere verständliche Antwort auf den Tod eines geliebten Menschen. Diese Emotionen sind nicht medikalisiert, warum also wird die normale Reaktion auf eine Bedrohung so oft mit medizinischen Begriffen wie Angst, Panik oder Depressionen verbunden?

- Bei der Medikalisierung einer normalen Reaktion wird keine echte Anstrengung unternommen, die Ursache herauszufinden, und die einzige Behandlung besteht in der Verschreibung eines Medikaments zur Betäubung der Symptome. Wenn eine solche Behandlung dann langfristig nicht erfolgreich ist (wie so oft, weil sie nur das Symptom verdeckt und nicht heilt), empfindet der Patient noch größere Verzweiflung als zuvor, er fühlt sich ohnmächtig und der psychischen Störung ausgeliefert. Das Problem als das zu bezeichnen, was es wirklich ist – Angst –, hat den Effekt, zur nächsten offensichtlichen Frage zu gelangen – Angst wovor? Erst dann kann wirklich ein Gespräch beginnen, an dem der oder die Betroffene als Experte aktiv beteiligt ist, der wertvolle Beiträge dazu leisten kann, die Ursache des Problems aufzuspüren und an der eigenen Heilung mitzuwirken.

Sich selbst entstigmatisieren

Wenn Sie als Betroffener von Panikattacken erkennen, dass die Angst vor der Missbilligung anderer ein wichtiger Faktor für Sie ist, könnten Sie Folgendes in Erwägung ziehen:

- Ihre Annahmen über das Urteilsvermögen anderer sind mehr als wahrscheinlich unwahr. Möchten Sie wirklich Ihr Leben verängstigt und eingeschränkt durch etwas fristen, dessen Existenz nicht einmal zweifelsfrei feststeht? Warum riskieren Sie nicht, Ihren Verdacht auszutesten, indem Sie jemandem anvertrauen, dass Sie Panikattacken bekommen, und dessen Reaktion abwarten?
- Probieren Sie aus, wie Menschen, mit denen Sie nur flüchtig zu tun haben, reagieren. Bitten Sie die Kassiererin in einem Supermarkt darum, sich etwas zu beeilen und begründen Sie dies mit »Ich habe leider schon einmal eine Panikattacke bekommen, als ich in einer Warteschlange stand«. Fragen Sie sie dann, ob ihr das auch schon mal passiert sei. Oder fragen Sie im Kino nach einem Sitzplatz ganz außen in der Reihe, »denn wenn ich in Panik gerate, muss ich vielleicht hinausrennen«, und beobachten Sie, ob die Reaktion unterstützend oder ablehnend ist. Sie könnten in einer Bank so tun, als bräuchten Sie Hilfe, indem Sie um ein Glas Wasser bitten und den

Angestellten erzählen, warum. Vertrauen Sie einem Mitfahrenden in einem Aufzug an, dass Sie enge Räume hassen und wirklich nervös sind. Registrieren Sie seine Antwort.

- Wenn die Menschen, mit denen Sie regelmäßig zu tun haben, fast einschüchternder auf Sie wirken als Fremde, dann führen Sie ähnliche Experimente mit Freunden und Bekannten durch. Der einzige Weg, die Annahme infrage zu stellen, dass »sie mich verurteilen, mich seltsam finden, mich meiden würden, wenn sie es wüssten«, führt über das Austesten. Sollten Sie das zu riskant finden, überlegen Sie, ob es nicht ein viel größeres Risiko für Sie darstellt, wenn Sie die Situation so belassen, wie sie ist, und weiter mit Ihrem Geheimnis leben.

- Sich zu einem Individuum zu entwickeln, ohne dabei nach der Zustimmung anderer zu fragen, ist eine Aufgabe, die in der Pubertät erfüllt werden sollte. So wie Sie Schuhe, aus denen Sie herausgewachsen sind, durch neue ersetzen, müssen Sie jetzt aber möglicherweise einige Anpassungen an Ihre aktuelle Situation vornehmen. Die eigene Person zu werden und authentisch zu sein, ist eine Entwicklung in Richtung Wachstum und Reife. Haben Sie jemals in Betracht gezogen, dass dies die psychologische oder seelische Botschaft sein könnte, die Ihnen die Panikattacken vermitteln wollen? Dass Sie sich zu einer reiferen Persönlichkeit entwickeln sollen?

- Wenn Sie es nichtsdesto weniger zu beängstigend finden zuzugeben, dass Sie unter Panikattacken leiden, versuchen Sie es erst einmal mit kleinen Halbwahrheiten. Wenn Sie aus einem Raum flüchten müssen, sagen Sie den anderen etwas wie: »Ich leide an Asthma, ich muss mein Inhalationsgerät aus dem Auto/meinem Schreibtisch/meinem Mantel holen« oder »Ich habe einen niedrigen Blutdruck, könnten Sie mir einen Stuhl besorgen, damit ich mich setzen kann?« Vielen Betroffenen fällt es leichter, körperliche (und damit allgemein akzeptierte) Probleme einzugestehen. So können Sie Ihr Bedürfnis erfüllen, weggehen zu können oder Hilfe zu erhalten, ohne sich dumm oder schwach zu fühlen. Mit der Zeit fassen Sie dann mehr Vertrauen in das Wohlwollen anderer und werden irgendwann völlig authentisch sein und leben können.

WEITERFÜHRENDE LITERATUR

Bailey, Philip, *Psychologische Homöopathie: Die Persönlichkeitsprofile der 35 wichtigsten homöopathischen Mittel*, TRIAS, Stuttgart 2015. Beschreibungen der gebräuchlichsten Konstitutionsmittel.

Barlow, David, *Anxiety and its Disorders*, 2nd edition, The Guildford Press, New York, 2004. Ein wissenschaftlicher Blick auf Panik und Angst.

Benson, Herbert, *The Relaxation Response*, William Murrow, London, 2000. Der Erfinder der Benson-Meditation beschreibt seine Stressbewältigungsmethode.

Bourne, Edmund J., *Arbeitsbuch Ängste & Phobien: Schritt-für-Schritt-Übungen und Meditationen zum Umgang mit Panik, negativen Selbstgesprächen, falschen Glaubenssätzen und Angst auslösenden Körperzuständen*, Arkana, München 2008. Hervorragendes, praktisches Selbsthilfebuch bei Stress und Ängsten.

Bradley, Dinah, *Unter Kontrolle!: Hyperventilation – der Ratgeber zur Selbsthilfe*, Oesch, Zürich 2009. Übersichtliches und prägnantes Selbsthilfebuch über die Dynamik bei dieser Störung der Atemregulation.

Capra, Fritjof, *Wendezeit: Bausteine für ein neues Weltbild*, Fischer, Frankfurt/M. 2015. Die Brücke zwischen Quantenphysik und Mystik.

Chopra, Deepak, *Die heilende Kraft in mir: Altindisches Wissen und moderne*

Naturwissenschaft, Driediger Verlag, Georgsmarienhütte 2011. Die Rolle des Quantenbewusstseins bei der Heilung.

Chopra, Deepak, *Die sieben geistigen Gesetze des Erfolgs*, Allegria, Berlin 2014. Ein Meisterwerk des spirituellen Schreibens. Sieben einfache Schritte zu einem ganzheitlichen Leben.

Corry, Michael und Tubridy, Áine, *Going Mad? Understanding Mental Illness*, Newleaf, Dublin, 2001 (nur als E-Book). Ein Buch für alle, die verstehen wollen, was Wahnsinn ist – oder nicht – und das sich mit alternativen Behandlungsmethoden beschäftigt.

Gerber, Richard, MD, *Vibrational Medicine*, Harper Collins, New Mexico, 2001. Hochmoderner Überblick über die zunehmend wichtige Rolle der Energie in der Medizin.

Holford, Patrick, *Optimale Ernährung für die Psyche*, Veda Nutria, Vorchdorf/A. 2004. Leitfaden eines Top-Ernährungsexperten, wie Sie Ihr persönliches Ernährungsprogramm für einen gesunden Geist zusammenstellen.

Judith, Anodea, *Eastern Body – Western Mind*, Celestial Arts, California, 2004. Das Lehrbuch über Chakren, Energiefelder und ihre Bedeutung.

Kabat-Zinn, Jon, *Gesund durch Meditation: Das große Buch der Selbstheilung mit MBSR*, Knaur, München, 2019. Gelassenheit, Achtsamkeit und nachhaltige Gesundheit auch und gerade in einem stressigen Alltag – wie man seine innere Haltung und seine Lebenseinstellung verändern kann, wird in diesem »Klassiker« erläutert.

Kornfield, Jack, *Frag den Buddha – und geh den Weg des Herzens: Was uns bei der spirituellen Suche unterstützt*, Kösel, München 2017. Allerhand Wissenswertes über Meditation mit konkreten Anleitungen.

Lynch, Terry, *Beyond Prozac*, PCCS Books, 2004. Argumente für Psychotherapie statt Arzneimitteltherapie.

Miller, Alice, *Das Drama des begabten Kindes und die Suche nach dem wahren Selbst*, Suhrkamp, Frankfurt/M. 1997. Die Kindheit als Konditionierungsprozess, Ursprünge des Selbst-Verlusts und Wege zur Selbst-Findung.

Myss, Caroline, *Chakren – die sieben Zentren von Kraft und Heilung*, Droemer Knaur, München 2000. Betrachtet die spirituelle Symbolik des Chakrasystems.

Pert, Candace, *Moleküle der Gefühle: Körper, Geist und Emotionen*, Rowohlt TB, Reinbek 2001. Die amerikanische Neurowissenschaftlerin liefert uns die wissenschaftliche Erklärung, wie unsere Gefühle chemisch erzeugt werden.

Servan-Schreiber, Dr. David, *Die Neue Medizin der Emotionen; Stress, Angst, Depression: Gesund werden ohne Medikamente*, Goldmann TB, München 2006. Natürliche, medikamentenfreie Ansätze zur Bewältigung von Angst und Panik.

Weiss, Brian, *Die zahlreichen Leben der Seele: Die Chronik einer Reinkarnationstherapie*, Goldmann, München 2005. Wie ein konventioneller Psychiater aufgrund seiner Hypnosebehandlung einer Patientin zum Verfechter der Seelenwanderung wurde.

REGISTER

349